Der Alltag

eines Pflegehelfers/
einer Pflegehelferin

in der Kardiologie

MARTIN STERLING

« In der Kardiologie zu arbeiten ist ein bisschen so, als wäre man Dirigent eines Orchesters: Man achtet darauf, dass jeder Schlag im Rhythmus wird, und man betet dafür, dass niemand beschließt, mitten in der Symphonie seine eigene Partitur zu spielen! »

Inhaltsverzeichnis

13

Einführung

- **Die entscheidende Rolle der Pflegekraft in der Kardiologie**
  - Bedeutung im medizinischen Team

Der Pflegehelfer in der Kardiologie nimmt eine zentrale Stellung im medizinischen Team ein und spielt eine unverzichtbare Rolle, die oft über einfache technische Aufgaben hinausgeht. Er ist die direkte Verbindung zwischen dem Patienten und den anderen medizinischen Fachkräften und gewährleistet die Kontinuität der Pflege, die für das reibungslose Funktionieren der Abteilung von entscheidender Bedeutung ist. Der Pflegehelfer ist oft der Erste, der die subtilen Anzeichen einer Verschlechterung des Gesundheitszustands eines Patienten erkennt. Dies verdankt er seiner ständigen Beobachtung und seiner umfassenden Kenntnis der Verhaltensweisen und Symptome, die für Herzerkrankungen typisch sind.

Seine Rolle beschränkt sich nicht auf die Ausführung von Aufgaben, die von Pflegekräften oder Ärzten delegiert werden. Er trägt aktiv zur klinischen Bewertung bei, indem er die Vitalparameter überwacht, Veränderungen im Allgemeinzustand des Patienten festhält und diese Beobachtungen klar und deutlich an die anderen Teammitglieder weitergibt. Diese Wachsamkeit ermöglicht es, mögliche Komplikationen vorherzusehen und zu verhindern, was in einem so sensiblen Umfeld wie der Kardiologie, in der jede Minute entscheidend sein kann, von entscheidender Bedeutung ist.

Darüber hinaus spielt der Krankenpflegehelfer eine Schlüsselrolle bei der Steuerung des körperlichen und emotionalen Wohlbefindens der Patienten. Die Hygienepflege, Mobilisierung und tägliche Begleitung, die er anbietet, tragen nicht nur zum Wohlbefinden des Patienten, sondern auch zu seiner Genesung bei. Das Vertrauensverhältnis, das er zu den Patienten und ihren Familien aufbaut, ist oft ein entscheidender Faktor für die Therapietreue und die Moral der Patienten. Diese Nähe ermöglicht es ihm, als empathischer Vermittler zu fungieren, der den anderen Teammitgliedern entscheidende Informationen über den emotionalen und psychologischen Zustand des Patienten vermittelt, die oft genauso wichtig sind wie die klinischen Daten.

Der Kardiologiepflegehelfer zeichnet sich auch durch seine Fähigkeit aus, unter Druck und in Notsituationen zu arbeiten, in denen jede Entscheidung lebenswichtige Folgen haben kann. Seine Gelassenheit, sein Fachwissen und seine schnelle Auffassungsgabe machen ihn zu einem wichtigen Akteur bei kritischen Eingriffen wie Herzstillstand oder hypertensiven Krisen. Er leistet Ärzten und Krankenpflegern unschätzbare Unterstützung, sodass sich jeder auf seine spezifische Aufgabe konzentrieren kann und gleichzeitig eine optimale Koordination der Versorgung gewährleistet ist.

Schließlich ist die Kardiologiepflegehelferin auch an der Patientenaufklärung beteiligt, indem sie die Patienten über die Maßnahmen informiert, die sie ergreifen müssen, um ihren Zustand in den Griff zu bekommen, sie über bevorstehende Verfahren beruhigt und sie bei den einzelnen Schritten ihrer Rehabilitation anleitet. Diese Rolle ist von entscheidender Bedeutung, da sie den Patienten darauf vorbereitet, seine Gesundheit selbst in die Hand zu nehmen, was zu einer besseren Therapietreue und einem geringeren Risiko einer Wiederaufnahme führt.

◦   Auswirkungen auf die Patienten
Der Einfluss der Pflegekraft auf Kardiologiepatienten ist tiefgreifend und facettenreich und berührt sowohl ihr körperliches als auch ihr emotionales und psychologisches Wohlbefinden. In der Kardiologie, wo jeder Augenblick kritisch sein kann und jedes Detail zählt, spielt die Pflegekraft eine entscheidende Rolle in der Erfahrung des Patienten, die oft über das unmittelbar Sichtbare hinausgeht.

Bei der Ankunft des Patienten ist der Pfleger oft die erste Person, mit der der Patient interagiert. Er stellt einen ersten Kontakt her, der den Ton des gesamten Aufenthalts bestimmen kann. Durch seine beruhigende Haltung und seinen einfühlsamen Ansatz hilft er, die mit einem Krankenhausaufenthalt einhergehende Angst zu verringern, insbesondere in einem so sensiblen Kontext wie dem der Herzerkrankungen. Diese Fähigkeit, dem Patienten seine Ängste zu nehmen, ist von entscheidender Bedeutung, denn ein entspannterer Patient ist empfänglicher für Pflege und Erklärungen, was wiederum die Therapietreue und die allgemeine Genesung verbessert.

Die Pflegekraft greift auch direkt in den Komfort und das körperliche Wohlbefinden des Patienten ein. Er sorgt dafür, dass die Hygienepflege schonend durchgeführt wird, dass der Patient richtig mobilisiert wird, um Komplikationen wie Druckgeschwüre zu vermeiden, und dass Schmerzen wirksam behandelt werden. Durch seine ständige Präsenz stellt er sicher, dass die Grundbedürfnisse des Patienten befriedigt werden, oft noch bevor dieser sie äußert. Diese tägliche Unterstützung ist besonders für Kardiologiepatienten lebenswichtig, die sich aufgrund der Schwere ihres Zustands besonders verletzlich fühlen können.

Auf der emotionalen Ebene hat der Pfleger eine moralisch unterstützende Funktion, indem er ein offenes Ohr für die Sorgen und Ängste des Patienten hat. Er schafft einen Raum des Vertrauens, in dem sich der Patient sicher fühlt, um seine Ängste mitzuteilen, was die psychische Belastung durch die Krankheit erheblich lindern kann. Dieses Vertrauensverhältnis stärkt nicht nur den Gemütszustand des Patienten, sondern gibt ihm auch wertvolle Informationen über seine Gefühle, Symptome und sein allgemeines Wohlbefinden, die er an andere Mitglieder des Behandlungsteams weitergeben kann.

Die Pflegekraft beeinflusst auch die Rehabilitation des Patienten. Nach einer Operation oder während der Genesungsphase ist er derjenige, der den Patienten ermutigt, seine Aktivitäten allmählich wieder aufzunehmen, an Rehabilitationsübungen teilzunehmen und einen Lebensstil zu pflegen, der mit seinem Herzzustand vereinbar ist. Diese tägliche Motivation, die aus kleinen Ermutigungen und aufmerksamen Gesten besteht, kann bei der

Genesung des Patienten einen großen Unterschied machen, da sie ihm die Kraft gibt, physische und psychische Hindernisse zu überwinden.

Schließlich zeigt sich der Einfluss des Pflegehelfers auch in der Begleitung der Familien. Indem er die Pflege erklärt, über die Verfahren beruhigt und Fragen beantwortet, hilft er den Angehörigen, die Situation des Patienten zu verstehen und sich darauf einzustellen. Dadurch wird ein unterstützendes Umfeld geschaffen, in dem sich der Patient nicht nur von seiner Familie, sondern auch vom medizinischen Team betreut fühlt, was sein Gefühl von Sicherheit und Wohlbefinden stärkt.

- **Warum dieses Buch?**
    ◦ Ziele: Ermutigen, informieren und begleiten

Die Ziele eines Buches, das der Pflegekraft in der Kardiologie gewidmet ist, müssen klar und ehrgeizig sein: ermutigen, informieren und begleiten. Diese drei Säulen sind entscheidend, um den Bedürfnissen von Studenten und Neulingen in diesem Fachgebiet gerecht zu werden, indem sie ihnen nicht nur Wissen, sondern auch die Motivation und Unterstützung bieten, die sie benötigen, um in ihrem Beruf zu brillieren.

Ermutigung bedeutet vor allem, den Wert der Rolle des Pflegers anzuerkennen und ihm die Mittel zu geben, an seine Fähigkeiten zu glauben. Die Arbeit in der Kardiologie kann anspruchsvoll und manchmal anstrengend sein, sowohl körperlich als auch emotional. Daher ist es von entscheidender Bedeutung, die Pflegehelfer an die Bedeutung ihrer Aufgabe, ihren Einfluss auf das Leben der Patienten und die Anerkennung, die sie innerhalb des Pflegeteams verdienen, zu erinnern. Eine solche Ermutigung erfolgt durch die Hervorhebung der täglichen Erfolge, der kleinen Siege, die in ihrer Summe einen großen Unterschied machen. Es geht auch darum, die spezifischen Fähigkeiten, die in diesem Bereich entwickelt wurden, aufzuwerten, indem gezeigt wird, wie sie direkt zum Wohlbefinden und zur Genesung der Patienten beitragen. Ziel ist es, dass sich jeder Leser inspiriert fühlt, in seinem Engagement bestärkt wird und stolz auf seinen Beitrag ist.

Informieren ist ein grundlegendes Ziel, da die Kardiologie ein komplexes Gebiet ist, auf dem sich das Wissen schnell weiterentwickelt. Ein gut konzipiertes Buch sollte Pflegehilfskräften alle Informationen liefern, die sie benötigen, um Herzerkrankungen, die damit verbundenen Behandlungen und die spezifische Pflege zu verstehen. Es geht nicht nur darum, technische Daten zu vermitteln, sondern diese auch zugänglich und für ihre tägliche Praxis relevant zu machen. Die Informationen müssen präzise, aktuell und auf den besonderen Kontext der Rolle der Pflegekraft abgestimmt sein. Dazu gehören nicht nur medizinische Kenntnisse, sondern auch Pflegeprotokolle, technologische Innovationen und spezifische Ansätze für den Umgang mit kritischen Situationen. Wenn der Pflegehelfer gut informiert ist, gewinnt er an Selbstvertrauen, Effizienz und Sicherheit bei seiner Arbeit.

Begleiten ist vielleicht das menschlichste und wesentlichste Ziel. Begleiten bedeutet, kontinuierliche Unterstützung durch die Herausforderungen zu bieten, denen Pflegehilfskräfte in ihrem kardiologischen Alltag begegnen. Dieses Buch soll ein Wegbegleiter sein, der bereit ist, Fragen zu beantworten, Zweifel zu zerstreuen und praktische Ratschläge zu geben. Es soll nicht nur beim Lernen begleiten, sondern auch bei der Reflexion der eigenen Praxis, bei der Stressbewältigung und bei der beruflichen Weiterentwicklung. Die Begleitung sollte auch einen psychologischen Aspekt beinhalten, indem sie Werkzeuge anbietet, um mit Emotionen umzugehen, eine positive Einstellung gegenüber Herausforderungen zu bewahren und ein Gleichgewicht zwischen den Anforderungen des Berufs und dem persönlichen Wohlbefinden zu finden. Diese ganzheitliche Unterstützung ist entscheidend, damit Pflegehilfskräfte in ihrem Arbeitsumfeld nicht nur überleben, sondern sich auch entfalten und weiterentwickeln können.

◦ Wie Sie dieses Buch nutzen können

Dieses Buch soll ein Wegbegleiter sein, ein praktischer und zugänglicher Leitfaden, den jeder Kardiologiepflegehelfer nutzen kann, um sich während seiner gesamten Laufbahn aus- und fortzubilden und Unterstützung zu finden. Seine Verwendung sollte intuitiv sein und den unterschiedlichen Bedürfnissen der Leser entsprechen, egal ob es sich um Schüler, Anfänger oder erfahrene Fachkräfte handelt. Das Ziel ist, dass das Buch nicht einfach nur im Regal steht, sondern dass es regelmäßig konsultiert, durchblättert, mit Anmerkungen versehen und wirklich in die tägliche Praxis integriert wird.

Um den größtmöglichen Nutzen aus diesem Buch zu ziehen, ist es wichtig, es als lebendige Ressource zu betrachten. Anstatt es linear Kapitel für Kapitel zu lesen, kann es hilfreich sein, es anhand von Situationen zu verwenden, denen Sie im Alltag begegnen. Wenn Sie mit einem bestimmten klinischen Fall oder einer spezifischen Frage konfrontiert werden, gehen Sie direkt zum entsprechenden Kapitel oder Abschnitt. Jeder Abschnitt ist so konzipiert, dass er in sich geschlossen ist und ein schnelles und effizientes Nachschlagen ermöglicht. Wenn Sie z. B. die Schritte eines postoperativen Verfahrens wiederholen oder Ihr Wissen über die Überwachung der Vitalparameter auffrischen müssen, können Sie leicht auf die relevanten Informationen zugreifen.

Dieses Buch ist auch ein Werkzeug zum schrittweisen Lernen. Wenn Sie sich in der Ausbildung befinden oder erst seit kurzem in einer kardiologischen Abteilung arbeiten, beginnen Sie mit den einführenden Kapiteln, die Ihnen einen Überblick über die Abteilung, die auftretenden Krankheiten und Ihre Rolle in der Abteilung geben. Mit zunehmender Erfahrung können Sie Ihr Wissen in den technischen Abschnitten, den Fallstudien und den Kapiteln über technologische Innovationen und Notfallsituationen vertiefen. Diese Progression ermöglicht es Ihnen, Ihre Fähigkeiten konsequent zu festigen, indem Sie sowohl Ihr theoretisches Wissen als auch Ihre tägliche Praxis ausbauen.

Neben dem Erlernen und Anwenden von Wissen kann dieses Buch auch als Inspirations- und Reflexionsquelle dienen. Die Kapitel, die den Erfahrungsberichten, den Berichten aus der Praxis und den ethischen Aspekten gewidmet sind, bieten bereichernde Perspektiven, die Ihre Herangehensweise an den Beruf bereichern können. Wenn Sie die Erfahrungen anderer Pflegehilfskräfte lesen, können Sie sich in deren Herausforderungen wiedererkennen, aber auch Ideen und Ratschläge zur Verbesserung Ihrer eigenen Praxis finden. Darüber hinaus können Ihnen diese Berichte helfen, eine starke Verbindung zum menschlichen Wesen Ihrer Arbeit aufrechtzuerhalten, indem sie Sie daran erinnern, wie wichtig Einfühlungsvermögen, Kommunikation und Mitgefühl bei der Pflege sind.

Schließlich kann dieses Buch ein wertvolles Hilfsmittel für die Selbsteinschätzung und die kontinuierliche berufliche Weiterentwicklung sein. Anhand der verschiedenen Abschnitte können Sie Ihre Stärken sowie die Bereiche, in denen Sie sich verbessern möchten, identifizieren. Sie können dieses Buch gerne nutzen, um Ihre Lernziele zu planen, Gespräche mit Kollegen oder Vorgesetzten vorzubereiten oder über Ihre berufliche Entwicklung nachzudenken. Es kann auch als Unterstützung für Schulungen oder Diskussionsgruppen in Ihrer Abteilung dienen, um sich über bewährte Praktiken auszutauschen und die Qualität der Pflege gemeinsam zu verbessern.

Kapitel 1

Die Kardiologieabteilung verstehen

Die Grundlagen der Kardiologie

∘ Einführung in Herz-Kreislauf-Erkrankungen
Herz-Kreislauf-Erkrankungen sind weltweit eine der Hauptursachen für Morbidität und Mortalität und betreffen jedes Jahr Millionen von Menschen. Das Verständnis dieser Erkrankungen ist für alle in der Kardiologie tätigen Gesundheitsfachkräfte von entscheidender Bedeutung, und noch mehr für Pflegehilfskräfte, die bei der Pflege und Betreuung von Patienten mit diesen Erkrankungen an vorderster Front stehen. Diese Einführung soll einen Überblick über die wichtigsten Herz-Kreislauf-Erkrankungen, ihre Auswirkungen auf die Gesundheit und die Bedeutung ihrer Behandlung bieten.

Unter Herz-Kreislauf-Erkrankungen versteht man ein breites Spektrum von Erkrankungen, die das Herz und die Blutgefäße betreffen. Zu den häufigsten gehören die koronare Herzkrankheit, Bluthochdruck, Herzinsuffizienz, Arrhythmien und Herzklappenerkrankungen. Jede dieser Erkrankungen weist spezifische Merkmale auf, aber sie haben alle einen gemeinsamen Faktor: Sie beeinträchtigen die Fähigkeit des Herzens, einen effizienten Blutkreislauf zu gewährleisten, was zu schwerwiegenden Komplikationen oder sogar zum Tod führen kann, wenn sie nicht angemessen behandelt werden.

Die koronare Herzkrankheit, auch ischämische Herzkrankheit genannt, ist eine der am weitesten verbreiteten Formen von Herz-Kreislauf-Erkrankungen. Sie ist gekennzeichnet durch eine Verengung oder Verstopfung der Koronararterien, die für die Blutversorgung des Herzmuskels zuständig sind. Diese Verengung ist häufig auf die Ansammlung von atherosklerotischen Plaques zurückzuführen, einer Mischung aus Fett, Cholesterin und anderen Substanzen, die sich an den Wänden der Arterien ablagern. Wenn der Blutfluss zum Herzen eingeschränkt wird, kann dies zu Brustschmerzen führen, die als Angina pectoris bekannt sind, und in den schlimmsten Fällen zu einem Herzinfarkt oder Schlaganfall.

Eine weitere häufige Herz-Kreislauf-Erkrankung ist der Bluthochdruck, der oft als "stiller Killer" bezeichnet wird. Er zeichnet sich durch einen übermäßigen Druck des Blutes gegen die Arterienwände aus, was zu einer Reihe schwerwiegender Komplikationen führen kann, wenn er nicht kontrolliert wird. Bluthochdruck kann die Arterien schädigen, sodass die Wände dicker und weniger flexibel werden, was das Risiko für Herzinfarkte, Schlaganfälle und Nierenversagen erhöht. Sie ist häufig asymptomatisch, d. h. viele Menschen wissen nicht, dass sie an ihr leiden, bis Komplikationen auftreten.

Die Herzinsuffizienz ist eine weitere wichtige Erkrankung im Bereich des Herz-Kreislauf-Systems. Im Gegensatz zu einem Herzinfarkt, bei dem es sich um ein akutes Ereignis handelt, ist Herzinsuffizienz ein chronischer Zustand, bei dem das Herz nicht in der Lage ist, ausreichend Blut zu pumpen, um den Bedarf des Körpers zu decken. Dies kann auf eine Schwäche des Herzmuskels (systolische Dysfunktion) oder auf die Unfähigkeit des Herzens, sich richtig zu füllen (diastolische Dysfunktion) zurückzuführen sein. Patienten mit Herzinsuffizienz können Symptome wie Müdigkeit, Kurzatmigkeit und Flüssigkeitsansammlungen in der Lunge und den Extremitäten erleben, die eine engmaschige Überwachung und kontinuierliche Pflege erfordern.

Arrhythmien oder Herzrhythmusstörungen sind ein weiterer entscheidender Aspekt von Herz-Kreislauf-Erkrankungen. Um richtig zu funktionieren, muss das Herz in einem regelmäßigen Rhythmus schlagen. Arrhythmien treten auf, wenn die elektrischen Signale, die diesen Rhythmus regulieren, gestört sind, was dazu führt, dass das Herz zu schnell (Tachykardie), zu langsam (Bradykardie) oder unregelmäßig schlägt. Einige Arrhythmien können harmlos sein, während andere, wie Vorhofflimmern oder ventrikuläre Tachykardie, lebensbedrohlich sein können und sofortiges Handeln erfordern.

Herzklappenerkrankungen schließlich sind Erkrankungen, die die Herzklappen betreffen, die für die Regulierung des Blutflusses durch die verschiedenen Herzkammern verantwortlich sind. Wenn die Klappen nicht richtig funktionieren, kann der Blutfluss gestört werden, was zu Symptomen wie Kurzatmigkeit, Müdigkeit und Ödemen führt. Diese Zustände können angeboren oder erworben sein, und ihre Behandlung kann von der medizinischen Behandlung bis hin zu wiederherstellenden Operationen oder dem Ersatz der Herzklappen reichen.

Das Verständnis dieser Herz-Kreislauf-Erkrankungen ist für Kardiologiepflegehelfer/innen von entscheidender Bedeutung, da es ihnen ermöglicht, bei der täglichen Betreuung der Patienten sachkundiger und effektiver einzugreifen. Das Wissen um die Symptome, Risiken und Behandlungen, die mit den einzelnen Erkrankungen verbunden sind, hilft nicht nur, die Patienten besser zu überwachen und zu betreuen, sondern auch, mögliche Komplikationen vorherzusehen und aktiv zu ihrer Vermeidung beizutragen.

- ○ Die wichtigsten Erkrankungen, die in der Kardiologie vorkommen: Angina pectoris, Herzinfarkt, Herzinsuffizienz usw.

In der Kardiologie gibt es bestimmte Erkrankungen, die häufig auftreten und die besondere Aufmerksamkeit des Gesundheitspersonals, einschließlich der Pflegekräfte, erfordern. Diese Erkrankungen unterscheiden sich zwar in Schweregrad und Behandlung, haben aber alle einen gemeinsamen Nenner: Sie beeinträchtigen das Herz und die Blutgefäße und gefährden die allgemeine Gesundheit der Patienten. Angina pectoris, Herzinfarkt und Herzinsuffizienz gehören zu den häufigsten dieser Erkrankungen, aber es ist auch entscheidend, andere Erkrankungen wie Arrhythmien und Herzklappenerkrankungen in Betracht zu ziehen.

Angina pectoris, auch bekannt als Angina, ist eine Erkrankung, die sich durch Brustschmerzen aufgrund einer vorübergehenden Minderversorgung des Herzmuskels mit Blut äußert. Diese Ischämie wird in der Regel durch eine teilweise Verstopfung der

Koronararterien verursacht, häufig aufgrund von Atherosklerose, einer Ansammlung von Fettplaques an den Arterienwänden. Die Patienten beschreiben den Schmerz oft als Druck- oder Engegefühl, das manchmal in den linken Arm, den Hals oder den Kiefer ausstrahlt. Angina pectoris kann stabil sein und bei körperlicher Anstrengung oder Stress auftreten, oder instabil, unvorhersehbar auftreten und möglicherweise einen Herzinfarkt ankündigen. In jedem Fall ist eine schnelle Behandlung wichtig, um die Symptome zu lindern und ernsthafte Komplikationen zu verhindern.

Ein Herzinfarkt, allgemein als Herzinfarkt bekannt, ist ein medizinischer Notfall, bei dem eine oder mehrere Koronararterien vollständig verstopft sind, sodass ein Teil des Herzmuskels nicht mehr mit Sauerstoff versorgt werden kann. Diese lang anhaltende Unterbrechung des Blutflusses führt zur Nekrose des Herzgewebes, einem irreversiblen Schaden, der die Herzfunktion ernsthaft beeinträchtigen kann. Zu den Symptomen eines Herzinfarkts gehören starke, lang anhaltende Brustschmerzen, die oft als erdrückendes Gewicht beschrieben werden, begleitet von Schweißausbrüchen, Übelkeit, Atembeschwerden und manchmal Bewusstlosigkeit. Schnelles Eingreifen ist entscheidend, um den Blutfluss wiederherzustellen - in der Regel durch Thrombolyse oder Angioplastie - und den Schaden am Herzen zu begrenzen. Die Rolle der Pflegekraft bei der schnellen Erkennung der Anzeichen eines Herzinfarkts und der sofortigen Alarmierung der anderen Teammitglieder ist für das Überleben des Patienten von entscheidender Bedeutung.

Herzinsuffizienz ist ein chronischer Zustand, bei dem das Herz nicht in der Lage ist, ausreichend Blut zu pumpen, um den Bedarf des Körpers zu decken. Sie kann auf eine Schwäche des Herzmuskels (systolische Insuffizienz) oder auf die Unfähigkeit des Herzens, sich richtig zu füllen (diastolische Insuffizienz) zurückzuführen sein. Die zugrunde liegenden Ursachen können vielfältig sein, darunter ischämische Herzkrankheiten, Herzklappenerkrankungen, Bluthochdruck und Kardiomyopathien. Zu den Symptomen der Herzinsuffizienz gehören Dyspnoe (Kurzatmigkeit), übermäßige Müdigkeit, periphere Ödeme (Schwellungen in den Beinen und Füßen) und manchmal Pleuraergüsse oder Aszites. Die Behandlung dieser Erkrankung erfordert einen multidisziplinären Ansatz, der eine genaue Überwachung der Vitalparameter, die Verabreichung von Medikamenten und eine Ernährungsberatung zur Verringerung der Flüssigkeitsretention umfasst. Die Pflegekraft spielt eine Schlüsselrolle, indem sie für das Wohlbefinden des Patienten sorgt, die Entwicklung der Symptome überwacht und bei der Durchführung der therapeutischen Maßnahmen hilft.

Herzrhythmusstörungen sind Störungen des Herzrhythmus, die sich durch einen zu schnellen (Tachykardie), zu langsamen (Bradykardie) oder unregelmäßigen (Vorhofflimmern) Herzschlag äußern können. Einige Arrhythmien können harmlos sein und müssen nur regelmäßig überwacht werden, während andere, wie das Kammerflimmern, potenziell lebensbedrohlich sind und ein sofortiges Eingreifen erfordern. Die Symptome sind unterschiedlich und reichen von leichtem Herzklopfen bis hin zu Schwindel, Brustschmerzen oder einer Synkope (Bewusstlosigkeit). Die Pflegekraft muss in der Lage sein, die Anzeichen einer Arrhythmie zu erkennen, Pflegekräfte und Ärzte schnell zu alarmieren und bei Bedarf bei Wiederbelebungsmaßnahmen zu assistieren.

Bei Herzklappenerkrankungen sind die Klappen betroffen, die den Blutfluss durch die Herzkammern regulieren. Die Klappen können stenotisch (verengt) sein, sodass das Blut nicht frei fließen kann, oder insuffizient, sodass sie sich nicht richtig schließen und das Blut zurückfließen kann. Diese Erkrankungen können angeboren oder erworben sein, häufig als Folge einer Infektion wie rheumatisches Fieber. Zu den Symptomen gehören Müdigkeit, Kurzatmigkeit, Herzklopfen und periphere Schwellungen. Die Behandlung kann von regelmäßiger Überwachung bis hin zu einer Operation reichen, um die defekte Klappe zu ersetzen oder zu reparieren.

Diese wichtigsten in der Kardiologie vorkommenden Erkrankungen erfordern eine sorgfältige Behandlung und eine kontinuierliche Überwachung. Das Verständnis dieser Erkrankungen und ihrer klinischen Erscheinungsformen ist für die Pflegekraft nicht nur für eine angemessene Pflege, sondern auch für eine proaktive Rolle bei der Vermeidung von Komplikationen und der Verbesserung der Lebensqualität der Patienten von entscheidender Bedeutung. Durch die enge Zusammenarbeit mit dem übrigen medizinischen Team trägt die Pflegekraft direkt zur umfassenden Betreuung und zum Wohlbefinden der Patienten bei, die im Mittelpunkt ihrer Aufgabe in der Kardiologie stehen.

- Die Entwicklung der Techniken und der Pflege in der Kardiologie

Die Entwicklung von Technik und Pflege in der Kardiologie ist ein Bereich, der von raschen und kontinuierlichen Fortschritten geprägt ist, die die Art und Weise, wie Herzerkrankungen diagnostiziert, behandelt und gemanagt werden, verändert haben. Diese Fortschritte haben nicht nur die Überlebensraten der Patienten verbessert, sondern auch den Alltag der Beschäftigten im Gesundheitswesen, einschließlich der Pflegekräfte, grundlegend verändert, deren Rolle sich an die neuen Anforderungen und Möglichkeiten, die diese Innovationen bieten, angepasst hat.

Im Laufe der Jahrzehnte hat die Kardiologie von einer Reihe technologischer Revolutionen profitiert, die es ermöglicht haben, Herzerkrankungen früher zu diagnostizieren und sie gezielter und weniger invasiv zu behandeln. Einer der bedeutendsten Fortschritte war die Entwicklung der bildgebenden Verfahren, insbesondere der Echokardiografie, der Computertomografie (CT) und der Magnetresonanztomografie (MRT). Diese Instrumente ermöglichen eine detaillierte Darstellung des Herzens und der Blutgefäße und erleichtern die genaue Diagnose verschiedener Erkrankungen wie angeborene Herzfehler, Herzklappenfehler und koronare Herzkrankheit. Für die Pflegekräfte haben diese

Technologien neue Aufgaben eingeführt, die mit der Vorbereitung der Patienten auf diese Untersuchungen, der Verwaltung der gesammelten Daten und der Betreuung der Patienten, die oft Angst vor diesen Verfahren haben, zusammenhängen.

Die interventionelle Kardiologie ist ein weiterer Bereich, der sich dramatisch entwickelt hat. Die Einführung der Angioplastie, einer Technik zur Erweiterung verstopfter Koronararterien mithilfe eines Ballons und dem Einsetzen von Stents, hat die Behandlung von Herzinfarkten und Angina pectoris revolutioniert. Diese Technik, die häufig die Notwendigkeit einer Operation am offenen Herzen vermeidet, hat die mit Herzinfarkten verbundene Sterblichkeit erheblich gesenkt. Außerdem hat sie die Genesungszeiten verkürzt und die Lebensqualität der Patienten verbessert. Für Pflegehelfer bedeutet dies eine stärkere Einbindung in die postoperative Pflege, die Überwachung der Vitalzeichen und die Aufklärung der Patienten über die häusliche Pflege nach einem Eingriff.

Auch die Fortschritte bei der pharmakologischen Behandlung haben die kardiologische Versorgung verändert. Die Entwicklung von Medikamenten wie Betablockern, Converting-Enzyme-Hemmern (ACE-Hemmern), Angiotensin-II-Rezeptorantagonisten und Blutverdünnern hat die Behandlung von Herzerkrankungen radikal verändert. Diese Behandlungen ermöglichen eine bessere Kontrolle des Bluthochdrucks, verhindern erneute Herzinfarkte und ermöglichen eine effektivere Behandlung der Herzinsuffizienz. Die Einführung neuer Medikamentenklassen, wie PCSK9-Inhibitoren zur Senkung des Cholesterinspiegels, erweitert die verfügbaren Behandlungsoptionen weiter. Für die Pflegekraft bedeutet dies, dass sie bei der Verabreichung der Medikamente ständig wachsam sein, Nebenwirkungen überwachen und die Patienten über die Bedeutung der Therapietreue aufklären muss.

Auch die chirurgischen Techniken haben sich erheblich weiterentwickelt, insbesondere durch den Aufschwung der minimalinvasiven Chirurgie und der Roboterchirurgie. Diese

Techniken ermöglichen es, komplexe Eingriffe wie die Reparatur oder den Ersatz von Herzklappen mit kleineren Schnitten, weniger Schmerzen und kürzeren Erholungszeiten durchzuführen. Für die Pflegekraft bedeutet dies eine spezielle postoperative Pflege, bei der die Überwachung von Wunden, die Schmerzbehandlung und die Unterstützung bei der frühen Mobilisierung der Patienten eine entscheidende Rolle im Heilungsprozess spielen.

Die Telemedizin und die Fernüberwachung von Patienten sind weitere Bereiche, die sich rasant entwickeln, insbesondere bei Patienten mit Herzinsuffizienz oder Herzrhythmusstörungen. Mithilfe von Heimüberwachungsgeräten können Patienten ihren Blutdruck, ihre Herzfrequenz oder andere Vitalparameter messen und diese Daten in Echtzeit an ihr Pflegeteam übermitteln. Dies ermöglicht eine proaktivere und individuellere Pflege, mit schnellen Anpassungen der Behandlungen, falls erforderlich. Für die Pflegekraft bringt dies neue Verantwortlichkeiten mit sich, da sie die Patienten im Umgang mit diesen Geräten schulen, die Daten sammeln und interpretieren und sich mit anderen Mitgliedern des Pflegeteams abstimmen muss.

Die Entwicklung der Techniken und der Pflege in der Kardiologie beschränkt sich nicht nur auf technologische und medizinische Aspekte, sondern umfasst auch einen ganzheitlicheren, patientenzentrierten Ansatz. Die kardiale Rehabilitation, die überwachte Bewegungsprogramme, Ernährungsberatung und psychologische Unterstützung kombiniert, ist zu einem Schlüsselelement der Behandlung nach einem Herzinfarkt und anderer Herzerkrankungen geworden. Dieser umfassende Ansatz zielt darauf ab, das Rückfallrisiko zu verringern, die Lebensqualität zu verbessern und eine schnelle und sichere Wiedereingliederung in das Alltagsleben zu fördern. Die Pflegekraft spielt in dieser Phase eine entscheidende Rolle, indem sie die Patienten motiviert, ihre Fortschritte überwacht und sie bei der Einführung neuer Lebensgewohnheiten unterstützt.

Die Organisation einer kardiologischen Abteilung

○ Struktur einer kardiologischen Abteilung: Intensivstationen, konventionelle Hospitalisierung, ambulante Konsultationen

Die Struktur einer kardiologischen Abteilung ist darauf ausgelegt, den unterschiedlichen Bedürfnissen von Patienten mit Herz-Kreislauf-Erkrankungen auf effiziente und spezialisierte Weise gerecht zu werden. Diese Organisation beruht auf einer Segmentierung in mehrere unterschiedliche Einheiten, die jeweils eine spezifische Rolle bei der Behandlung von Patienten in verschiedenen Phasen ihres Behandlungsverlaufs spielen. Zu den Hauptkomponenten dieser Struktur gehören die Intensivstation, die konventionelle Hospitalisierung und die ambulante Versorgung. Jede Einheit spielt eine komplementäre Rolle und gewährleistet eine umfassende und kontinuierliche Betreuung der Patienten vom Zeitpunkt des Eintritts in die Abteilung bis zur Nachsorge nach dem Krankenhausaufenthalt.

Kardiologische Intensivstationen, oft auch als kardiologische Intensivstationen (CICU) bezeichnet, sind hochspezialisierte Bereiche, in denen schwerkranke Patienten oder Patienten mit einem hohen Komplikationsrisiko behandelt werden. Diese Stationen sind mit fortschrittlichen Technologien zur kontinuierlichen Überwachung ausgestattet, sodass Vitalparameter wie Herzfrequenz, Blutdruck, Sauerstoffsättigung und Herzrhythmus in Echtzeit überwacht werden können. Auf die Intensivstation werden häufig Patienten mit einem Herzinfarkt, akuter Herzinsuffizienz oder schweren Arrhythmien aufgenommen, die dringend behandelt werden müssen. Das Pflegepersonal auf diesen Stationen, zu dem Ärzte, Krankenpfleger und speziell ausgebildete Pflegehelfer gehören, arbeitet eng zusammen, um eine schnelle und intensive Pflege zu gewährleisten. Vor allem die Pflegekräfte spielen eine Schlüsselrolle bei der Überwachung der Patienten, der täglichen Pflege und der Unterstützung bei komplexen Verfahren und tragen so direkt zur Stabilisierung und Genesung von Patienten in kritischen Situationen bei.

Die konventionelle stationäre Behandlung in der Kardiologie betrifft Patienten, die eine kontinuierliche medizinische Überwachung benötigen, deren Zustand jedoch nicht die in den ICUs bereitgestellte Intensivpflege erfordert. Bei den in diesen Abteilungen aufgenommenen Patienten handelt es sich häufig um solche, die sich von einem herzchirurgischen Eingriff, einer Angioplastie oder einer Exazerbation ihrer chronischen Herzerkrankung, wie z. B. Herzinsuffizienz, erholen. Dieser Teil der Station ist so strukturiert, dass eine engmaschige Betreuung möglich ist, während die Patienten gleichzeitig eine stabilere und weniger intensive Umgebung als auf der Intensivstation vorfinden. Die Zimmer sind mit geeigneten Überwachungsgeräten ausgestattet, und das Pflegepersonal sorgt für die regelmäßige Überwachung der Vitalparameter, die Verabreichung von Therapien und die tägliche Beurteilung des klinischen Zustands der Patienten. Die Pflegekraft ist in diesem Zusammenhang von entscheidender Bedeutung für die Grundpflege wie Hygiene, Mobilisierung und Ernährung sowie für die psychologische Unterstützung der Patienten in der Erholungsphase. Er spielt auch eine wichtige Rolle bei der Aufklärung der Patienten und ihrer Familien und bereitet sie darauf vor, nach Hause zurückzukehren und ihren Zustand selbstständig zu verwalten.

Die ambulanten kardiologischen Sprechstunden sind der dritte wichtige Bestandteil der Abteilungsstruktur. Sie sind für Patienten gedacht, die eine regelmäßige Nachsorge, diagnostische Abklärungen oder Spezialsprechstunden ohne Krankenhausaufenthalt benötigen. Die Ambulanzen sind die Hauptanlaufstelle für viele chronische Patienten, wie z. B. Patienten mit Bluthochdruck, stabiler koronarer Herzkrankheit oder Herzklappenerkrankungen, sowie für die Nachsorge nach Operationen oder Eingriffen. Bei externen Konsultationen wird der Krankheitsverlauf beurteilt, die Behandlung angepasst und mögliche zukünftige Eingriffe geplant. Die Rolle des Pflegehelfers in dieser Abteilung konzentriert sich hauptsächlich auf die Vorbereitung der Patienten auf Untersuchungen (wie Elektrokardiogramme oder Echokardiographien), die Unterstützung bei Konsultationen und die Koordination der

Pflege mit anderen Abteilungen. Die Pflegekraft kann auch an der Durchführung von Messungen wie Blutdruck oder Gewicht beteiligt sein - wichtige Daten für die Beurteilung der Patienten.

- ○ Die verschiedenen Akteure der Abteilung: Ärzte, Krankenpfleger, Pflegehelfer, Techniker usw.

Die Kardiologieabteilung funktioniert dank der engen und koordinierten Zusammenarbeit mehrerer Akteure, die jeweils ihr spezifisches Fachwissen einbringen, um eine optimale Patientenversorgung zu gewährleisten. Dieses multidisziplinäre Team besteht aus Ärzten, Krankenpflegern, Pflegekräften, Technikern und anderen Gesundheitsfachkräften, die alle ein gemeinsames Ziel verbindet: die bestmögliche Versorgung von Patienten mit Herz-Kreislauf-Erkrankungen. Die sich ergänzenden Rollen und die effektive Kommunikation zwischen diesen verschiedenen Akteuren sind für den reibungslosen Betrieb der Station und die Qualität der geleisteten Pflege von entscheidender Bedeutung.

Die Ärzte für Kardiologie nehmen eine zentrale Stellung in der Abteilung ein. Sie sind für die Diagnose, die Behandlung und die Nachsorge der Patienten verantwortlich. Kardiologen sind auf verschiedenen Ebenen tätig: ambulante Konsultationen, Verwaltung von Krankenhausaufenthalten, Eingriffe auf der Intensivstation und Durchführung medizinischer Maßnahmen wie Angioplastien, Echokardiographien und Elektrophysiologien. Ihre Aufgabe ist es, anhand von klinischen und paraklinischen Untersuchungen eine genaue Diagnose zu stellen, eine auf den jeweiligen Patienten zugeschnittene Behandlungsstrategie festzulegen und die Durchführung der Behandlung zu überwachen. Als Leiter der Behandlung arbeiten Kardiologen eng mit den anderen Teammitgliedern zusammen, um sicherzustellen, dass jeder Patient eine kohärente und koordinierte Versorgung erhält, bei der die individuellen Besonderheiten berücksichtigt werden.

Krankenpfleger hingegen spielen eine entscheidende Rolle bei der täglichen Verwaltung der Pflege. Sie sorgen für die Kontinuität der Pflege und stellen sicher, dass die ärztlichen Anordnungen genau befolgt und die Bedürfnisse der Patienten zeitnah befriedigt werden. Krankenschwestern und Krankenpfleger überwachen die Vitalparameter, verwalten die medikamentöse Behandlung, übernehmen die technische Pflege wie Verbände, Infusionen oder Katheterpflege und sorgen für die therapeutische Erziehung der Patienten. In der Intensivpflege ist ihre Rolle noch kritischer, da sie die Aufgabe haben, die instabilsten Patienten ständig zu überwachen, bei einer Verschlechterung des klinischen Zustands schnell einzugreifen und die Patienten und ihre Familien in diesen schwierigen Momenten zu unterstützen. Sie sind auch wichtige Ansprechpartner für die Pflegekräfte, leiten sie bei den täglichen Aufgaben an und sorgen für eine reibungslose Koordination der Pflege.

Pflegehilfskräfte sind ein wichtiges Glied im Pflegeteam und übernehmen die Grundpflege, die für das Wohlbefinden der Patienten unerlässlich ist. Ihre Rolle geht weit über Hygiene und Komfort hinaus; sie sind die Augen und Ohren des Teams und oft die ersten, die eine subtile Veränderung im Zustand eines Patienten erkennen. Pflegekräfte sind für die Körperpflege, die Unterstützung bei der Mobilität, die Einnahme der Mahlzeiten und die psychologische Betreuung der Patienten zuständig und tragen so zur körperlichen und seelischen Genesung bei. Durch ihre ständige Präsenz am Krankenbett können sie ein Vertrauensverhältnis aufbauen, sich die Sorgen der Patienten anhören und diese wertvollen Informationen an das Pflegeteam weiterleiten. In Notfallsituationen sind sie auch an Erste-Hilfe-Maßnahmen beteiligt, bereiten Patienten auf Operationen vor und unterstützen das Pflegepersonal bei bestimmten Verfahren.

Techniker in der Kardiologie hingegen bringen wichtige technische Fachkenntnisse mit, insbesondere bei der Durchführung und Auswertung paraklinischer Untersuchungen. Sie sind für die Verwaltung von Überwachungsgeräten,

Elektrokardiogrammen, Echokardiographien und anderen Diagnoseinstrumenten verantwortlich. Ihre Rolle ist entscheidend, um die Qualität und Zuverlässigkeit der medizinischen Daten zu gewährleisten, auf die Ärzte ihre Therapieentscheidungen stützen. Neben der Durchführung dieser Untersuchungen sorgen die Techniker auch dafür, dass die Geräte gewartet werden und einwandfrei funktionieren. So wird sichergestellt, dass das medizinische Personal stets über die notwendigen Mittel für eine genaue Diagnose und eine wirksame Überwachung verfügt.

Andere Akteure wie Physiotherapeuten, Ernährungsberater und Psychologen sind ebenfalls in der kardiologischen Abteilung tätig und bringen ihr spezifisches Fachwissen ein, um die Patienten umfassend zu betreuen. **Physiotherapeuten** spielen eine Schlüsselrolle in der kardialen Rehabilitation, indem sie den Patienten helfen, ihre Mobilität wiederzuerlangen und nach einem Eingriff oder Krankenhausaufenthalt wieder eine angemessene körperliche Aktivität aufzunehmen. **Diätassistenten** sind von entscheidender Bedeutung, wenn es darum geht, Patienten über eine an ihren kardiovaskulären Zustand angepasste Ernährung zu beraten, und tragen so zur Vermeidung von Rückfällen und zur Verbesserung der Lebensqualität bei. **Psychologen** wiederum leisten unverzichtbare Unterstützung, wenn es darum geht, Patienten bei der Bewältigung von Angst, Stress und emotionalen Herausforderungen im Zusammenhang mit Herzerkrankungen zu helfen.

Schließlich beruht die Effizienz der Kardiologieabteilung auch auf der Arbeit der **medizinischen Sekretärinnen** und des **Verwaltungspersonals**, die sich um die logistischen Aspekte kümmern, Termine koordinieren, die Kommunikation zwischen den verschiedenen Abteilungen sicherstellen und dafür sorgen, dass der Weg des Patienten von der Aufnahme bis zur Entlassung so reibungslos wie möglich verläuft.

- Arbeitsabläufe und interprofessionelle Zusammenarbeit

Der Arbeitsablauf in einer Kardiologieabteilung ist ein komplexer und dynamischer Prozess, der auf einer engen und gut koordinierten interprofessionellen Zusammenarbeit beruht. Jedes Teammitglied, ob Arzt, Krankenschwester, Pfleger, Techniker oder sonstiges Gesundheitspersonal, spielt eine bestimmte Rolle, aber es ist ihre Fähigkeit, reibungslos und harmonisch zusammenzuarbeiten, die eine effiziente und sichere Patientenversorgung ermöglicht. Diese interprofessionelle Zusammenarbeit ist die Grundlage für den Erfolg des Dienstes, bei dem Kommunikation, Koordination und Kooperation in jeder Phase des Behandlungspfades von entscheidender Bedeutung sind.

Der Arbeitsablauf beginnt oft schon bei der Aufnahme des Patienten, wo jede Fachkraft eine klar definierte Aufgabe hat. **Ärzte** stellen eine erste Diagnose, ordnen die notwendigen Untersuchungen an und erstellen einen Pflegeplan. **Die** Krankenpfleger wiederum übernehmen die Umsetzung dieses Plans und sorgen dafür, dass die Behandlungen korrekt durchgeführt und die unmittelbaren Bedürfnisse des Patienten befriedigt werden. **Pflegekräfte** spielen in diesem Stadium eine entscheidende Rolle, indem sie den Patienten begrüßen, ihn bequem lagern und die Grundpflege durchführen, wobei sie auf Anzeichen von Not oder Unbehagen achten. Ihre ständige Anwesenheit beim Patienten ermöglicht eine lückenlose Überwachung und erleichtert die Früherkennung von Komplikationen.

Die interprofessionelle Zusammenarbeit zeigt sich auch in den **medizinischen** Besprechungen, regelmäßigen Treffen, bei denen das Behandlungsteam zusammenkommt, um die Fälle der Patienten zu besprechen, Informationen auszutauschen und die Behandlungspläne an die sich verändernde klinische Situation anzupassen. Diese Treffen sind entscheidend, um sicherzustellen, dass alle Teammitglieder eine gemeinsame Vision teilen und auf die Pflegeziele abgestimmt sind. Die Meinungen aller Beteiligten, vom Arzt bis zum Techniker, werden berücksichtigt, da jede Perspektive zu einem umfassenderen Verständnis der Situation des Patienten führt. Diese Momente des Austauschs stärken auch den Zusammenhalt des Teams, indem sie den Beitrag jedes Einzelnen würdigen und ein Klima des gegenseitigen Vertrauens fördern.

Im Alltag der Abteilung wird der Arbeitsablauf durch eine Reihe von miteinander verbundenen Tätigkeiten bestimmt. **Medizinische Eingriffe** wie Angioplastien, Elektrophysiologien oder Echokardiographien werden von Kardiologen durchgeführt, die häufig von spezialisierten Technikern unterstützt werden. **Krankenschwestern und -pfleger** bereiten die Patienten auf diese Verfahren vor, überwachen sie nach dem Eingriff und koordinieren die Pflege gegebenenfalls mit anderen Abteilungen. **Die Pflegeassistenten** wiederum sind an der logistischen Vorbereitung, der Begleitung der Patienten zu den Eingriffsräumen und ihrer Rückverlegung auf die Stationen nach dem Eingriff beteiligt. Jeder Schritt ist von einer ständigen Kommunikation geprägt, bei der Informationen über den Zustand des Patienten, seine speziellen Bedürfnisse und die zu ergreifenden Maßnahmen klar und präzise ausgetauscht werden.

Die interprofessionelle Zusammenarbeit ist auch in Notfallsituationen entscheidend, in denen schnelles Handeln und Koordination lebenswichtig sind. Wenn sich der Zustand eines Patienten plötzlich verschlechtert, z. B. durch einen Herzinfarkt oder schwere Arrhythmien, muss das gesamte Team in perfekter Synchronisation reagieren. **Ärzte** treffen schnelle Entscheidungen über die zu verabreichende Behandlung, **Krankenpfleger** bereiten Medikamente vor und verabreichen sie oder setzen Wiederbelebungsmaßnahmen ein, während **Pflegehelfer** assistieren, indem sie die notwendige Ausrüstung bereitstellen, die Sicherheit des Patienten gewährleisten und bei den Notfallmaßnahmen helfen. Jede Sekunde zählt und es ist die Fähigkeit des Teams, reibungslos zusammenzuarbeiten, die den Unterschied zwischen Leben und Tod ausmachen kann.

Außerhalb von Notfallsituationen umfasst der Arbeitsablauf auch die **Vorbereitung auf die Rückkehr nach Hause** oder die Überweisung an andere Dienste, wobei die interprofessionelle Zusammenarbeit weiterhin eine Schlüsselrolle spielt. **Krankenpfleger und Pflegehelfer** stellen sicher, dass der Patient und seine Familie die Anweisungen für die häusliche **Pflege**, die zu befolgenden Behandlungen und die zu beachtenden Warnzeichen verstehen. **Arztsekretärinnen und Verwaltungspersonal koordinieren** die logistischen Aspekte, wie die Planung von Nachsorgeterminen, die Bereitstellung von Medikamenten und die Verwaltung der Krankenakten. Auch hier sind eine klare Kommunikation und eine gute Koordination unerlässlich, um Fehler zu vermeiden und einen reibungslosen Übergang zu gewährleisten.

Kapitel 2

Die technischen Fähigkeiten des Kardiologie-Helfers

Überwachung spezifischer Vitalparameter

○ Überwachung des Blutdrucks: Methoden, Häufigkeit und Interpretation der Ergebnisse

Die Überwachung des Blutdrucks ist eine zentrale Aufgabe in der Kardiologie, denn sie ermöglicht es, Schwankungen des Blutdrucks, die wertvolle Indikatoren für den Gesundheitszustand des Patienten sein können, zu erkennen und genau zu verfolgen. Diese Überwachung ist umso entscheidender in einer Abteilung, in der die Patienten häufig einem Risiko für schwere kardiovaskuläre Komplikationen wie Herzinfarkt, Herzinsuffizienz oder Schlaganfall ausgesetzt sind. Eine wirksame Behandlung dieser Patienten hängt von einer strengen Überwachung des Blutdrucks ab, die genaue Methoden, eine angemessene Häufigkeit der Messungen und eine korrekte Interpretation der Ergebnisse umfasst.

Es gibt viele verschiedene **Methoden zur Messung des Blutdrucks**, aber das Ziel bleibt dasselbe: zuverlässige und reproduzierbare Werte zu erhalten, die den hämodynamischen Zustand des Patienten widerspiegeln. Die am häufigsten verwendete Methode ist die Messung mit dem Sphygmomanometer, die entweder manuell (mit einer aufblasbaren Manschette und einem Stethoskop) oder automatisiert (mit einem elektronischen Gerät) erfolgen kann. Die Wahl der Methode hängt vom klinischen Kontext ab, aber in jedem Fall ist es wichtig, ein standardisiertes Protokoll zu befolgen, um Messfehler zu minimieren. Der Blutdruck wird in der Regel am Oberarm gemessen, wobei sich der Patient in einer sitzenden oder liegenden Position befindet, nach einigen Minuten Ruhepause, um den Einfluss von Stress oder kürzlicher körperlicher Aktivität zu vermeiden. Die Pflegekraft, die diese Aufgabe häufig übernimmt, sollte darauf achten, dass die Manschette richtig auf Herzhöhe liegt und der Patient entspannt ist, da diese Faktoren die Ergebnisse stark beeinflussen können.

Die Häufigkeit der Blutdrucküberwachung hängt vom klinischen Zustand des Patienten und dem Kontext ab, in dem er betreut wird. Bei einem Patienten auf der Intensivstation kann der Blutdruck kontinuierlich mit einem invasiven oder nichtinvasiven Überwachungsgerät gemessen werden, das eine Echtzeitüberwachung der Blutdruckschwankungen ermöglicht. In einem weniger akuten Kontext, wie in einem konventionellen Krankenhausaufenthalt oder in ambulanten Sprechstunden, kann die Häufigkeit der Messungen von mehrmals täglich bis einmal pro Woche variieren, je nach Stabilität des Patienten und den therapeutischen Zielen. Bei einem Patienten mit Bluthochdruck, der Medikamente einnimmt, kann beispielsweise eine engere Überwachung erforderlich sein, um die Medikamente anzupassen und Komplikationen vorzubeugen. Die Pflegekraft muss auf die Regelmäßigkeit der Messungen und die Konsistenz der verwendeten Technik achten, da die Zuverlässigkeit der Daten davon abhängt.

Die Interpretation der Ergebnisse der Blutdrucküberwachung ist ein kritischer Aspekt der Pflege, da sie die klinischen Entscheidungen leitet. Als normale Blutdruckwerte gelten im Allgemeinen Werte unter 140/90 mmHg, obwohl diese Grenzwerte je nach Alter, Komorbiditäten und krankheitsspezifischen Empfehlungen variieren können. Ein hoher Blutdruck oder Hypertonie kann auf ein erhöhtes Risiko für kardiovaskuläre Komplikationen hinweisen, die ein schnelles Eingreifen erfordern, um Organschäden zu vermeiden. Umgekehrt kann ein zu niedriger Blutdruck oder Hypotonie auf eine Hypoperfusion lebenswichtiger Organe hinweisen, was besonders bei Patienten in kritischem Zustand besorgniserregend ist. Der Pfleger spielt eine Schlüsselrolle bei der ersten Interpretation dieser Ergebnisse, indem er das Pflegeteam sofort alarmiert, wenn abnormale Werte oder signifikante Abweichungen von früheren Messungen auftreten.

Es ist auch wichtig, **Faktoren zu** berücksichtigen, **die die Ergebnisse beeinflussen können,** wie z. B. Stress, Schmerzen, die kürzliche Einnahme von Medikamenten oder sogar technische Fehler bei der Messung. Die Pflegekraft muss in der Lage sein, diese Faktoren zu erkennen und sie dem Rest des Teams für eine umfassende klinische Beurteilung mitzuteilen. So kann z. B. ein plötzlicher Blutdruckanstieg eher auf eine akute Schmerzepisode oder auf die Angst des Patienten zurückzuführen sein als auf eine tatsächliche Verschlechterung des Herz-Kreislauf-Zustands.

○ Überwachung der Herzfrequenz und des Herzrhythmus

Die Überwachung der Herzfrequenz und des Herzrhythmus ist ein grundlegender Bestandteil der kardiologischen Versorgung, da sie dazu dient, Anomalien der Herzfunktion zu erkennen und zu behandeln, die schwerwiegende Folgen für die Patienten haben können. Eine sorgfältige und kontinuierliche Überwachung dieser Parameter ist von entscheidender Bedeutung, nicht nur um Herzstörungen zu diagnostizieren, sondern auch um die Wirksamkeit von Behandlungen zu überwachen und Komplikationen vorherzusehen. Die Rolle der Pflegekraft in diesem Prozess ist von entscheidender Bedeutung, da sie häufig an vorderster Front steht, um Veränderungen der Herzfrequenz und des Herzrhythmus zu beobachten, zu messen und zu melden, und so direkt zur umfassenden Betreuung der Patienten beiträgt.

Die Herzfrequenz, die der Anzahl der Herzschläge pro Minute entspricht, ist ein Schlüsselindikator für den hämodynamischen Zustand des Patienten. Eine normale Herzfrequenz in Ruhe liegt in der Regel zwischen 60 und 100 Schlägen pro Minute. Abweichungen von dieser Norm können auf klinische Zustände hinweisen, die besondere Aufmerksamkeit erfordern. Eine **Tachykardie**, definiert als eine Herzfrequenz von über 100 Schlägen pro Minute, kann eine physiologische Reaktion auf Stress, Schmerzen oder Infektionen sein, aber auch auf ernsthaftere Herzprobleme hinweisen, wie Herzinsuffizienz, supraventrikuläre Arrhythmien oder einen Myokardinfarkt. Umgekehrt kann eine **Bradykardie**, die durch eine Herzfrequenz von weniger als 60 Schlägen pro Minute gekennzeichnet ist, bei manchen Patienten wie Sportlern normal sein, sie kann aber auch auf einen AV-Block, Unterkühlung oder eine Medikamentenvergiftung hindeuten.

Der Herzrhythmus hingegen bezeichnet die Regelmäßigkeit, mit der das Herz schlägt. Ein normaler Herzrhythmus, der sogenannte Sinusrhythmus, ist regelmäßig und hat einen konstanten Abstand zwischen den einzelnen Schlägen. **Arrhythmien** oder Unregelmäßigkeiten des Herzrhythmus können unterschiedlich schwer sein und reichen von einfachen, oft harmlosen Extrasystolen bis hin zu potenziell lebensbedrohlichen Zuständen wie Kammerflimmern oder ventrikulärer Tachykardie. Die Früherkennung dieser Arrhythmien ist entscheidend, um schwere Komplikationen wie Herzstillstand oder Schlaganfall zu verhindern. Die Pflegekraft ist aufgrund ihrer Rolle bei der kontinuierlichen Überwachung in der Lage, diese Anomalien durch den Einsatz von Überwachungsgeräten, durch Auskultation oder das Abtasten des Pulses schnell zu erkennen.

Die Methoden zur Überwachung der Herzfrequenz und des Herzrhythmus sind vielfältig und hängen vom klinischen Zustand des Patienten ab. Die Überwachung kann nicht-invasiv durch Abtasten des Radial- oder Karotispulses oder mithilfe eines Elektrokardiogramms (EKG) erfolgen, das die elektrische Aktivität des Herzens aufzeichnet und eine detaillierte Analyse des Rhythmus ermöglicht. Auf Intensivstationen oder bei Hochrisikopatienten wird häufig eine kontinuierliche Überwachung eingesetzt, bei der Elektroden an der Brust des Patienten befestigt werden, die mit einem Monitor verbunden sind, der die Herzfrequenz und den Rhythmus in Echtzeit anzeigt. Diese Überwachung ermöglicht es, Abweichungen vom Normalzustand sofort zu erkennen und im Notfall schnell zu reagieren.

Die Interpretation der Ergebnisse ist ein entscheidender Schritt, da sie die klinischen Entscheidungen leitet. Eine ungewöhnlich hohe oder niedrige Herzfrequenz oder ein unregelmäßiger Rhythmus müssen im Gesamtkontext des Zustands des Patienten beurteilt werden. Beispielsweise kann eine Tachykardie eine gründliche Untersuchung erfordern, um die Ursache zu ermitteln, sei es Dehydrierung, Angst oder eine zugrunde liegende Herzstörung. Ebenso kann eine anhaltende Bradykardie weitere

Untersuchungen erfordern, insbesondere wenn sie mit Symptomen wie Schwindel oder Ohnmacht einhergeht. Der Pfleger spielt eine entscheidende Rolle, indem er jede Anomalie sofort dem übrigen Pflegeteam meldet und so eine schnelle und angemessene Behandlung ermöglicht.

Im Rahmen der postoperativen Nachsorge oder bei Rehabilitationspatienten ist die regelmäßige Überwachung der Herzfrequenz und des Herzrhythmus ebenfalls von entscheidender Bedeutung, um das Ansprechen auf die Behandlung zu beurteilen und die Pflege gegebenenfalls anzupassen. Beispielsweise kann eine sorgfältige Überwachung nach einem Eingriff wie dem Einsetzen eines Stents oder einer Herzoperation dazu beitragen, frühe Komplikationen wie anhaltende Tachykardie oder neu auftretende Arrhythmien zu erkennen. Die Pflegekraft ist durch ihre ständige Beobachtung und ihre Kenntnis der Patienten oft die erste, die diese subtilen, aber bedeutsamen Veränderungen bemerkt.

Schließlich ist **die Aufklärung der Patienten** darüber, wie sie ihre eigene Herzfrequenz überwachen können und auf welche Warnzeichen sie achten sollten, ein wichtiger Aspekt der Rolle der Pflegekraft. Den Patienten beizubringen, ihren Puls zu messen, die Symptome von Herzklopfen oder unregelmäßigem Herzschlag zu erkennen und zu wissen, wann sie einen Arzt aufsuchen sollten, ist entscheidend für ihre Befähigung und für die Vermeidung langfristiger Komplikationen.

- ○ Einsatz und Überwachung von Monitoring-Geräten

Die Verwendung und Überwachung von Überwachungsgeräten ist ein grundlegender Bestandteil der Behandlung von Kardiologiepatienten. Diese Geräte ermöglichen die kontinuierliche Überwachung der Vitalparameter des Patienten wie Herzfrequenz, Blutdruck, Sauerstoffsättigung und andere kritische Indikatoren und bieten so einen Echtzeit-Überblick über den hämodynamischen Zustand des Patienten. Die Genauigkeit und Zuverlässigkeit dieser Daten ist entscheidend, um frühzeitig Anomalien zu erkennen, schwere Komplikationen zu verhindern und die Behandlung entsprechend anzupassen. Die Rolle der Pflegekraft bei der Verwendung und Überwachung dieser Geräte ist von entscheidender Bedeutung, da sie nicht nur die ordnungsgemäße Funktion der Geräte, sondern auch eine schnelle Interpretation der Daten für eine angemessene Intervention sicherstellt.

Die Installation der Überwachungsgeräte ist ein erster Schlüsselschritt, bei dem die Pflegekraft darauf achten muss, dass jeder Sensor richtig positioniert und am Patienten befestigt ist. Die Elektroden für das Herzmonitoring müssen an den richtigen Stellen auf der Brust platziert werden, um ein genaues Ablesen des Herzrhythmus zu gewährleisten. Ebenso muss die Manschette zur Messung des Blutdrucks auf Herzhöhe positioniert und korrekt angepasst werden, um Messfehler zu vermeiden. Zur Überwachung der Sauerstoffsättigung sollte der Sensor an einem Finger oder Ohrläppchen befestigt werden, und es ist wichtig, dass die Messstelle sauber ist und der Blutfluss nicht beeinträchtigt wird. Jeder Schritt der Installation erfordert sorgfältige Aufmerksamkeit, da eine falsche Anwendung zu fehlerhaften Messwerten führen kann, wodurch die Überwachung und Behandlung des Patienten gefährdet wird.

Wenn die Überwachungsgeräte einmal eingerichtet sind, wird **die kontinuierliche Überwachung der Parameter** zu einer zentralen Aufgabe. Die Pflegekraft muss die auf den Monitoren angezeigten Daten stets im Auge behalten, vor allem auf Intensivstationen, wo Parameteränderungen schnell und kritisch sein können. Herzfrequenz, Blutdruck, Sauerstoffsättigung und Atemfrequenz sind primäre Indikatoren, die eine ständige Wachsamkeit erfordern. Bei Abweichungen von den normalen oder erwarteten Werten muss der Pflegende in der Lage sein, schnell zu reagieren, das medizinische Team zu alarmieren und die notwendigen Maßnahmen zur Stabilisierung des Patienten zu ergreifen. So kann beispielsweise ein plötzlicher Abfall der Sauerstoffsättigung eine sofortige Anpassung der

Sauerstofftherapie erfordern, während ein rascher Anstieg des Blutdrucks auf eine hypertensive Krise hindeuten könnte, die eine Notfallbehandlung erfordert.

Die Interpretation der Monitoringdaten erfordert ein gründliches Verständnis der Normalwerte und der möglichen Abweichungen je nach klinischem Zustand des Patienten. Die Pflegekraft muss in der Lage sein, normale physiologische Veränderungen, wie aktivitäts- oder stressabhängige Blutdruckschwankungen, von pathologischen Zeichen zu unterscheiden, die auf eine Verschlechterung des Zustands des Patienten hindeuten könnten. Eine anhaltende Tachykardie, eine plötzliche Bradykardie oder Unregelmäßigkeiten im Herzrhythmus beispielsweise müssen unter Berücksichtigung des Gesamtkontexts des Patienten beurteilt werden und nicht nur der Zahlen auf dem Bildschirm. Diese Fähigkeit, Daten im Zusammenhang mit dem klinischen Zustand des Patienten zu interpretieren, ist es, die es der Pflegekraft ermöglicht, eine aktive Rolle im Behandlungsteam zu spielen, indem sie dazu beiträgt, fundierte Entscheidungen zu treffen.

Neben der Überwachung der Parameter ist **die regelmäßige Kontrolle der ordnungsgemäßen Funktion der Überwachungsgeräte** unerlässlich. Die Pflegekraft muss sicherstellen, dass die Geräte ordnungsgemäß funktionieren, dass die Akkus ausreichend geladen sind und dass die Sensoren nicht defekt oder verrutscht sind. Die von den Monitoren ausgegebenen akustischen und visuellen Warnmeldungen sollten ernst genommen und schnell überprüft werden, da sie auf ein technisches Problem oder einen medizinischen Notfall hinweisen können. Manchmal können Interferenzen oder Artefakte die Messwerte verfälschen, und es ist entscheidend, dass die Pflegekraft diese Situationen erkennen kann, um unangemessene Eingriffe zu vermeiden. Auch die Reinigung und Wartung der Geräte gehört zu den Aufgaben der Pflegekraft, denn saubere und gut gewartete Geräte sind für genaue und zuverlässige Messungen unerlässlich.

Schließlich ist **die Kommunikation der Monitoringdaten** eine weitere wichtige Dimension der Überwachung. Der Pfleger muss die relevanten Informationen klar und prägnant an das Pflegepersonal und die Ärzte weitergeben, insbesondere bei signifikanten Veränderungen oder in Notfällen. Diese reibungslose Kommunikation zwischen den verschiedenen Mitgliedern des Pflegeteams ermöglicht eine schnelle und koordinierte Behandlung, die in einer Umgebung, in der jede Sekunde zählen kann, von entscheidender Bedeutung ist. In Notfallsituationen kann diese Fähigkeit, Monitoringdaten effektiv zu interpretieren und zu kommunizieren, den Unterschied zwischen Leben und Tod ausmachen.

Postoperative Pflege in der Kardiologie

    ◦   Pflege nach einer Koronarintervention: Angioplastie, Bypass, Stenteinlage

Die Pflege nach einer Koronarintervention, sei es eine Angioplastie, eine Bypass-Operation oder das Einsetzen eines Stents, ist entscheidend für eine optimale Erholung und die Vermeidung von Komplikationen. Diese Eingriffe sind in der Kardiologie zwar üblich, beinhalten jedoch heikle Manipulationen an den Koronararterien, die für die Blutversorgung des Herzmuskels verantwortlich sind. Nach solchen Verfahren sind eine strenge Überwachung und eine sorgfältige Pflege unerlässlich, um den Erfolg des Eingriffs und die Stabilität des Patienten zu gewährleisten.

Nach einer Angioplastie-einem Verfahren, bei dem eine verstopfte Koronararterie mithilfe eines Ballons aufgedehnt wird-ist die Vermeidung von Komplikationen wie Restenose (Verengung der Arterie) oder Stent-Thrombose eines der Hauptanliegen. Die Überwachung der Vitalzeichen ist von entscheidender Bedeutung, insbesondere des Blutdrucks, der Herzfrequenz und der Sauerstoffsättigung. Die Pflegekraft sollte besonders auf Anzeichen einer Ischämie achten, wie Brustschmerzen, plötzliche Kurzatmigkeit oder Veränderungen im Elektrokardiogramm (EKG), die auf eine akute Komplikation hinweisen könnten, die ein schnelles Eingreifen erfordert. Der Bereich, in den der Katheter eingeführt wird, meist in der Leiste oder am Handgelenk, sollte auf Anzeichen von Blutungen, Hämatomen oder Infektionen überwacht werden. Druckverbände können angelegt werden, um das Blutungsrisiko zu minimieren, und es ist wichtig, die Unversehrtheit dieser Verbände regelmäßig zu überprüfen.

Das Einsetzen eines Stents, das häufig im Rahmen einer Angioplastie durchgeführt wird, bringt ebenfalls besondere Überlegungen mit sich. Der Stent, ein kleines Röhrchen aus Drahtgeflecht, soll die Arterie offen halten und für einen angemessenen Blutfluss sorgen. Nach dem Einsetzen werden die Patienten in der Regel mit Thrombozytenaggregationshemmern behandelt, um die Bildung von Gerinnseln im Stent zu verhindern. Die Pflegekraft sollte darauf achten, dass der Patient die Medikamente vorschriftsmäßig einnimmt, und auf Anzeichen von Blutungskomplikationen achten, die eine Nebenwirkung dieser Behandlungen sein können. Der Patient sollte auch darüber informiert werden, wie wichtig es ist, sich an diese Behandlung zu halten, da ein vorzeitiges Absetzen der Thrombozytenaggregationshemmer zu einer Stent-Thrombose führen kann, einer potenziell tödlichen Komplikation.

Nach einer koronaren **Bypassoperation-einem** invasiveren Eingriff, bei dem ein neuer Weg geschaffen wird, um eine blockierte oder verengte Arterie zu umgehen-ist die postoperative Pflege noch intensiver. Dieser Eingriff erfordert in den ersten Stunden bis Tagen nach der Operation eine Überwachung auf der Intensivstation. Der Patient wird in der Regel künstlich beatmet, bis er stabil genug ist, um selbstständig zu atmen. Die Thoraxdrainagen, die häufig gelegt werden, um Flüssigkeit und Luft aus der Brusthöhle abzuleiten, müssen sorgfältig überwacht werden, um sicherzustellen, dass sie richtig funktionieren und die Drainage angemessen ist. Die Pflegekraft spielt eine

Schlüsselrolle bei der Aufrechterhaltung der Hygiene an der Operationsstelle, der Überwachung von Infektionsanzeichen und der Beurteilung von Schmerzen. Ein effektives Schmerzmanagement ist wichtig, um eine frühzeitige Mobilisierung zu ermöglichen, die für die Vermeidung von Komplikationen wie Lungenembolien oder Lungenentzündungen entscheidend ist.

Die **Frühmobilisierung** ist ein weiterer wichtiger Bestandteil der Pflege nach einer Koronarintervention. Sobald der Zustand des Patienten es zulässt, wird er ermutigt, mit der Mobilisierung zu beginnen, zunächst durch Sitzen und später durch Gehen. Dies hilft nicht nur, thromboembolische Komplikationen zu verhindern, sondern stärkt auch die Moral des Patienten und fördert eine schnellere Genesung. Die Pflegekraft sollte den Patienten bei diesen ersten Schritten der Mobilisierung begleiten und darauf achten, dass er keine übermäßigen Schmerzen, Schwindel oder andere alarmierende Symptome verspürt. Eine schrittweise und gut begleitete Mobilisierung ist entscheidend, um Stürze oder andere Zwischenfälle zu vermeiden.

Die Aufklärung des Patienten ist ebenfalls ein entscheidender Aspekt der postoperativen Versorgung. Der Patient muss verstehen, wie wichtig es ist, einen gesunden Lebensstil zu pflegen, um weitere Eingriffe zu vermeiden. Dazu gehören Ratschläge zur Ernährung, zur Raucherentwöhnung, zur Stressbewältigung und zu regelmäßiger Bewegung. Die Pflegekraft spielt eine Schlüsselrolle bei der Vermittlung dieser Informationen, indem sie dafür sorgt, dass der Patient und seine Familie die Empfehlungen verstehen und motiviert sind, sie zu befolgen. Die Pflegekraft kann auch praktische Ratschläge zum Umgang mit der häuslichen Pflege geben, z. B. zur Verabreichung von Medikamenten, zur Überwachung von Anzeichen einer Infektion und zur Planung von Nachsorgeterminen.

Schließlich sind **die Vorbereitung auf die Entlassung und die langfristige Nachsorge** von entscheidender Bedeutung, um den langfristigen Erfolg des Eingriffs zu gewährleisten. Vor der

Entlassung aus dem Krankenhaus muss die Pflegekraft sicherstellen, dass der Patient über alle Informationen verfügt, die er benötigt, um seine Genesung zu Hause sicher fortzusetzen. Dazu gehören der Umgang mit Medikamenten, die Überwachung von Warnzeichen und die Bedeutung von Nachsorgeuntersuchungen. Der Patient sollte auch dazu ermutigt werden, an einem kardialen Rehabilitationsprogramm teilzunehmen, das beaufsichtigte körperliche Betätigung, psychologische Unterstützung und Aufklärung über den Umgang mit kardiovaskulären Risikofaktoren kombiniert.

o   Umgang mit Thoraxdrainagen

Die Behandlung von Thoraxdrainagen ist ein wichtiges Verfahren in der postoperativen Phase, insbesondere nach Operationen am Herzen oder an der Lunge, wie z. B. koronare Bypass-Operationen oder Operationen zur Klappenreparatur. Diese Drainagen werden gelegt, um Flüssigkeiten, Luft oder Blut, die sich in der Brusthöhle ansammeln können, abzulassen und so potenziell schwerwiegende Komplikationen wie Pleuraergüsse, Blutungen oder Pneumothorax zu vermeiden. Der Umgang mit diesen Drainagen erfordert eine sorgfältige Sorgfalt und spezielle Fachkenntnisse von Gesundheitsfachkräften, insbesondere von Pflegekräften, die eine Schlüsselrolle bei der Betreuung und Überwachung der Patienten spielen.

Die Installation und anfängliche Überwachung von Thoraxdrainagen sind entscheidende Schritte. Sobald die Drainage vom Chirurgen eingeführt wurde, wird sie an ein Drainagesystem angeschlossen, das entweder durch Schwerkraft oder durch kontrolliertes Absaugen funktioniert. Die Pflegekraft muss sicherstellen, dass das Drainagesystem richtig konfiguriert ist und die Verbindungen sicher sind, um ein versehentliches Trennen zu verhindern, wodurch Luft in die Brusthöhle gelangen und einen Pneumothorax verursachen könnte. Es ist von entscheidender Bedeutung, dass Sie regelmäßig überprüfen, ob das Gerät ordnungsgemäß und ohne Verstopfungen funktioniert und ob die Absaughöhe den medizinischen Vorgaben entspricht.

Die kontinuierliche Überwachung von Thoraxdrainagen erfordert eine sorgfältige Kontrolle mehrerer Parameter. Die Pflegekraft muss die Menge, Farbe und Konsistenz der abgeleiteten Flüssigkeit überwachen, da diese Elemente wertvolle Hinweise auf den Zustand des Patienten liefern. Beispielsweise sollte eine plötzliche Zunahme der Menge der drainierten Flüssigkeit oder eine Veränderung der Farbe (z. B. eine rötlichere Färbung, die auf eine mögliche Blutung hinweist) sofort dem medizinischen Team gemeldet werden. Ebenso kann eine rasche Abnahme oder ein Stopp der Drainage auf eine Verstopfung der Drainage hinweisen, die ein schnelles Eingreifen erfordert, um Komplikationen zu vermeiden.

Die Verwaltung der **Verbände um die Einführstelle** der Drainage ist ebenfalls ein entscheidender Aspekt der Pflege. Die Einführstelle muss sauber und trocken gehalten werden, um Infektionen vorzubeugen. Die Pflegekraft sollte den Verband regelmäßig auf Anzeichen einer Infektion wie Rötung, Schwellung oder eitrigen Ausfluss überprüfen. Wenn ein Verbandswechsel erforderlich ist, sollte dies unter streng aseptischen Bedingungen erfolgen, um das Risiko einer Kontamination zu minimieren. Bei Anzeichen einer Infektion ist es entscheidend, sofort das medizinische Team zu alarmieren, damit eine angemessene Beurteilung und Behandlung erfolgen kann.

Die Mobilität des Patienten ist ein weiterer wichtiger Faktor, **der** bei Vorhandensein von Thoraxdrainagen beachtet werden muss. Obwohl eine frühzeitige Mobilisierung gefördert wird, um Komplikationen wie tiefe Venenthrombosen oder Lungenentzündungen zu verhindern, muss unbedingt sichergestellt werden, dass die Drainagen sicher und funktionstüchtig bleiben, während sich der Patient bewegt. Die Pflegekraft sollte dem Patienten bei der sicheren Mobilisierung helfen und darauf achten, dass die Drainageschläuche nicht gezogen oder geknickt werden. Stützen oder Taschen können verwendet werden, um die Drainagen zu sichern, während der Patient aufsteht oder geht. Dies ermöglicht eine gewisse

Bewegungsfreiheit, ohne die Funktion der Drainagen zu beeinträchtigen.

Die Aufklärung des Patienten ist ebenfalls ein wesentlicher Aspekt bei der Behandlung von Thoraxdrainagen. Der Patient muss über die Bedeutung der Drainage, die zu beachtenden Anzeichen und die Vorsichtsmaßnahmen zur Vermeidung einer Trennung oder Verstopfung des Systems aufgeklärt werden. Der Pfleger spielt bei dieser Aufklärung eine Schlüsselrolle, indem er dem Patienten und seiner Familie erklärt, wie sie im Alltag mit den Drainagen umgehen sollen, insbesondere wenn der Patient mit der noch eingelegten Drainage nach Hause zurückkehren muss. Dazu gehören Ratschläge zur Hygiene an der Einstichstelle, zur Überwachung der Drainage und dazu, wann man sich bei Problemen an medizinisches Fachpersonal wenden sollte.

Schließlich ist **das Entfernen der Thoraxdrainage** ein Verfahren, das ebenfalls besondere Aufmerksamkeit erfordert. Diese Entfernung wird in der Regel von einem Arzt oder einem spezialisierten Krankenpfleger durchgeführt, doch häufig ist der Pfleger bei diesem Verfahren anwesend. Vor der Entfernung ist es wichtig, sicherzustellen, dass der Patient über die bevorstehenden Ereignisse informiert ist und beruhigt wird. Nach der Entfernung sollte die Einstichstelle auf Anzeichen von Komplikationen wie Luftlecks oder Infektionen überwacht werden. Der Verband sollte an Ort und Stelle bleiben und regelmäßig überprüft werden, um sicherzustellen, dass die Stelle richtig heilt.

- Umgang mit postoperativen Schmerzen und Komplikationen

Die Behandlung von postoperativen Schmerzen und Komplikationen ist ein zentraler Bestandteil der Betreuung von Kardiologiepatienten, insbesondere nach einer Operation oder einem invasiven Verfahren. Nach einer Operation wie einer koronaren Bypass-Operation, dem Einsetzen eines Stents oder einer Angioplastie steht der Körper des Patienten unter erheblichem Stress und eine sorgfältige Überwachung ist erforderlich, um sicherzustellen, dass die Genesung unter den bestmöglichen Bedingungen verläuft. Die Pflegekraft spielt in diesem Prozess eine Schlüsselrolle, da sie an vorderster Front steht, um Komplikationen zu beurteilen, zu lindern und zu verhindern und gleichzeitig für das Wohlbefinden des Patienten zu sorgen.

Die Bewältigung der postoperativen Schmerzen ist eine der ersten Herausforderungen nach einem chirurgischen Eingriff. Die Schmerzen können je nach Art der Operation unterschiedlich sein, sind aber nach schweren Operationen wie einer koronaren Bypass-Operation oft erheblich. Sie können nicht nur das Wohlbefinden des Patienten beeinträchtigen, sondern auch seine Fähigkeit, tief zu atmen, sich zu mobilisieren und aktiv an seiner Rehabilitation teilzunehmen. Aus diesem Grund ist eine proaktive und effektive Schmerzkontrolle von entscheidender Bedeutung.

Die Pflegekraft trägt zu diesem Management bei, indem sie die vom Patienten empfundene Schmerzintensität regelmäßig überwacht, häufig mithilfe von Schmerzskalen (z. B. numerische oder visuelle Skalen), die den Grad des Leidens bewerten. Eine offene Kommunikation mit dem Patienten ist von entscheidender Bedeutung, da dies dazu beiträgt, die Behandlung auf die Bedürfnisse des Patienten abzustimmen. Die Schmerzbehandlung beruht häufig auf einem multimodalen Ansatz, der die Verabreichung von verschriebenen Schmerzmitteln (oral oder intravenös) sowie nicht-pharmakologische Techniken wie sanfte Mobilisierung, Entspannung oder die Anwendung von Kälte oder Wärme auf die schmerzenden Stellen umfasst. Die Pflegekraft sorgt für die ordnungsgemäße Verabreichung der Behandlungen und stellt sicher, dass auch Nebenwirkungen wie Schläfrigkeit oder Verstopfung überwacht und gehandhabt werden.

Die frühzeitige Mobilisierung des Patienten ist zwar anfangs manchmal schmerzhaft, aber entscheidend, um postoperative Komplikationen wie tiefe Venenthrombosen oder Lungenentzündungen zu verhindern. Nach einer Herzoperation können die mit dem Brustbeinschnitt verbundenen

Brustschmerzen den Patienten in seinen Bewegungen und in der tiefen Atmung bremsen, wodurch sich das Risiko von Atemwegskomplikationen erhöht. Die Pflegekraft sollte den Patienten sanft dazu ermutigen, mit der Bewegung zu beginnen, sobald sein Zustand es zulässt, indem sie ihn bei den ersten Bewegungen begleitet und dafür sorgt, dass regelmäßig Atemübungen durchgeführt werden, um die Lungenexpansion zu fördern.

Atemwegskomplikationen sind nach chirurgischen Eingriffen ein wichtiges Thema, insbesondere bei bettlägerigen Patienten oder bei Patienten mit Einschnitten im Brustbereich. Das Risiko einer Lungenentzündung oder Atelektase (teilweiser Kollaps der Lunge) ist hoch, wenn die Patienten nicht mobilisiert werden oder keine Tiefenatmung durchführen. Pflegekräfte spielen eine Schlüsselrolle bei der Prävention dieser Komplikationen, indem sie die regelmäßige Verwendung des Incentive Spirometers fördern, eines Geräts, das den Patienten hilft, tiefe Atemzüge zu machen, und sie daran erinnern, zu husten, um die Atemwege freizumachen. Dies hilft, die Lungen offen zu halten und verhindert, dass sich Sekret ansammelt, wodurch das Infektionsrisiko verringert wird.

Thromboembolische Komplikationen wie tiefe Venenthrombosen (DVT) oder Lungenembolien sind ebenfalls häufige Risiken nach einer Operation, vor allem bei Patienten, die lange Zeit bettlägerig sind. Die Vorbeugung beruht auf einer frühzeitigen Mobilisierung, aber auch auf der Verwendung von Kompressionsstrümpfen, der Überwachung auf Anzeichen einer DVT (wie Schmerzen, Schwellung oder Rötung der Beine) und manchmal auf einer vorbeugenden Antikoagulation. Die Pflegekraft muss auf diese Anzeichen achten und dafür sorgen, dass die vorgeschriebenen Präventionsmaßnahmen durchgeführt werden. Gleichzeitig muss sie den Patienten darauf aufmerksam machen, wie wichtig es ist, seine Beine regelmäßig zu bewegen, wenn er bettlägerig ist.

Infektiöse **Komplikationen** sind ein weiterer wichtiger Bereich, den es zu überwachen gilt, insbesondere an den Inzisionsstellen oder bei Thoraxdrainagen. Die Pflegekraft spielt eine entscheidende Rolle bei der Infektionskontrolle, indem sie eine gründliche Hygiene der Operationsstellen aufrechterhält, auf Anzeichen einer Infektion achtet (Rötung, Ausfluss, Schwellung oder Fieber) und für saubere Verbände sorgt. Bei Verdacht auf eine Infektion ist es entscheidend, das medizinische Team sofort zu alarmieren, damit eine schnelle Antibiotikabehandlung eingeleitet oder die lokale Pflege angepasst werden kann.

Herz-Kreislauf-Komplikationen wie Arrhythmien, Hypotonie oder Hypertonie können als Folge des Eingriffs auftreten und müssen engmaschig überwacht werden. Häufig ist der Pflegehelfer für die regelmäßige Messung der Vitalparameter wie Blutdruck, Herzfrequenz und Sauerstoffsättigung zuständig. Jede größere Abweichung von den Normalwerten sollte schnell gemeldet werden, da sie auf eine mögliche Komplikation hinweisen kann, die ein rasches medizinisches Eingreifen erfordert.

Schließlich ist die **psychologische** Betreuung des Patienten ein wesentlicher Aspekt der postoperativen Versorgung. Viele Patienten empfinden nach einem chirurgischen Eingriff Angst, Furcht oder Depressionen, vor allem weil ihnen die Schwere ihres Zustands und die langfristigen Veränderungen in ihrer Lebensweise bewusst werden. Die Pflegekraft kann durch ihre ständige Präsenz emotionale Unterstützung bieten, indem sie den Patienten beruhigt, sich seine Sorgen anhört und ihn dazu ermutigt, seine Gefühle auszudrücken. Diese psychologische Dimension ist ebenso wichtig wie die physische Betreuung, da sie direkt zum allgemeinen Wohlbefinden des Patienten und zu seiner Fähigkeit, aktiv an seiner Rehabilitation teilzunehmen, beiträgt.

Umgang mit kardiologischen Notfällen

◦ Erkennen Sie die Anzeichen eines Herzinfarkts

Die Anzeichen eines Herzinfarkts zu erkennen, ist eine wichtige Fähigkeit für jeden Angehörigen eines Gesundheitsberufs, insbesondere in einer kardiologischen Abteilung, in der schnelles Handeln lebensrettend sein kann. Ein Herzinfarkt oder Myokardinfarkt tritt auf, wenn der Blutfluss zu einem Teil des Herzmuskels unterbrochen wird, meist aufgrund einer Blockade in einer oder mehreren Koronararterien. Dadurch kann der Sauerstoff den Herzmuskel nicht mehr erreichen, was zu irreversiblen Schäden führt, wenn das Problem nicht schnell behandelt wird. Die Fähigkeit, die ersten Anzeichen eines Herzinfarkts zu erkennen, ist für die Pflegekraft entscheidend, um das medizinische Team zu alarmieren und eine Notfallbehandlung einzuleiten.

Das klassischste und am häufigsten mit einem Herzinfarkt in Verbindung gebrachte Symptom ist der Brustschmerz. Dieser Schmerz wird allgemein als ein Gefühl des Drucks, der Enge oder eines schweren Gewichts auf der Brust beschrieben, die sich hinter dem Brustbein befindet. Im Gegensatz zu anderen Schmerzen verschwindet er nicht durch Ruhe und kann mehrere Minuten lang anhalten, manchmal mehr als 20. Er kann plötzlich oder allmählich auftreten und wird oft als starker, drückender Schmerz empfunden, der in andere Körperteile ausstrahlen kann, z. B. in den linken Arm, den Hals, den Kiefer oder den Rücken. Diese Art von Schmerz, die als retrosternaler Schmerz bekannt ist, ist ein Hauptindikator für einen Herzinfarkt, und es ist entscheidend, dass der Helfer auf solche Beschreibungen des Patienten achtet.

Allerdings **empfinden nicht alle Patienten diesen typischen Schmerz**. Die Symptome können von Person zu Person sehr unterschiedlich sein, vor allem bei Frauen, älteren Menschen und Diabetikern, die untypischere Symptome aufweisen können. Bei diesen Patienten kann der Brustschmerz fehlen oder weniger ausgeprägt sein, aber es können andere Anzeichen auftreten, wie

Atembeschwerden (Dyspnoe), plötzliche **starke Müdigkeit** oder ein **allgemeines Krankheitsgefühl**. Diese Anzeichen sind oft weniger erkennbar, sollten aber die Pflegekraft alarmieren, insbesondere wenn der Patient eine Vorgeschichte von Herz-Kreislauf-Erkrankungen hat.

Ein weiteres Zeichen, auf das Sie achten sollten, ist **kalter Schweiß**, der oft mit einem Herzinfarkt in Verbindung gebracht wird. Dabei handelt es sich um starkes Schwitzen, manchmal begleitet von feuchter, blasser Haut, das plötzlich auftritt und in keinem Zusammenhang mit körperlicher Aktivität oder der Umgebungstemperatur steht. Dieser Schweiß ist häufig das Ergebnis einer Aktivierung des autonomen Nervensystems als Reaktion auf Herzstress und kann mit einem Gefühl der Angst oder Panik einhergehen. Wenn ein Patient über übermäßiges Schwitzen klagt, insbesondere in Verbindung mit Brustschmerzen oder Kurzatmigkeit, sollte dies sehr ernst genommen werden.

Kurzatmigkeit ist ebenfalls ein häufiges Symptom bei Herzinfarktpatienten. Der Patient kann selbst im Ruhezustand Schwierigkeiten beim Atmen haben, manchmal mit einem Gefühl des Erstickens oder der Enge. Diese Kurzatmigkeit ist häufig darauf zurückzuführen, dass das Herz nicht in der Lage ist, das Blut effektiv durch den Körper zu pumpen, was zu einer Flüssigkeitsansammlung in der Lunge führt, die als Lungenödem bekannt ist. Die Pflegekraft sollte besonders auf Anzeichen unerklärlicher Atemnot achten, da diese einem Herzinfarkt vorausgehen oder ihn begleiten kann.

Übelkeit und Erbrechen können ebenfalls Anzeichen für einen Herzinfarkt sein, auch wenn sie in der Öffentlichkeit weniger bekannt sind. Diese Symptome treten häufiger bei Frauen auf und können mit einem Gefühl der Verdauungsstörung oder des Rückflusses von Magensäure verbunden sein. Daher ist es wichtig, sie nicht zu unterschätzen, insbesondere wenn sie von anderen, typischeren Anzeichen wie Brustschmerzen oder Kurzatmigkeit begleitet werden.

Schließlich können **Herzklopfen oder das Gefühl** eines **unregelmäßigen Herzschlags** darauf hindeuten, dass ein Herzinfarkt im Gange ist. Wenn ein Patient über das Gefühl eines schnellen, unregelmäßigen Herzschlags berichtet oder ein Gefühl des "Flatterns" oder eines unkoordinierten Herzschlags beschreibt, kann dies auf eine infarktbedingte Arrhythmie hindeuten. Diese Arrhythmien, wie z. B. Kammerflimmern, können tödlich sein, wenn sie nicht sofort behandelt werden. Die Pflegekraft sollte auf diese Anzeichen achten und das medizinische Team schnell alarmieren, wenn ein Patient über solche Symptome klagt.

- Techniken der kardiopulmonalen Reanimation (CPR)

Die Herz-Lungen-Wiederbelebung (HLW) ist eine lebensrettende Notfallmaßnahme, wenn eine Person einen Herzstillstand erleidet. Bei einem Herzstillstand hört das Herz auf, effektiv Blut zu pumpen, wodurch der Körper und insbesondere das Gehirn mit Sauerstoff unterversorgt werden. Ohne rasches Eingreifen kann es innerhalb weniger Minuten zu irreversiblen Hirnschäden kommen, und ohne Wiederbelebung ist der Tod unvermeidlich. Die HLW zielt darauf ab, eine minimale Blutzirkulation und Sauerstoffversorgung aufrechtzuerhalten, bis das Herz durch fortschrittlichere Methoden wie die Defibrillation wieder gestartet werden kann. Für Krankenpflegehelfer ist die Beherrschung der HLW eine unverzichtbare Fähigkeit, da ihre Schnelligkeit und Effizienz bei der Durchführung dieser Maßnahmen den entscheidenden Unterschied für das Überleben eines Patienten ausmachen können.

Die grundlegende Herz-Lungen-Wiederbelebung (oder BLS, Basic Life Support) besteht aus zwei Hauptkomponenten: Herzdruckmassage und Mund-zu-Mund-Beatmung, obwohl die jüngsten Empfehlungen in einigen Fällen, insbesondere bei Laienhelfern, die alleinige Herzdruckmassage bevorzugen. Die Herzdruckmassage ist das zentrale Element der HLW, da sie einen minimalen Blutfluss zu den lebenswichtigen Organen, insbesondere dem Gehirn und dem Herzen, aufrechterhält.

Die Thoraxkompressionen sollten kräftig und gleichmäßig durchgeführt werden. Der Helfer oder ein anderer Ersthelfer sollte sich neben dem Opfer, das auf einer harten, ebenen Fläche liegt, auf die Knie begeben. Nachdem festgestellt wurde, dass die Person nicht reagiert und nicht normal atmet, wird sofort mit der Herzdruckmassage begonnen. Die Hände sollten übereinander in der Mitte des Brustkorbs direkt auf der Mittellinie des Brustbeins platziert werden. Mit dem Handballen übt der Helfer einen festen, kontinuierlichen Druck auf den Brustkorb aus und stellt sicher, dass jede Kompression den Brustkorb bei einem Erwachsenen etwa 5 bis 6 Zentimeter tief eindrückt. Ebenso wichtig ist die Häufigkeit der Kompressionen: Sie sollten mit einer Frequenz von 100 bis 120 Kompressionen pro Minute durchgeführt werden, was einem recht schnellen Tempo entspricht.

Es ist von entscheidender Bedeutung, dass die Kompressionen nicht nur tief, sondern auch gleichmäßig sind und der Brustkorb zwischen den Kompressionen vollständig zurückgedreht wird, damit sich das Herz vor der nächsten Kompression mit Blut füllen kann. Die Qualität der Kompressionen ist von entscheidender Bedeutung, da zu leichte oder unregelmäßige Kompressionen die Erfolgsaussichten der Wiederbelebung erheblich verringern. Der Helfer sollte auch darauf achten, dass die Kompressionen nicht unterbrochen werden, es sei denn, eine Defibrillation ist erforderlich oder der Rettungsdienst übernimmt die Kompressionen.

Die Beatmung ist die zweite Komponente der traditionellen HLW. Sie werden nach jedem Zyklus von 30 Thoraxkompressionen durchgeführt. Um eine wirksame Beatmung durchzuführen, muss der Helfer die Atemwege des Patienten öffnen, indem er den Kopf sanft nach hinten kippt und das Kinn anhebt. Dann hält der Helfer die Nase des Opfers zu, bedeckt seinen Mund vollständig mit seinem eigenen und bläst etwa eine Sekunde lang gleichmäßig in die Lungen des Opfers, gerade genug, damit sich der Brustkorb hebt. Nach jeder Serie von 30 Herzdruckmassagen sollten zwei Beatmungen durchgeführt werden. Es ist entscheidend, nicht zu viel oder zu schnell Luft einzublasen, da dies den Magen aufblähen und zu Erbrechen führen kann, wodurch die Wiederbelebung erschwert wird.

In bestimmten Situationen, insbesondere bei einem Herzstillstand auf öffentlichen Straßen oder bei einem unbekannten Patienten, empfehlen die aktuellen CPR-Empfehlungen für Laienhelfer, die Herzdruckmassage ohne Beatmung zu bevorzugen (sog. "Hands-on"-Technik). Diese Methode ist für ungeschulte Helfer leichter durchzuführen und bleibt kurzfristig wirksam, um einen minimalen Kreislauf bis zum Eintreffen des Rettungsdienstes aufrechtzuerhalten.

Die Verwendung eines automatisierten externen Defibrillators (AED) ist ebenfalls ein fester Bestandteil der modernen HLW. Wenn ein AED verfügbar ist, sollte er so schnell wie möglich eingesetzt werden, da die Defibrillation oft die einzige wirksame Möglichkeit ist, ein Herz mit Kammerflimmern, einer der Hauptursachen für Herzstillstand, wieder in Gang zu bringen. Der AED ist so konzipiert, dass er einfach zu bedienen ist und auch von nichtmedizinischen Personen verwendet werden kann. Die Pflegekraft muss die Klebeelektroden auf der Brust des Patienten anbringen, wie vom Gerät vorgegeben, das dann automatisch den Herzrhythmus analysiert. Wenn ein Schock erforderlich ist, gibt der AED die Anweisung, sich vom Patienten zu entfernen, bevor er den Elektroschock abgibt. Dieser Schock kann einen normalen Herzrhythmus wiederherstellen, wenn der Stillstand durch Kammerflimmern oder ventrikuläre Tachykardie verursacht wurde.

Während der Wiederbelebung **ist es von entscheidender Bedeutung, auf Anzeichen für eine Wiederaufnahme der spontanen Herzaktivität zu achten**, wie z. B. Bewegungen, regelmäßige Atmung oder feststellbare Pulsschläge. Der Helfer muss bereit sein, seine Maßnahmen je nach Entwicklung des Zustands des Patienten anzupassen, und gleichzeitig sicherstellen, dass die Wiederbelebungsmaßnahmen ohne größere Unterbrechungen durchgeführt werden, bis der medizinische Notdienst eintrifft oder der normale Kreislauf wieder in Gang kommt.

Ebenso entscheidend ist **das Management nach der Reanimation**. Wenn der Patient nach der Reanimation das Bewusstsein wiedererlangt oder Lebenszeichen zeigt, ist es wichtig, die Vitalfunktionen des Patienten wie Atmung und Puls weiter zu überwachen, bis das medizinische Team die Reanimation übernimmt. Der Patient sollte in die sichere Seitenlage (SLP) gebracht werden, um die Atemwege frei zu halten und der Gefahr des Erbrechens oder Erstickens vorzubeugen.

ﾟ   Umgang mit akutem Lungenödem

Die Behandlung des akuten Lungenödems (AOP) ist ein häufiger medizinischer Notfall in der Kardiologie, der ein schnelles und wirksames Eingreifen erfordert, um schwere oder sogar tödliche Komplikationen zu verhindern. Das akute Lungenödem ist ein Zustand, bei dem sich in der Lunge rasch Flüssigkeit ansammelt, wodurch die Fähigkeit der Alveolen zum Sauerstoffaustausch beeinträchtigt wird. Diese Flüssigkeitsansammlung ist in der Regel auf ein akutes Herzversagen zurückzuführen, bei dem das Herz nicht in der Lage ist, das Blut effektiv zu pumpen, wodurch es zu einer Stauung im Lungenkreislauf kommt. Wenn dieser Druck steigt, dringt die Flüssigkeit in die Alveolen ein, was zu schwerer Atemnot führt. Der Umgang mit dieser Situation erfordert eine sofortige Reaktion des Pflegeteams, wobei die Pflegekraft eine entscheidende Rolle bei der Überwachung, Unterstützung des Patienten und der Durchführung der ersten therapeutischen Maßnahmen spielt.

Die ersten klinischen Anzeichen eines akuten Lungenödems sind oft spektakulär und müssen schnell erkannt werden. Der Patient leidet unter starker Atemnot, die oft mit einem Gefühl der Erstickung oder des Erstickens einhergeht. Diese Atemnot verschlimmert sich häufig im Liegen (Orthopnoe), sodass der Patient gezwungen ist, sich hinzusetzen oder aufzurichten, um zu versuchen, wieder zu Atem zu kommen. Der Patient kann auch eine Zyanose (bläuliche Verfärbung der Lippen und Extremitäten) aufgrund der verminderten Sauerstoffversorgung des Blutes sowie starken und kalten Schweiß aufweisen, was ein Zeichen für einen drohenden Schockzustand ist. Bei der Auskultation treten häufig beidseitige knisternde Rasselgeräusche auf, vor allem an der Lungenbasis, die auf Flüssigkeit in den Lungenbläschen hindeuten. Ein weiteres charakteristisches Zeichen ist die Produktion von schaumigem, manchmal rosafarbenem Sputum, das durch die Vermischung von Flüssigkeit und Blut in den Atemwegen entsteht.

Wenn ein akutes Lungenödem vermutet wird, beruht **die sofortige Behandlung** auf einer Reihe von Schnellmaßnahmen, die die Atemnot des Patienten lindern und seinen Zustand stabilisieren sollen. Eine der ersten Maßnahmen besteht darin, den Patienten in eine sitzende oder halbsitzende Position (Fowler) zu bringen, was die Atmung erleichtert, indem der Druck auf die Lunge verringert wird. Der Pflegehelfer muss den Patienten, der sich oft in großer Not befindet, beruhigen und gleichzeitig die für die Behandlung erforderlichen Materialien bereitstellen.

Die Verabreichung von hochkonzentriertem Sauerstoff ist eine Priorität, um die Sauerstoffversorgung des Patienten zu verbessern. In der Regel wird eine hochkonzentrierte Maske verwendet, um kontinuierlich Sauerstoff zuzuführen, wobei die Durchflussrate so eingestellt wird, dass eine Sauerstoffsättigung von über 90% aufrechterhalten wird. In schwereren Fällen kann eine assistierte Beatmung erforderlich sein, insbesondere mithilfe einer nicht-invasiven Überdruckbeatmung (CPAP oder BiPAP), um die Arbeitsbelastung von Herz und Lunge zu verringern. Diese Technik verbessert den Gasaustausch, indem sie die Atemwege offen hält und die Luft in die Lungenbläschen zwingt, wodurch ein Kollaps der Alveolen und die erneute Ansammlung von Flüssigkeit verhindert werden.

Die Verabreichung von Diuretika wie Furosemid ist eine weitere Säule der Behandlung des akuten Lungenödems. Diuretika helfen, überschüssige Flüssigkeit auszuscheiden, indem sie die Harnausscheidung erhöhen und so die Flüssigkeitsüberladung, die das Ödem verursacht, reduzieren. Die Pflegekraft sollte die Wirkung der Diuretika genau überwachen und dabei auf die Harnproduktion achten, da ein rascher Anstieg der Diurese ein Zeichen für die Wirksamkeit der Behandlung ist. Es ist auch entscheidend, auf Anzeichen einer Dehydrierung oder eines übermäßigen Blutdruckabfalls zu achten, die als Reaktion auf eine zu starke Diurese auftreten können.

Die Behandlung des Blutdrucks ist ebenfalls ein zentraler Aspekt bei der Behandlung des akuten Lungenödems, insbesondere wenn die zugrunde liegende Herzinsuffizienz auf einen hypertensiven Schub zurückzuführen ist. In vielen Fällen ist eine schnelle Vasodilatation erforderlich, um den Druck in den Lungengefäßen zu senken. Vasodilatierende Medikamente wie Trinitrin können verabreicht werden, um die Blutgefäße zu erweitern und so den Füllungsdruck des Herzens und die Blutstauung in der Lunge zu verringern. Der Helfer sollte den Blutdruck des Patienten sorgfältig überwachen, um sicherzustellen, dass er innerhalb akzeptabler Grenzen bleibt, da diese Medikamente zu einem plötzlichen Blutdruckabfall führen können.

Die kontinuierliche Überwachung der Vitalparameter ist während des gesamten Pflegeprozesses von entscheidender Bedeutung. Der Pfleger sollte häufig die Atemfrequenz, die Sauerstoffsättigung, den Blutdruck und die Herzfrequenz messen. Signifikante Veränderungen, wie ein plötzlicher Abfall der Sauerstoffsättigung oder eine anhaltende Tachykardie, müssen dem medizinischen Team sofort gemeldet werden, da sie auf eine Verschlechterung des Zustands des Patienten hindeuten können. Außerdem ist es wichtig, auf Zeichen der Erleichterung zu achten, wie z. B. eine Verbesserung der Atmung oder eine Verringerung der Angstzustände des Patienten, die darauf hindeuten können, dass die Behandlung wirksam ist.

Wenn sich der Zustand des Patienten verschlechtert, insbesondere wenn Anzeichen eines kardiogenen Schocks vorliegen (schwerer niedriger Blutdruck, kalte und feuchte Haut, schwacher und strähniger Puls), können invasivere Maßnahmen wie Intubation und mechanische Beatmung erforderlich sein. In diesen Situationen sollte die Pflegekraft bereit sein, das medizinische Team bei der Bereitstellung der Wiederbelebungsausrüstung zu unterstützen und die unmittelbaren Bedürfnisse des Patienten weiter zu überwachen.

Die postkritische Behandlung des akuten Lungenödems beinhaltet eine kontinuierliche Überwachung, nachdem sich der Anfall stabilisiert hat. Der Patient bleibt unter Beobachtung, um einen Rückfall zu verhindern, und häufig sind Therapieanpassungen erforderlich, um die zugrunde liegende Herzinsuffizienz oder andere Faktoren, die das Ödem verursacht haben, in den Griff zu bekommen. Die Pflegekraft spielt weiterhin eine wichtige Rolle bei der Überwachung der Vitalparameter, der Steuerung der Diurese und der Aufklärung des Patienten über die Einnahme seiner Medikamente und die vorbeugenden Maßnahmen, die er ergreifen sollte, um künftige Dekompensationen zu vermeiden.

Kapitel 3

Tägliche Pflege und Begleitung von Patienten in der Kardiologie

Die Rolle der Pflegekraft bei der Hygiene- und Komfortpflege

      ○   Techniken zur Mobilisierung von Herzpatienten

Die Mobilisierungstechniken für Herzpatienten sind ein grundlegendes Element ihrer Betreuung nach einer Operation oder in der Rehabilitationsphase. Nach einer Herzoperation, einem Myokardinfarkt oder einer kardialen Dekompensation ist die allmähliche Wiedererlangung der Mobilität von entscheidender Bedeutung, um Komplikationen im Zusammenhang mit längerer Bettlägerigkeit wie tiefe Venenthrombosen, Lungeninfektionen oder Muskelschwund zu verhindern. Die frühzeitige Mobilisierung spielt auch eine Schlüsselrolle bei der kardialen Rehabilitation, da sie die Durchblutung verbessert, eine bessere Lungenfunktion fördert und dem Patienten hilft, seine Selbstständigkeit wiederzuerlangen. Die Mobilisierung von Herzpatienten sollte jedoch mit Vorsicht durchgeführt werden, unter Berücksichtigung ihres klinischen Zustands und ihrer körperlichen Leistungsfähigkeit, und es sollte darauf geachtet werden, dass spezielle Protokolle eingehalten werden, um übermäßige Anstrengungen oder das Risiko eines Sturzes zu vermeiden.

Die **passive Mobilisierung** ist oft der erste Schritt bei besonders gebrechlichen Patienten, insbesondere bei solchen, die gerade eine größere Operation wie eine koronare Bypass-Operation hinter sich haben oder noch auf der Intensivstation liegen. In diesen Fällen ist der Patient noch nicht in der Lage, sich selbst zu bewegen, und es ist die Pflegekraft, die die Gliedmaßen des Patienten sanft mobilisiert, um Gelenkversteifungen vorzubeugen und die Blutzirkulation aufrechtzuerhalten. Bei dieser Technik werden sanfte und langsame Bewegungen der Arme und Beine des Patienten durchgeführt, wobei eine übermäßige Belastung des Brustkorbs vermieden wird, insbesondere wenn ein Brustbeinschnitt vorhanden ist. Durch die passiven Bewegungen wird das Risiko von Komplikationen aufgrund von Immobilität verringert und gleichzeitig der Genesungsprozess respektiert. Diese Bewegungen sollten regelmäßig, unter Berücksichtigung der Toleranz des Patienten und ohne Schmerzen zu verursachen, durchgeführt werden.

Mit zunehmender Verbesserung des Zustands des Patienten geht man zur **assistierten aktiven Mobilisierung** über, bei der die Pflegekraft den Patienten bei seinen ersten Bewegungsversuchen begleitet. Diese Phase wird oft schon kurz nach dem Eingriff eingeleitet, manchmal schon am nächsten Tag, je nach dem Allgemeinzustand des Patienten und den ärztlichen Empfehlungen. Ziel ist es, den Patienten zu ermutigen, leichte Bewegungen auszuführen, z. B. einen Arm oder ein Bein zu heben, und gleichzeitig körperliche Unterstützung zu bieten, um die Sicherheit zu gewährleisten. Durch die assistierte aktive Mobilisierung kann der Patient beginnen, seine Muskeln zu benutzen, ohne sich übermäßig zu ermüden. In dieser Phase sollte die Pflegekraft genau auf Anzeichen von Müdigkeit oder Kurzatmigkeit achten und die Anstrengungen des Patienten entsprechend anpassen.

Die **Mobilisierung an der Bettkante**, oft auch als "Sitzen im Sessel" bezeichnet, ist ein Schlüsselschritt im Rehabilitationsprozess. Bei dieser Technik wird dem Patienten geholfen, sich aufzurichten und an der Bettkante zu sitzen und sich dann in einen Sessel zu versetzen. Dieser Schritt mag einfach erscheinen, ist aber entscheidend, um den Patienten darauf vorzubereiten, wieder zu stehen und zu gehen. Für den Herzpatienten, der möglicherweise noch schwach und anfällig für Schwindel oder orthostatische Hypotonie ist, muss diese Umstellung mit Vorsicht erfolgen. Die Pflegekraft sollte auf Anzeichen von Unwohlsein wie Schwindel oder einen erhöhten Herzschlag achten und körperliche Unterstützung bieten, oft indem sie einen Arm um den Rücken des Patienten legt oder gegebenenfalls einen Patientenlifter benutzt. Auf diese Weise wird die Toleranz gegenüber dem Sitzen allmählich erhöht und der Patient auf das Stehen vorbereitet.

Sobald der Patient in der Lage ist, sich ohne Schwierigkeiten hinzusetzen, wird mit der **aktiven Mobilisierung im Stehen und**

dem assistierten Gehen begonnen. Diese Phase ist entscheidend, um die Muskulatur zu stärken und die Selbstständigkeit des Patienten wiederherzustellen. Die Pflegekraft hilft dem Patienten dann beim Aufstehen und stellt sicher, dass seine Beine das Körpergewicht tragen können, ohne zu wackeln. Der Patient kann durch die Verwendung eines Gehstocks, einer Gehhilfe oder einfach durch den Arm des Pflegers unterstützt werden, um ihm Halt zu geben und das Gleichgewicht zu halten. Das Gehen erfolgt sanft über kurze Strecken, oft um das Bett herum oder auf dem Flur, mit häufigen Pausen, um Ermüdung zu vermeiden. Die Pflegekraft sollte besonders auf Anzeichen von Herzmüdigkeit achten, wie Kurzatmigkeit, Brustschmerzen oder Herzklopfen. Wenn solche Anzeichen auftreten, ist es wichtig, den Gang sofort zu unterbrechen und dem Patienten Ruhe zu gönnen.

Die allmähliche Anpassung der Belastung ist ein Schlüsselprinzip bei der Mobilisierung von Herzpatienten. Es ist wichtig, den Patienten niemals über seine Grenzen hinaus zu belasten, da eine übermäßige Anstrengung Symptome einer Herzinsuffizienz oder Angina (Brustschmerzen) auslösen kann. Jeder Schritt der Mobilisierung sollte anhand der Reaktion des Patienten beurteilt werden. Die Pflegekraft muss in der Lage sein, den klinischen Zustand anhand von Vitalparametern (wie Herzfrequenz, Sauerstoffsättigung und Blutdruck) zu beurteilen und das Tempo der Übungen oder Bewegungen so anpassen zu können, dass der Patient in einer Zone des Komforts und der Sicherheit bleibt.

Parallel zu diesen körperlichen Mobilisierungen ist es auch von entscheidender Bedeutung, den Patienten zu **Atemübungen** zu ermutigen, oft mit Hilfe eines Spirometers mit Anreizfunktion. Diese Übungen verbessern die Lungenfunktion, erhöhen die Atemkapazität und beugen Lungeninfektionen vor. Die Pflegekraft sollte den Patienten bei diesen Übungen anleiten und sicherstellen, dass sie korrekt und regelmäßig durchgeführt werden, insbesondere nach einem herzchirurgischen Eingriff.

Der psychologische Aspekt der Mobilisierung ist ebenfalls zu berücksichtigen. Viele Herzpatienten, insbesondere solche, die gerade eine größere Operation oder einen Herzinfarkt hinter sich haben, bewegen sich möglicherweise nur ungern, weil sie Angst haben, sich zu überanstrengen oder ihren Zustand zu verschlechtern. Die Pflegekraft spielt hier eine begleitende und motivierende Rolle, indem sie den Patienten beruhigt und ihn schrittweise dazu ermutigt, wieder Vertrauen in seine körperlichen Fähigkeiten zu fassen. Eine wohlwollende und ermutigende Haltung ist entscheidend für die Förderung der Mobilisierung, die von ängstlichen oder depressiven Patienten nach einer Operation als Herausforderung empfunden werden kann.

> ◦ Angemessene Hygienepflege für Patienten, die medizinische Geräte (Katheter, Sonden usw.) tragen

Die Hygiene bei Patienten, die medizinische Geräte wie Katheter, Sonden oder Drainagen tragen, ist entscheidend für den Komfort, die Vermeidung von Infektionen und die Gewährleistung der Funktionsfähigkeit der Geräte. Diese Patienten benötigen besondere Aufmerksamkeit, da das Vorhandensein dieser Geräte das Risiko von Komplikationen, insbesondere von nosokomialen Infektionen, erhöht. Die Pflegekraft spielt eine Schlüsselrolle beim täglichen Hygienemanagement, wobei sie darauf achtet, die mit jedem Medizinprodukt verbundenen Besonderheiten zu beachten. Eine angemessene Hygienepflege ermöglicht die Aufrechterhaltung einer guten Körperhygiene und sorgt gleichzeitig für den Schutz und die Pflege der Geräte.

Das erste Grundprinzip der Hygiene bei Patienten, die medizinische Geräte tragen, ist die Asepsis. Katheter, Sonden und andere invasive Geräte schaffen potenzielle Eintrittspforten für Infektionserreger. Daher muss jede Pflegemaßnahme unter strengsten Sauberkeitsbedingungen durchgeführt werden. Vor jeder Pflege sollte die Pflegekraft ihre Hände gründlich mit einer hydroalkoholischen Lösung oder einer antiseptischen Seife waschen und in vielen Fällen nicht sterile Handschuhe tragen. Es ist von entscheidender Bedeutung, dass die Produkte vorsichtig gehandhabt werden, indem der Kontakt mit kontaminierten Oberflächen vermieden und unnötige Manipulationen der Produkte auf ein Minimum beschränkt werden.

Patienten, die z. B. einen zentralen oder peripheren **Venenkatheter (ZVK) tragen**, benötigen eine angemessene Hygienepflege, bei der die Notwendigkeit berücksichtigt wird, die Einstichstelle des Katheters zu schützen. Bei der täglichen Körperpflege ist es wichtig, dass der Verband, der die Einstichstelle bedeckt, nicht nass wird. Wenn der Patient in der Lage ist, zu duschen, kann ein wasserdichter Schutzfilm aufgetragen werden, um die Katheterstelle zu schützen. Die Pflegekraft sollte den Verband regelmäßig überprüfen, um sicherzustellen, dass er sauber, trocken und fest sitzt. Wenn der Verband verschmutzt ist oder sich ablöst, muss er unter aseptischen Bedingungen gewechselt werden, um eine Kontamination zu vermeiden. Die Überwachung der Einstichstelle auf Anzeichen einer Infektion, wie Rötung, Schmerzen oder Ausfluss, ist ebenfalls eine Priorität.

Bei Patienten mit **Blasenkathetern** ist die Dammhygiene besonders wichtig, um Harnwegsinfektionen vorzubeugen, die eine häufige Komplikation im Zusammenhang mit diesen Vorrichtungen sind. Die Pflegekraft sollte eine gründliche Intimpflege durchführen. Dabei sollte sie lauwarmes Wasser und eine milde Seife verwenden und den Bereich um die Austrittsöffnung des Katheters sanft reinigen, ohne dabei an der Vorrichtung zu ziehen. Diese Reinigung sollte mindestens einmal täglich und bei Bedarf (z. B. nach einer Inkontinenz) durchgeführt werden. Es ist auch entscheidend, dass Sie darauf achten, dass das Urindrainagesystem unterhalb des Blasenniveaus bleibt, um einen Rückfluss zu verhindern, und dass der Schlauch nicht geknickt oder verstopft ist, um einen guten Urinfluss zu gewährleisten.

Patienten mit **chirurgischen Drainagen**, die zur Ableitung von Flüssigkeiten nach einem Eingriff gelegt werden, benötigen eine besondere Hygienepflege rund um die Austrittsstelle der

Drainage. Die Pflegekraft sollte darauf achten, dass die Haut um die Drainage herum sauber und frei von Reizungen oder Anzeichen einer Infektion ist. Wie bei Kathetern ist es wichtig, dass der Bereich um die Drainage beim Waschen nicht nass wird. Die Pflegekraft sollte auch die ordnungsgemäße Funktion des Drainagesystems überwachen, indem sie sicherstellt, dass die Flüssigkeit ordnungsgemäß abfließt, und Veränderungen in Farbe, Menge oder Geruch der abgeleiteten Flüssigkeit meldet, die auf eine Komplikation hindeuten könnten.

Auch bei der Hygiene von Patienten mit **nasogastrischen Sonden** oder Gastrostomien (für die enterale Ernährung) ist besondere Sorgfalt geboten. Die Haut um die Sondenöffnung herum muss sauber und trocken gehalten werden, um Reizungen oder Infektionen zu vermeiden. Die Pflegekraft sollte die Haut um die Sonde herum vorsichtig mit lauwarmem Wasser und einer milden Seife reinigen und darauf achten, dass sie die Sonde nicht bewegt oder an ihr zieht. Bei nasogastrischen Sonden ist es außerdem wichtig, die Nase und den Rachen des Patienten auf Anzeichen von Reizungen oder Infektionen zu überwachen und sicherzustellen, dass die Sondenbefestigung an Ort und Stelle bleibt, damit sie nicht stört oder versehentlich verschoben wird.

Patienten mit **implantierten Herzschrittmachern oder automatischen Defibrillatoren** benötigen ebenfalls eine angemessene Hygiene, vor allem in den Tagen oder Wochen nach dem Eingriff. Der Einschnitt sollte beim Waschen geschützt werden, und die Pflegekraft sollte überprüfen, ob der Bereich sauber ist und ob es Anzeichen für eine Infektion oder eine Abstoßung des Geräts gibt, wie z. B. Rötungen, Schmerzen oder Schwellungen um den implantierten Bereich.

Ein weiterer wichtiger Aspekt der Hygieneversorgung von Patienten mit Medizinprodukten ist schließlich **die Aufklärung des Patienten**. Der Pfleger spielt eine entscheidende Rolle, indem er dem Patienten erklärt, wie er seine persönliche Hygiene aufrechterhalten und gleichzeitig sein Produkt pflegen kann. Dazu gehören praktische Tipps für die Körperpflege, wie wichtig es ist,

Schmerzen oder Veränderungen in der Umgebung des Produkts zu melden, und welche Handlungen vermieden werden sollten, um Komplikationen zu vermeiden (wie versehentliches Ziehen oder Bewegen des Produkts). Diese Aufklärung ermöglicht es dem Patienten, aktiv an seiner eigenen Pflege teilzunehmen und das Risiko einer Infektion oder Fehlfunktion des Produkts zu verringern.

○ Prävention von Dekubitus bei bettlägerigen Patienten

Die Vermeidung von Druckgeschwüren bei bettlägerigen Patienten hat in der Krankenpflege höchste Priorität, insbesondere in der Kardiologie, wo viele Patienten nach einem Eingriff oder aufgrund ihres fragilen Gesundheitszustands immobilisiert werden können. Dekubitus, auch Druckgeschwüre genannt, sind Hautverletzungen, die durch anhaltenden Druck auf eine Körperstelle verursacht werden, meist an Druckpunkten wie den Fersen, dem Kreuzbein oder den Hüften. Dieser Druck verhindert eine gute Blutzirkulation, wodurch dem Gewebe Sauerstoff und Nährstoffe entzogen werden, was zum Absterben von Zellen und zur Bildung einer Wunde führen kann. Ein nicht behandelter Dekubitus kann sich zu einer schweren Infektion oder gar Sepsis entwickeln und die Genesung des Patienten gefährden. Die Prävention von Dekubitus beruht auf einer Reihe von Maßnahmen zur Druckentlastung, zum Schutz der Haut und zur Förderung der Mobilisierung, soweit es der Zustand des Patienten zulässt.

Die erste Maßnahme zur Vermeidung von Dekubitus ist die regelmäßige Mobilisierung des Patienten. Bettlägerige Patienten, insbesondere auf der Intensivstation oder nach einer Operation, sollten so häufig wie möglich mobilisiert werden, damit sich der Druck nicht auf den Druckpunkten aufbaut. Wenn die Mobilität des Patienten eingeschränkt ist, muss er unbedingt alle zwei Stunden neu gelagert werden, um die Druckverteilung auf seinem Körper zu verändern. Die Pflegekraft sollte darauf achten, den Patienten sanft anzuheben, indem sie Gleitlaken oder

Stützkissen verwendet, um ein Ziehen oder Reiben der Haut zu vermeiden, was das Risiko einer Verletzung noch erhöhen könnte. Bei der Mobilisierung geht es nicht nur um den Positionswechsel im Bett; die Ermutigung des Patienten, sich je nach Gesundheitszustand auf die Bettkante zu setzen, aufzustehen oder einen Stuhl zu benutzen, trägt ebenfalls zur Verringerung des Dekubitusrisikos bei.

Die Verwendung von druckentlastenden Vorrichtungen ist eine weitere Schlüsselstrategie zur Vermeidung von **Druckgeschwüren**. Spezielle Matratzen und Kissen wie dynamische Luftmatratzen oder viskoelastische Schaumstoffkissen sind so konzipiert, dass sie den Druck gleichmäßig über den ganzen Körper verteilen und die Druckstellen entlasten. Sie helfen, den Druck auf gefährdete Stellen zu verringern, indem sie eine bessere Blutzirkulation im Gewebe ermöglichen. Die Pflegekraft sollte dafür sorgen, dass diese Vorrichtungen richtig sitzen und funktionieren, und ihre Wirksamkeit je nach Zustand des Patienten regelmäßig überprüfen. Bei Patienten mit einem hohen Dekubitusrisiko, insbesondere bei sehr dünnen Patienten oder Patienten mit schlechter Durchblutung, ist die Verwendung von Fersenkissen zur Entlastung der Füße und Knöchel besonders empfehlenswert.

Die regelmäßige Beurteilung der Haut des Pflegebedürftigen ist entscheidend, um **die** ersten Anzeichen eines Dekubitus zu erkennen und Sofortmaßnahmen zu ergreifen. Die Pflegekraft sollte täglich die gefährdeten Bereiche wie Kreuzbein, Fersen, Hüften, Ellbogen und Schulterblätter auf Rötungen, warme Stellen oder verhärtete Haut untersuchen, da dies die ersten Warnzeichen für einen Dekubitus sind. Eine anhaltende Rötung, die sich unter Druck nicht weiß färbt, ist ein Warnzeichen dafür, dass sich eine Hautverletzung bildet. Wenn diese Anzeichen erkannt werden, ist es entscheidend, schnell einzugreifen, indem der Druck auf die betroffene Stelle gemindert wird und vorbeugende Maßnahmen verstärkt werden, wie z. B. die Verwendung zusätzlicher Kissen oder häufigere Neupositionierung.

Auch **die Hautpflege** spielt eine zentrale Rolle bei der Vermeidung von Druckgeschwüren. Eine gut befeuchtete und saubere Haut ist weniger anfällig für Verletzungen. Die Pflegekraft sollte bei bettlägerigen Patienten auf eine gründliche Hygiene achten, indem sie sich täglich wäscht und dabei besonders auf die Bereiche achtet, die für Mazeration anfällig sind, wie Hautfalten oder die Bereiche um medizinische Geräte. Die Verwendung milder, hypoallergener und feuchtigkeitsspendender Produkte ist von entscheidender Bedeutung, um übermäßige Hautirritationen oder Trockenheit zu vermeiden, die die Bildung von Druckgeschwüren begünstigen könnten. Bei inkontinenten Patienten ist es darüber hinaus entscheidend, die Vorlagen häufig zu wechseln und die Haut nach jeder Inkontinenz Episode zu reinigen, um Mazeration und Irritation zu verhindern, die das Risiko von Druckgeschwüren erheblich erhöhen.

Auch die Ernährung spielt eine grundlegende Rolle bei der Vorbeugung von Druckgeschwüren. Eine ausgewogene Ernährung, die reich an Proteinen, Vitaminen und Mineralstoffen ist, ist wichtig, um die Gesundheit der Haut zu erhalten und die Wundheilung zu fördern. Bei bettlägerigen Patienten oder Patienten, die sich von einer Herzoperation erholen, kann das Risiko einer Unterernährung bestehen, wodurch die Haut geschwächt und anfälliger für Verletzungen wird. Die Pflegekraft sollte in Zusammenarbeit mit dem Ernährungsberater dafür sorgen, dass der Patient eine bedarfsgerechte Ernährung erhält, und auf Anzeichen von Unterernährung oder Gewichtsverlust achten. Bei Bedarf können Nahrungsergänzungsmittel empfohlen werden, um die Heilung zu unterstützen und die Widerstandskraft der Haut zu stärken.

Die Aufklärung des Patienten und seiner Familie ist ein weiterer wichtiger Aspekt der Dekubitusprävention. Die Pflegekraft kann dem Patienten und seinen Angehörigen erklären, wie wichtig Mobilisierung, Hautpflege und Ernährung für die Dekubitusprophylaxe sind. Bei Patienten, die zu Hause bettlägerig werden, ist es entscheidend, praktische Ratschläge zu

Repositionierungstechniken, der Verwendung von speziellen Kissen oder Matratzen und der regelmäßigen Überwachung der Haut zu geben. Wenn man den Patienten und seine Familie aktiv in die vorbeugende Pflege einbezieht, stärkt man ihre Autonomie und verringert die langfristigen Risiken.

Psychosoziale Begleitung von Patienten und ihren Familien

- Die Bedeutung des aktiven Zuhörens und der einfühlsamen Kommunikation

Die Bedeutung des aktiven Zuhörens und der einfühlsamen Kommunikation im Gesundheitswesen, insbesondere in der Kardiologie, kann gar nicht hoch genug eingeschätzt werden. Diese Beziehungsfähigkeiten spielen eine grundlegende Rolle für die Qualität der Pflege, die Betreuung der Patienten und die Schaffung eines Umfelds, in dem Vertrauen und Wohlbefinden herrschen. In einem medizinischen Umfeld, in dem Patienten Angst, Furcht oder Ungewissheit über ihren Gesundheitszustand empfinden können, helfen aktives Zuhören und einfühlsame Kommunikation nicht nur dabei, ihre emotionalen Bedürfnisse zu befriedigen, sondern auch das Verständnis und die Einhaltung der Behandlung zu verbessern. Da die Pflegekraft den Patienten im Alltag sehr nahe ist, ist sie oft die erste Person, an die sich die Patienten wenden, um ihre Sorgen, Zweifel oder ihr Leid zu äußern. Die Art und Weise, wie dieser Austausch gehandhabt wird, kann einen erheblichen Einfluss auf die Lebensqualität des Patienten und seinen Behandlungsverlauf haben.

Aktives Zuhören ist weit mehr als nur zu hören, was der Patient sagt. Es bedeutet volle Aufmerksamkeit, Konzentration auf das Gesagte und die ausgedrückten Emotionen und die Fähigkeit, auch das wahrzunehmen, was nicht direkt gesagt wird, wie z. B. Anzeichen von Not, Unbehagen oder Frustration. Wenn die Pflegekraft aktives Zuhören praktiziert, zeigt sie dem Patienten, dass sie voll und ganz anwesend und in den Austausch involviert ist. Dies zeigt sich in einfachen, aber bedeutungsvollen Gesten, wie dem Patienten in die Augen zu schauen, leicht zu nicken und offene Fragen zu stellen, die den Patienten ermutigen, seine Gedanken zu vertiefen. Mit dieser Haltung sendet der Pflegende eine klare Botschaft aus: "Was Sie fühlen und was Sie zu sagen haben, ist mir wichtig". Dies stärkt das Vertrauensverhältnis und veranlasst den Patienten dazu, sich verstanden und respektiert zu fühlen.

Die empathische Kommunikation hingegen beruht auf der Fähigkeit, sich in die Lage des Patienten zu versetzen und seine Erlebnisse zu verstehen, ohne zu urteilen. Sie bedeutet, die Emotionen des Patienten - ob explizit oder unterschwellig - zu erkennen und angemessen darauf zu reagieren. In der Kardiologie, wo Patienten Momente großer Verletzlichkeit erleben können - z. B. nach der Diagnose einer Herzerkrankung, einer Operation oder einer kritischen Episode wie einem Herzinfarkt - ist Empathie von entscheidender Bedeutung, um ihnen moralische Unterstützung zu bieten. Durch einfühlsame Kommunikation wird ein Raum geschaffen, in dem sich der Patient frei fühlt, seine Ängste, Schmerzen oder Frustrationen zu äußern, da er weiß, dass seine Emotionen wohlwollend aufgenommen werden. Der Pflegende kann dieses Einfühlungsvermögen durch einfache, aber kraftvolle Sätze ausdrücken, wie z. B. "Ich verstehe, dass das für Sie schwierig sein muss" oder "Es ist normal, sich besorgt zu fühlen, nachdem, was Sie gerade durchgemacht haben". Diese Worte, so einfach sie auch sein mögen, spenden dem Patienten enormen Trost, da er sich dann in seiner Gesamtheit und nicht nur medizinisch betreut fühlt.

Aktives Zuhören und einfühlsame Kommunikation verbessern auch die Therapietreue. Wenn sich ein Patient angehört und verstanden fühlt, ist es wahrscheinlicher, dass er sich an die ärztlichen Empfehlungen hält und sich aktiv an seiner eigenen Behandlung beteiligt. Ein Patient, der sich vom Behandlungsteam unterstützt und ermutigt fühlt, wird beispielsweise eher die Anweisungen nach einer Operation befolgen, an kardiologischen Rehabilitationsmaßnahmen teilnehmen oder seine Medikamente regelmäßig einnehmen. Ein Patient, der sich ignoriert oder missverstanden fühlt, kann hingegen Misstrauen gegenüber dem Pflegepersonal entwickeln und sich sogar von seiner eigenen Behandlung entfremden, was seine Genesung gefährden kann.

Der Umgang mit schwierigen Emotionen ist ein weiterer Aspekt, bei dem aktives Zuhören und einfühlsame Kommunikation eine entscheidende Rolle spielen. Kardiologiepatienten, die oft mit dem Ernst ihres Zustands konfrontiert werden, können von intensiven Emotionen übermannt werden, wie z. B. Todesangst, Angst vor der ungewissen Zukunft oder Wut über den Verlust ihrer Autonomie. Durch aktives Zuhören und Einfühlungsvermögen kann die Pflegekraft helfen, diese Emotionen zu entschärfen, sie zu kanalisieren und zu beruhigen. Es geht nicht darum, das Leiden des Patienten zu verharmlosen, sondern ihm einen Raum zu bieten, in dem er sich sicher fühlt, um seine Gefühle auszudrücken. Dies ermöglicht auch einen konstruktiven Dialog über die emotionalen Aspekte der Behandlung, die manchmal dazu neigen, zugunsten rein medizinischer Überlegungen vernachlässigt zu werden.

Aktives Zuhören und einfühlsame Kommunikation fördern auch eine bessere Zusammenarbeit innerhalb des Pflegeteams. Wenn sich der Pfleger die Zeit nimmt, dem Patienten zuzuhören und ihm empathische Unterstützung zu bieten, kann er wertvolle Informationen über den emotionalen und psychologischen Zustand des Patienten sammeln, die er dann an die anderen Mitglieder des medizinischen Teams weitergeben kann. Diese flüssige und einfühlsame Kommunikation verbessert die Koordination der Pflege und ermöglicht eine ganzheitlichere Anpassung der Behandlung, die sowohl die körperlichen als auch die emotionalen Bedürfnisse des Patienten berücksichtigt. Der Pflegehelfer wird so zu einem wichtigen Bindeglied zwischen dem Patienten und dem Behandlungsteam, das dafür sorgt, dass die Bedürfnisse des Patienten umfassend berücksichtigt werden.

◦ Umgang mit Stress und Angst bei Patienten

Die Bewältigung von Stress und Angst bei Patienten ist ein wesentlicher Bestandteil der Betreuung im medizinischen Umfeld, insbesondere in der Kardiologie, wo Patienten mit Situationen konfrontiert werden können, die mit großer Unsicherheit, Schmerzen oder Angst verbunden sind. Stress und Angst können sich erheblich auf die körperliche und geistige Gesundheit der Patienten auswirken und werden häufig durch die Diagnose einer schweren Krankheit, wie z. B. einer Herzerkrankung, oder die Aussicht auf einen chirurgischen Eingriff verstärkt. Für die Pflegekraft ist das Verstehen und der Umgang mit diesen Emotionen entscheidend, nicht nur um das emotionale Wohlbefinden des Patienten zu verbessern, sondern auch um eine bessere Reaktion auf Behandlungen und eine schnellere Genesung zu fördern.

Die Ursachen für Stress und Angst bei Patienten sind vielfältig und oft multifaktoriell. Sie können mit der Ungewissheit über die Diagnose, der Angst vor medizinischen Eingriffen, körperlichen Schmerzen oder auch der Angst vor den langfristigen Folgen der Krankheit zusammenhängen. In der Kardiologie kann z. B. ein Patient, der gerade einen Herzinfarkt erlitten hat, eine tiefe Angst empfinden, die mit der Möglichkeit eines Rückfalls oder dem Verlust seiner körperlichen Fähigkeiten zusammenhängt. Die Wahrnehmung, die Kontrolle über den eigenen Körper und die eigene Gesundheit zu verlieren, verstärkt häufig dieses Angstgefühl. Darüber hinaus kann der Krankenhausaufenthalt selbst mit seiner unbekannten Umgebung, den Geräuschen und dem gestörten Rhythmus den Stress noch verstärken, insbesondere bei Patienten, die sich von ihrer Familie und ihrem Alltag isoliert fühlen.

Einer der ersten Schritte zur Bewältigung von Stress und Angst bei Patienten besteht darin, durch eine offene und einfühlsame Kommunikation ein Klima des Vertrauens aufzubauen. Die Pflegekraft sollte verfügbar sein und auf die Sorgen des Patienten eingehen, indem sie ihm die Möglichkeit gibt, seine Ängste und Sorgen frei zu äußern. Aktives Zuhören spielt hier eine wesentliche Rolle: Es erfasst nicht nur die Beschwerden und Fragen des Patienten, sondern auch die zugrunde liegenden Emotionen wie Angst oder Frustration. Indem der Pflegende einfühlsam und ohne zu urteilen antwortet, hilft er dem Patienten, sich gehört und verstanden zu fühlen, was häufig die Intensität der Angst verringert. Einen Patienten z. B. hinsichtlich des Ablaufs einer Operation zu beruhigen oder ihm die nächsten Schritte der Behandlung klar zu erklären, kann einen Teil seiner Sorgen zerstreuen und ihm das Gefühl der Kontrolle zurückgeben.

Entspannungstechniken sind ebenfalls sehr wirksam, um den Patienten bei der Stressbewältigung zu helfen. Die Pflegekraft kann einfache Übungen zur Tiefenatmung oder zur progressiven Muskelentspannung einführen, die dem Patienten helfen, seine nervliche Anspannung zu reduzieren und eine gewisse innere Ruhe zu finden. Vor allem die tiefe Atmung hilft, die Herzfrequenz zu regulieren und die Sauerstoffversorgung zu verbessern, was besonders für Herzpatienten von Vorteil ist. Indem der Pfleger den Patienten durch diese Techniken führt, bietet er ein konkretes Hilfsmittel an, das der Patient nutzen kann, wenn er einen Anstieg von Stress oder Angst verspürt, sei es im Krankenhaus oder nach der Entlassung.

Die Pflegeumgebung spielt eine wichtige Rolle bei der Bewältigung von Stress und Angst. Eine ruhige, saubere und organisierte Umgebung kann zur Beruhigung der Patienten beitragen. Die Pflegekraft kann dazu beitragen, diese Umgebung zu schaffen, indem sie darauf achtet, unnötige Geräusche zu begrenzen, die Beleuchtung so anzupassen, dass sie weniger aggressiv wirkt, und dafür sorgt, dass der Patient alles hat, was er braucht, um sich wohlzufühlen (Kissen, Decken usw.). Außerdem kann es helfen, das Gefühl der Isolation und des Stresses zu verringern, wenn man dem Patienten Zugang zu vertrauten Gegenständen wie Fotos oder Möglichkeiten zur Ablenkung (Lesen, Musik) ermöglicht.

Die Bewältigung von schmerzbedingtem Stress ist ein weiterer wesentlicher Aspekt bei der Behandlung von Angstpatienten. Schmerzen sind oft eine Hauptquelle für Angst, insbesondere wenn der Patient zukünftige Schmerzen voraussieht oder bereits starke Schmerzen erlitten hat. Die Pflegekraft sollte auf die Beschwerden des Patienten achten und ein proaktives Schmerzmanagement betreiben, indem sie die verschriebenen Behandlungen verabreicht, deren Wirksamkeit überwacht und die Pflege an die Bedürfnisse des Patienten anpasst. Schlecht kontrollierte Schmerzen können nicht nur die Angst verstärken, sondern auch die Genesung verzögern, da sie den Patienten dazu veranlassen, Mobilisierungen zu vermeiden oder sich gegen bestimmte Behandlungen zu wehren. Indem sie für eine wirksame Schmerzlinderung sorgt, trägt die Pflegekraft dazu bei, den Stress zu verringern und die Lebensqualität des Patienten während des Krankenhausaufenthalts zu verbessern.

Die Einbeziehung der Familie und der Angehörigen in die Stressbewältigung des Patienten ist ebenfalls von Vorteil. Soziale Unterstützung spielt eine entscheidende Rolle für das emotionale Wohlbefinden von Patienten im Krankenhaus. Der Pflegende kann den Kontakt mit der Familie erleichtern, Besuche organisieren oder Kommunikationsmittel (Telefon, Videokonferenzen) anbieten, um die Verbindung zu den Angehörigen aufrechtzuerhalten. Diese Interaktionen geben dem Patienten ein Gefühl der Sicherheit und helfen ihm, den Krankenhausaufenthalt besser zu bewältigen. Wenn man die Familie in die Erklärungen zur Pflege oder zu medizinischen Entscheidungen einbezieht, stärkt man zudem das Gefühl von Sicherheit und Unterstützung.

In manchen Fällen kann es notwendig sein, Fachleute einzubeziehen, die auf die Bewältigung von Stress und Angst **spezialisiert** sind. Wenn der Patient starke Ängste hat, die seine Fähigkeit, bei der Pflege zu kooperieren oder sich zu erholen, beeinträchtigen, kann der Pfleger an einen Psychologen oder Psychiater verweisen, der geeignete therapeutische Ansätze wie kognitive Verhaltenstherapie oder die Verschreibung von Anxiolytika vorschlagen kann. Diese Maßnahmen sind besonders hilfreich für Patienten mit chronischen Angstzuständen oder posttraumatischen Belastungsstörungen.

Schließlich ist **die Aufklärung des Patienten** eine Schlüsseldimension bei der Bewältigung seiner Angst. Je mehr ein Patient über seine Krankheit, die Behandlung und die Schritte zur Genesung weiß, desto weniger Stress empfindet er. Der Pfleger kann eine wichtige Rolle spielen, indem er medizinische Verfahren in einer einfachen und verständlichen Sprache erklärt, Informationen über die Medikamente bereitstellt und den Patienten über die positiven Auswirkungen der Behandlung beruhigt. Diese Aufklärung stärkt die Autonomie des Patienten und vermittelt ihm ein Gefühl der Kontrolle über seine Situation, was die Angst erheblich reduziert.

> ○ Unterstützung von Familien in kritischen Situationen

Die Unterstützung von Familien in kritischen Situationen ist ein wesentlicher Aspekt der Krankenhauspflege, insbesondere in Abteilungen wie der Kardiologie, in denen die Patienten sehr verletzliche Momente durchleben können. Ob es sich um einen Herzinfarkt, einen größeren chirurgischen Eingriff oder eine unvorhergesehene Komplikation handelt, die Familien sind oft verunsichert und sehen sich mit Angst, Ungewissheit und der Furcht vor dem Verlust eines Angehörigen konfrontiert. In diesen kritischen Momenten beschränkt sich die Rolle der Pflegekraft und des Pflegeteams nicht nur auf die Pflege des Patienten, sondern umfasst auch eine menschliche und einfühlsame Begleitung der Familien, die ebenfalls vom Ernst der Lage betroffen sind. Eine angemessene Unterstützung kann nicht nur ihr emotionales Leid lindern, sondern auch ihre Resilienz stärken und sie in die Lage versetzen, den Patienten gelassener auf seinem Weg durch die Pflege zu begleiten.

Der Empfang von Familien in Krisensituationen ist ein entscheidender erster Schritt. Sobald ein Notfall oder eine Komplikation angekündigt wird, muss die Pflegekraft dafür sorgen, dass die Familien in einer ruhigen und sicheren Umgebung empfangen werden. Es ist wichtig, einen Raum zu schaffen, in dem sie sich angehört und unterstützt fühlen. In Stresssituationen brauchen die Familien klare Informationen und einen wohlwollenden menschlichen Kontakt. Die Pflegekraft als privilegierter Vermittler kann sich die Zeit nehmen, die Situation zu erklären. Dabei sollte sie die Angehörigen nicht in unverständlichen technischen Details ertränken, sondern ihnen ein beruhigendes Gesamtbild vermitteln. Eine einfache Geste, wie das Anbieten eines Stuhls, eines Glases Wasser oder eines ruhigen Ortes zum Verweilen, kann dazu beitragen, die ersten Minuten einer beängstigenden Situation zu beruhigen.

Kommunikation ist das Herzstück der Unterstützung von Familien. In kritischen Momenten ist es oft die Ungewissheit, die die Ängste der Angehörigen am stärksten schürt. Sie möchten verstehen, was vor sich geht, wissen, wie sich der Zustand des Patienten entwickelt und was die nächsten Schritte sind. Der Pfleger muss sicherstellen, dass die Familien regelmäßig Informationen erhalten, auch wenn die Situation noch nicht abschließend beurteilt ist. Eine ehrliche, klare und einfühlsame Kommunikation ist von entscheidender Bedeutung. Die Familien sollten wissen, dass sie jederzeit Fragen stellen können und dass keine Frage harmlos ist. Manchmal ist es hilfreich, medizinische Informationen umzuformulieren, um sicherzustellen, dass alles richtig verstanden wurde, und um Missverständnisse zu vermeiden. Einfühlungsvermögen sollte in jeder Interaktion zum Ausdruck kommen: Selbst in einer schwierigen Situation kann die Pflegekraft die Familien beruhigen, indem sie zeigt, dass alles getan wird, um sich um den Patienten zu kümmern.

Die emotionale Begleitung ist eine weitere Schlüsselkomponente bei der Unterstützung von Familien. Wenn der Gesundheitszustand des Patienten kritisch ist, können die Emotionen intensiv sein: Angst, Wut, Traurigkeit, manchmal auch ein Gefühl der Hilflosigkeit. Die Pflegekraft muss in der Lage sein, diese Emotionen zu erkennen und mit Mitgefühl darauf zu reagieren. Aktives Zuhören spielt hier eine wesentliche Rolle.

Den Familien zu ermöglichen, ihre Gefühle, Zweifel oder auch ihre Wut ohne Verurteilung auszudrücken, ist eine Möglichkeit, sie in ihrem emotionalen Prozess zu unterstützen. In manchen Fällen kann es hilfreich sein, sie zu ermutigen, über ihre Sorgen zu sprechen, Stress abzubauen und ihre Gefühle zu verbalisieren. Dieser Dialog, auch wenn er manchmal emotional aufgeladen ist, kann für die Angehörigen ein wertvolles Ventil sein. Der Pfleger kann auch einen Psychologen oder Seelsorger vorschlagen, wenn jemand das Gefühl hat, dass er mehr Unterstützung braucht.

Die Einbeziehung der Familien in medizinische Entscheidungen ist ein weiterer wichtiger Aspekt der Unterstützung in kritischen Situationen. Wenn sich der Patient in einem kritischen Zustand befindet und sich nicht äußern kann, sind die Familien oft in schwierige Entscheidungen über die Pflege eingebunden. Der Betreuer ist zwar nicht direkt für medizinische Entscheidungen verantwortlich, kann aber eine wesentliche Rolle spielen, indem er Optionen erklärt, Fragen beantwortet und hilft, bestimmte Aspekte der Behandlung zu klären. Diese Einbindung ist entscheidend, um zu verhindern, dass sich die Familien ausgegrenzt fühlen oder der Situation hilflos ausgeliefert sind. Ihnen eine - wenn auch bescheidene - Rolle im Entscheidungsprozess zu geben, stärkt ihr Gefühl, gebraucht zu werden und beteiligt zu sein, was ihren Stress mildern kann.

Die Unterstützung von Familien angesichts der Ungewissheit ist eine heikle, aber notwendige Aufgabe. In kritischen Zeiten kann es zu längeren Wartezeiten kommen, in denen nur wenige Informationen verfügbar sind, insbesondere wenn sich ein Patient im Operationssaal oder auf der Intensivstation befindet. Diese Wartezeiten sind für die Angehörigen oft am belastendsten. Der Pflegende kann diese Angst lindern, indem er ihnen versichert, dass sie sofort über jede Veränderung im Zustand des Patienten informiert werden, indem er ihnen eine regelmäßige Betreuung anbietet, auch wenn es keine neuen Informationen zu teilen gibt. Dadurch fühlen sich die Familien betreut und nicht in völliger Ungewissheit gelassen.

Der Umgang mit den kritischsten Momenten, wie die Ankündigung einer reservierten Prognose oder eines Todesfalls, erfordert besondere Aufmerksamkeit. In diesen Situationen muss der Pfleger an der Seite des Arztes die Familien mit tiefer Menschlichkeit begleiten. Die Überbringung einer tragischen Nachricht muss behutsam erfolgen und den Angehörigen Zeit geben, das Geschehene zu verstehen und zu verarbeiten. Es ist entscheidend, einen Raum der Intimität und des Respekts zu bieten und den Familien zu ermöglichen, ihre Trauer auf die ihnen eigene Weise zu verarbeiten. Der Pfleger kann auch helfen, indem er praktische Fragen beantwortet, die in solchen Momenten oft auftauchen, wie z. B. die Organisation von Besuchen oder die administrative Abwicklung der medizinischen Nachsorge.

Schließlich ist **die Unterstützung nach der Krise** ebenso wichtig. Wenn die kritische Situation vorbei ist, ob sie nun gelöst ist oder nicht, benötigen die Familien weiterhin Unterstützung. Wenn der Patient sich erholt, brauchen sie Anleitung bei den nächsten Schritten der Rehabilitation, ein Verständnis für die Pflege und müssen sich auf eine mögliche Rückkehr nach Hause vorbereiten. Wenn der Ausgang tragischer ist, muss der Pfleger dafür sorgen, dass die Familien mit unterstützenden Diensten in Verbindung gebracht werden, z. B. mit einem Hospizdienst, einem Psychologen oder mit Selbsthilfegruppen. Diese Nachsorge nach einer Krise ist entscheidend, um sicherzustellen, dass die Angehörigen mit ihrer Trauer oder den Herausforderungen, die sich nach einer kritischen Zeit ergeben, nicht allein gelassen werden.

Ernährung in der Kardiologie

- Diätetische Grundsätze für Herzpatienten

Ernährungsgrundsätze für Herzpatienten spielen eine grundlegende Rolle bei der Vorbeugung, Bewältigung und

Genesung von Herz-Kreislauf-Erkrankungen. Eine geeignete Ernährung trägt nicht nur zur Verbesserung der Herzgesundheit bei, sondern verringert auch das Risiko von Komplikationen und Rückfällen und fördert eine bessere Lebensqualität. Patienten mit Herzerkrankungen wie Bluthochdruck, Herzinsuffizienz oder nach einem Herzinfarkt sollten sich spezielle Ernährungsgewohnheiten aneignen, um die Risikofaktoren wie Cholesterin, Blutdruck und Körpergewicht unter Kontrolle zu halten. Die Pflegekraft spielt in Verbindung mit Ernährungsberatern und Ärzten eine wichtige Rolle bei der Aufklärung und Begleitung der Patienten, damit sie diese Ernährungsgrundsätze in ihrem Alltag umsetzen können.

Eines der Grundprinzipien der Ernährung für Herzpatienten ist die Reduzierung der Aufnahme von gesättigten Fetten und Transfetten. Diese Fettarten, die vor allem in tierischen Produkten (fettes Fleisch, Wurstwaren, Butter, Sahne) und verarbeiteten Lebensmitteln (frittierte oder ultraverarbeitete Industrieprodukte) vorkommen, stehen in direktem Zusammenhang mit einem erhöhten LDL-Cholesterinspiegel, der auch als "schlechtes Cholesterin" bezeichnet wird. Ein Überschuss an dieser Art von Cholesterin fördert die Atherosklerose, eine Ansammlung von Plaques in den Arterien, die zu einem Herzinfarkt oder Schlaganfall führen kann. Für Herzpatienten wird daher empfohlen, ungesättigte Fette zu bevorzugen, die in Pflanzenölen (Oliven, Raps), Avocados, Nüssen und fettem Fisch (wie Lachs oder Makrele) enthalten sind, da sie eine schützende Wirkung auf die kardiovaskuläre Gesundheit haben. Vor allem die in diesen Lebensmitteln enthaltenen Omega-3-Fettsäuren haben entzündungshemmende Eigenschaften und helfen, den Herzrhythmus zu regulieren.

Die Reduzierung des Salzkonsums (Natrium) ist ein weiteres Grundprinzip für Herzpatienten, insbesondere für solche mit Bluthochdruck. Ein übermäßiger Salzkonsum trägt zur Wassereinlagerung im Körper bei, was das Blutvolumen und damit den Druck auf die Arterienwände erhöht. Dies kann den Bluthochdruck verschlimmern und das Herz zwingen, härter zu arbeiten, was letztendlich zu Herzversagen führen kann. Die allgemeinen Empfehlungen für Herzpatienten lauten, die Natriumaufnahme auf etwa 1500 mg pro Tag zu beschränken, was einem Teelöffel Salz entspricht. Diese Einschränkung bedeutet, dass Sie auf verarbeitete Lebensmittel achten sollten, die oft reich an verstecktem Salz sind, wie Fertiggerichte, industriell hergestellte Soßen und sogar einige Brotsorten und Cerealien. Um den Geschmack von Gerichten ohne Salz zu verstärken, empfiehlt es sich, aromatische Kräuter, Gewürze oder Zitrusfrüchte zu verwenden, die für Geschmack sorgen, ohne die Herzgesundheit zu beeinträchtigen.

Die Erhöhung der Aufnahme von Ballaststoffen, insbesondere von löslichen Ballaststoffen, ist ebenfalls ein wesentlicher Bestandteil einer herzschützenden Ernährung. Lösliche Ballaststoffe, die in Obst, Gemüse, Hülsenfrüchten (wie Linsen, Bohnen oder Kichererbsen) und Vollkorngetreide (Hafer, Gerste) enthalten sind, helfen, den Cholesterinspiegel im Blut zu senken, indem sie sich im Darm an Gallensäuren binden und so deren Ausscheidung fördern. Dies verringert die Aufnahme von Cholesterin und hilft, die Ansammlung von Plaques in den Arterien zu verhindern. Außerdem tragen Ballaststoffe zur Regulierung des Blutzuckerspiegels bei, was besonders wichtig für Herzpatienten ist, die auch an Diabetes leiden, da eine optimale Blutzuckerkontrolle entscheidend ist, um Herz-Kreislauf-Komplikationen zu verhindern.

Auch die Kontrolle der Portionen und das Kalorienmanagement sind wichtig, insbesondere bei übergewichtigen oder fettleibigen Patienten. Übergewicht ist ein Hauptrisikofaktor für Herz-Kreislauf-Erkrankungen, da es die Arbeitsbelastung des Herzens erhöht und die Entwicklung von Bluthochdruck, Diabetes und hohem Cholesterinspiegel begünstigt. Eine ausgewogene Ernährung zu praktizieren, aber auch auf die Portionsgröße zu achten, hilft dabei, Gewicht zu verlieren oder ein gesundes Gewicht zu halten, was wiederum zur Entlastung des Herzens beiträgt. Herzpatienten sollten zu regelmäßigen, über den Tag verteilten Mahlzeiten ermutigt werden, wobei sie übermäßige Kalorienzufuhr, insbesondere aus schnellen Zuckern, vermeiden sollten, da diese Gewichtszunahme und unausgeglichene Blutzuckerwerte begünstigen.

Die Hydratation ist ein weiterer entscheidender Aspekt der Ernährungsgrundsätze für Herzpatienten. Eine ausreichende Flüssigkeitszufuhr trägt zur Aufrechterhaltung eines guten Blutvolumens und zur Unterstützung der Herzfunktion bei. Bei Patienten mit Herzinsuffizienz ist es jedoch häufig notwendig, die Flüssigkeitszufuhr zu überwachen, um eine Flüssigkeitsüberlastung zu vermeiden, die ihren Zustand verschlechtern könnte. In diesen Fällen kann eine Einschränkung der Flüssigkeitszufuhr empfohlen werden, und es ist von entscheidender Bedeutung, dass die Patienten die Ratschläge ihres medizinischen Teams bezüglich der täglich zu konsumierenden Wassermenge befolgen. Die Pflegekraft sollte auch darauf achten, dass die Patienten verstehen, wie wichtig es ist, Getränke mit hohem Zucker-, Koffein- oder Natriumgehalt wie Limonaden oder Energydrinks einzuschränken, da diese für die Herzgesundheit schädlich sein können.

Antioxidantien, Vitamine und Mineralien, die in einer Ernährung mit viel frischem Obst und Gemüse enthalten sind, spielen ebenfalls eine schützende Rolle. Diese Lebensmittel, die reich an Vitaminen (wie Vitamin C und E), Kalium, Magnesium und Flavonoiden sind, tragen zur Gesundheit des Herz-Kreislauf-Systems bei, indem sie Entzündungen reduzieren, die Endothelfunktion verbessern und den Blutdruck regulieren. Insbesondere Kalium trägt dazu bei, den Auswirkungen von Natrium auf den Blutdruck entgegenzuwirken. Herzpatienten wird daher empfohlen, täglich eine große Vielfalt an Obst und Gemüse zu verzehren, idealerweise mindestens fünf Portionen, um von deren ernährungsphysiologischen Vorteilen zu profitieren.

Schließlich **sind die Aufklärung und die Begleitung der Patienten bei der Umsetzung dieser Ernährungsgrundsätze von entscheidender Bedeutung**. Für viele Patienten kann es schwierig sein, ihre Essgewohnheiten zu ändern, insbesondere wenn die Esskultur oder die Gewohnheiten in der Familie stark verankert sind. Die Pflegekraft spielt in Zusammenarbeit mit dem Diätassistenten eine Schlüsselrolle bei der Aufklärung und Unterstützung der Patienten, indem sie ihnen hilft, die Bedeutung dieser Ernährungsanpassungen zu verstehen, und ihnen praktische Lösungen für die Anpassung ihrer Ernährung anbietet. Dazu können Ratschläge zur Zubereitung von Mahlzeiten, zum Lesen von Lebensmitteletiketten und zum Umgang mit Versuchungen oder schädlichen Essgewohnheiten gehören. Wenn die Patienten diese Aufklärung verstärken, können sie diese Änderungen besser in ihren Alltag integrieren und ihre Gesundheit langfristig verbessern.

  ○   Überwachung der Flüssigkeitsaufnahme und des
       Flüssigkeitshaushalts

Die Überwachung der Flüssigkeitsaufnahme und des Flüssigkeitshaushalts ist ein wesentlicher Bestandteil der Patientenversorgung, insbesondere in der Kardiologie und in Abteilungen, in denen Patienten an Erkrankungen leiden, die mit Flüssigkeitsretention, Herzinsuffizienz oder Elektrolytverschiebungen zusammenhängen. Die Flüssigkeitsbilanz, die das Gleichgewicht zwischen aufgenommener und ausgeschiedener Flüssigkeit darstellt, ist entscheidend für eine gute Organfunktion, die Aufrechterhaltung der kardiovaskulären Stabilität und die Vermeidung schwerwiegender Komplikationen wie Lungenödeme, Bluthochdruck oder Nierenversagen. Die Pflegekraft spielt eine Schlüsselrolle bei der Überwachung dieses Gleichgewichts, indem sie die Flüssigkeitsaufnahme und -abgabe genau verfolgt und dafür sorgt, dass ein Ungleichgewicht schnell erkannt und dem medizinischen Team gemeldet wird.

Die Flüssigkeitszufuhr umfasst sowohl oral aufgenommene als auch intravenös verabreichte Flüssigkeiten. Bei Herzpatienten oder Patienten mit Niereninsuffizienz muss die Flüssigkeitszufuhr oft streng kontrolliert werden, um eine Überversorgung mit

Flüssigkeit zu vermeiden, die den Zustand des Patienten verschlechtern könnte. Patienten mit Herzinsuffizienz haben beispielsweise eine verminderte Fähigkeit, überschüssige Flüssigkeit auszuscheiden, was ein erhöhtes Risiko für Ödeme, Lungenkongestionen und eine Verschlechterung der Herzinsuffizienz mit sich bringt. Die Pflegekraft muss daher darauf achten, dass sie die Anweisungen des medizinischen Teams bezüglich der Flüssigkeitsmenge, die der Patient täglich trinken darf, befolgt. Dazu kann gehören, dass die Getränke auf eine bestimmte Menge begrenzt werden, und dass die in der Nahrung versteckten Flüssigkeiten (wie Suppen, wasserreiche Früchte oder Gelees) überwacht werden.

Die Überwachung des Flüssigkeitshaushalts beruht auf der Beobachtung der Flüssigkeitsein- und -ausgänge. Zu den Eingängen gehören alle Getränke und Flüssigkeiten, die über Infusionen verabreicht werden, aber auch die in der Nahrung enthaltenen Flüssigkeiten. Zu den Ausscheidungen zählen Urin, Stuhl (bei Durchfall), Erbrechen sowie unempfindliche Verluste (wie Schwitzen oder Atmen). Um eine strenge Überwachung aufrechtzuerhalten, ist es wichtig, dass die Pflegekraft jede Aufnahme und jeden Abgang genau in einer Überwachungstabelle oder einer Pflegedokumentation dokumentiert. Jeder Liter Flüssigkeit, der verbraucht oder ausgeschieden wird, muss aufgezeichnet werden, da selbst kleine Abweichungen große Auswirkungen auf den Zustand des Patienten haben können, insbesondere bei Patienten mit einem empfindlichen Flüssigkeitshaushalt.

Die Behandlung von Flüssigkeitsaustritten umfasst in erster Linie die Messung des Urins, der ein Schlüsselindikator für die Nierenfunktion und den Wasserhaushalt ist. Bei bettlägerigen Patienten oder Patienten mit Harnwegsproblemen kann das Legen eines Blasenkatheters erforderlich sein, um die Diurese (die über einen bestimmten Zeitraum produzierte Urinmenge) genau zu messen. Die Pflegekraft sollte die ausgeschiedene Urinmenge regelmäßig überprüfen und sicherstellen, dass sie mit den vom medizinischen Team festgelegten Zielen übereinstimmt. Eine zu geringe Diurese (Oligurie) oder das Fehlen von Urin (Anurie) können auf eine Nierenfunktionsstörung oder Flüssigkeitsretention hinweisen und sollten sofort gemeldet werden. Ebenso kann eine übermäßige Diurese (Polyurie) auf ein Ungleichgewicht hinweisen, z. B. im Zusammenhang mit der Verwendung von Diuretika, und erfordert eine Beurteilung, um die Behandlung anzupassen.

Auch **auf Anzeichen einer Flüssigkeitsüberladung** sollte sorgfältig geachtet werden. Eine übermäßige Flüssigkeitsansammlung im Körper kann zu Ödemen führen, insbesondere an den Knöcheln, Füßen und manchmal auch im Bauchbereich. Diese Ödeme sind oft als Schwellungen sichtbar, und der Druck auf die Haut kann einen Abdruck hinterlassen (Becherödem). Die Pflegekraft sollte auf diese Anzeichen achten und sofort alarmieren, wenn solche Symptome auftreten, da sie darauf hindeuten können, dass der Patient mehr Flüssigkeit ansammelt, als er ausscheidet. Neben peripheren Ödemen kann die Flüssigkeitsüberladung aufgrund eines Lungenödems zu Atembeschwerden führen, was sich bei der Auskultation durch Kurzatmigkeit oder knisternde Rasselgeräusche bemerkbar macht. Eine schnelle Gewichtszunahme ist ebenfalls ein Anzeichen für Wassereinlagerungen. Eine plötzliche Gewichtszunahme, auch wenn sie nur gering ist (z. B. 1-2 kg in wenigen Tagen), kann ein früher Indikator für eine Überlastung sein, und das tägliche Wiegen von Risikopatienten ist ein wirksames Mittel, um solche Veränderungen zu erkennen.

Umgekehrt kann es zu einer Dehydrierung kommen, wenn zu wenig Wasser zugeführt wird oder zu viel verloren geht. Dehydrierung kann bei Herzpatienten besonders gefährlich sein, da sie das Blutvolumen verringern kann, wodurch die Herzfrequenz und die Arbeitsbelastung des Herzens erhöht werden. Zu den klinischen Anzeichen einer Dehydrierung gehören starker Durst, trockene Schleimhäute, verminderte Urinproduktion, orthostatische Hypotonie (Senkung des Blutdrucks im Stehen) und manchmal Verwirrtheit. Die Pflegekraft sollte auf diese Anzeichen achten und sicherstellen, dass die Patienten entsprechend ihren individuellen Bedürfnissen eine angemessene Hydratation erhalten.

Der Elektrolythaushalt ist eng mit dem Wasserhaushalt verknüpft. Dies gilt insbesondere für Natrium und Kalium, die eine Schlüsselrolle bei der Regulierung der Herz- und Nierenfunktion spielen. Ein Zuviel oder Zuwenig an Flüssigkeit kann das Gleichgewicht dieser Elektrolyte stören und zu ernsthaften Komplikationen führen. Beispielsweise kann eine Hypokaliämie (niedriger Kaliumspiegel) gefährliche Herzrhythmusstörungen verursachen, während eine Hypernatriämie (überschüssiges Natrium) eine Dehydrierung verschlimmern kann. Die Pflegekraft muss daher auf die Ergebnisse der biologischen Bilanzen achten, insbesondere bei Patienten, die Diuretika erhalten oder eine strikte Wasserrestriktion haben.

Die Aufklärung der Patienten und ihrer Familien über die Flüssigkeitszufuhr ist ein wesentlicher Aspekt der langfristigen Nachsorge, vor allem nach einem Krankenhausaufenthalt. Bei Patienten mit Herz- oder Niereninsuffizienz muss die Überwachung der Flüssigkeitsaufnahme häufig zu Hause fortgesetzt werden. Die Pflegekraft kann eine Schlüsselrolle spielen, indem sie den Patienten beibringt, wie sie ihre Flüssigkeitsaufnahme und Diurese selbst überwachen können, wie sie Anzeichen einer Über- oder Austrocknung erkennen und wie sie die Flüssigkeitsaufnahme entsprechend den ärztlichen Empfehlungen anpassen können. Dazu gehören auch praktische Ratschläge, wie man Flüssigkeiten misst, die Zufuhr über den Tag verteilt und Lebensmittel auswählt, die keine übermäßige Wassereinlagerung begünstigen.

     ◦   Zusammenarbeit mit dem Ernährungsberater für angepasste Ernährungspläne

Die Zusammenarbeit zwischen Pflegekräften und Ernährungsberatern ist entscheidend für die Erstellung von

Ernährungsplänen, die auf die spezifischen Bedürfnisse von Patienten zugeschnitten sind, insbesondere von Patienten mit chronischen Krankheiten wie Herzerkrankungen, Diabetes oder Nierenversagen. Diese Synergie gewährleistet, dass Ernährungsaspekte vollständig in den Pflegeprozess integriert werden, mit einem gemeinsamen Ziel: Förderung der Genesung, Verbesserung der Lebensqualität und Vermeidung von Komplikationen. Jeder Patient hat einzigartige Ernährungsbedürfnisse, und die kombinierte Rolle der Pflegekraft und des Ernährungsberaters besteht darin, sicherzustellen, dass diese Bedürfnisse auf individuelle und effektive Weise erfüllt werden.

Die Rolle des Ernährungsberaters bei dieser Zusammenarbeit besteht darin, Ernährungspläne zu entwerfen, die auf die spezifischen medizinischen Bedingungen des Patienten zugeschnitten sind. Für einen Patienten mit Herzinsuffizienz erstellt der Diätassistent beispielsweise einen Plan, um den Salzkonsum einzuschränken, um Wassereinlagerungen zu verhindern und den Druck auf das Herz zu verringern. Ebenso wird für einen Diabetespatienten ein Plan entworfen, um die Kohlenhydrataufnahme zu kontrollieren und starke Schwankungen des Blutzuckerspiegels zu vermeiden. Der Ernährungsberater berücksichtigt mehrere Faktoren wie Alter, Gewicht, Geschlecht, Grad der körperlichen Aktivität, Ernährungsvorlieben und die Krankengeschichte des Patienten. Durch diese detaillierte Analyse schlägt er eine individuelle Diät vor, die zur Verbesserung der allgemeinen Gesundheit des Patienten beiträgt und gleichzeitig seinen Geschmack und seine Gewohnheiten berücksichtigt.

Der Pfleger spielt seinerseits eine Schlüsselrolle bei der Umsetzung und Überwachung dieser Ernährungspläne. Er steht täglich in direktem Kontakt mit den Patienten und kann so sicherstellen, dass die Ernährungsempfehlungen auch tatsächlich befolgt werden. Er hilft den Patienten, die Ernährungsempfehlungen zu verstehen, die richtigen Lebensmittel auszuwählen und die Diätbeschränkungen einzuhalten, insbesondere wenn die Patienten ins Krankenhaus eingeliefert werden oder Schwierigkeiten haben, ihre Diät allein zu bewältigen. Wenn ein Patient z. B. strenge Einschränkungen hinsichtlich der Natrium- oder Flüssigkeitsaufnahme hat, sorgt der Pflegehelfer dafür, dass diese Vorgaben im Alltag eingehalten werden.

Ein weiterer Aspekt der Zusammenarbeit zwischen Pflegekräften und Ernährungsberatern ist **die Begleitung von Patienten, die gebrechlich sind oder sich gegen eine Änderung ihrer Ernährungsgewohnheiten sträuben.** Viele Patienten können sich angesichts der ihnen verordneten umfangreichen Ernährungsumstellungen verloren fühlen, insbesondere wenn diese Lebensmittel betreffen, die sie schon seit langem zu sich genommen haben. Die Rolle der Pflegekraft besteht darin, diese Patienten zu motivieren und zu ermutigen, diese Veränderungen allmählich in ihren Alltag zu integrieren, wobei sie stets ein offenes Ohr für ihre Bedürfnisse und Vorlieben hat. In Zusammenarbeit mit dem Ernährungsberater kann er Ernährungsalternativen vorschlagen, die sowohl den medizinischen Anforderungen als auch den Vorlieben des Patienten gerecht werden, wodurch der Ernährungsplan attraktiver wird und leichter einzuhalten ist.

Die kontinuierliche Überwachung der Entwicklung des Patienten ist ein weiterer grundlegender Aspekt dieser Zusammenarbeit. Neben der Überprüfung der Einhaltung des Ernährungsplans ist es Aufgabe der Pflegekraft, die Auswirkungen der Diät auf die Gesundheit des Patienten zu überwachen. Dazu kann die Überwachung des Gewichts gehören, die Beobachtung von Anzeichen von Wassereinlagerungen oder Dehydrierung oder die Beobachtung von Symptomen, die mit einem schlechten Ernährungsmanagement zusammenhängen, wie z. B. Schwankungen des Blutzuckerspiegels bei einem Diabetespatienten. Wenn Probleme erkannt werden, kann die Pflegekraft den Diätassistenten alarmieren, damit dieser den Ernährungsplan entsprechend anpasst. Wenn ein Patient beispielsweise unerwartet an Gewicht zunimmt oder verliert oder

Anzeichen von Nährstoffmangel aufweist, kann die Diätassistentin die Situation neu bewerten und den Speiseplan entsprechend den Bedürfnissen des Patienten anpassen.

Krankenhausmahlzeiten sind ein weiterer Bereich, in dem die Zusammenarbeit zwischen der Pflegekraft und dem Diätassistenten besonders wichtig ist. Wenn ein Patient ins Krankenhaus eingeliefert wird, werden die Mahlzeiten oft nach den spezifischen Ernährungsempfehlungen für den jeweiligen Fall zubereitet. Die Pflegekraft muss darauf achten, dass die servierten Mahlzeiten den Empfehlungen des Diätassistenten entsprechen. Wenn der Patient Schwierigkeiten hat, bestimmte Nahrungsmittel zu essen, oder wenn er Ernährungsvorlieben äußert, informiert die Pflegekraft den Diätassistenten, der dann die Menüs entsprechend anpassen kann. Durch diese Kommunikation wird verhindert, dass der Patient ungeeignete Nahrungsmittel zu sich nimmt oder zu wenig isst, was seine Genesung gefährden könnte.

Die langfristige Aufklärung des Patienten ist ein wesentlicher Bestandteil dieser Zusammenarbeit. Das Ziel der diätetischen Betreuung besteht nicht nur darin, die unmittelbaren Bedürfnisse des Patienten während des Krankenhausaufenthalts zu befriedigen, sondern ihm auch zu helfen, sich dauerhafte Ernährungsgewohnheiten anzueignen, die seine Gesundheit langfristig fördern. Die Pflegekraft spielt mit Unterstützung des Diätassistenten eine Schlüsselrolle bei der Aufklärung der Patienten über die Grundprinzipien ihrer Ernährung. Dazu gehören praktische Ratschläge, wie man zu Hause Mahlzeiten zubereitet, Lebensmitteletiketten liest, ausgewogene Mahlzeiten plant und mit Situationen umgeht, in denen Essverlockungen oder familiäre Gewohnheiten ihre Diät beeinträchtigen könnten.

Schließlich ist auch **die Sensibilisierung der Familie und der Angehörigen** des Patienten Teil dieses kollaborativen Ansatzes. Angehörige spielen oft eine wichtige Rolle bei der Ernährung des Patienten, vor allem nach dessen Rückkehr nach Hause. Die Pflegekraft und der Ernährungsberater können Informationsveranstaltungen für die Familien organisieren, um sie für die Ernährungsbedürfnisse des Patienten zu sensibilisieren und ihnen Tipps zu geben, wie sie den Patienten bei der Einhaltung seines Ernährungsplans unterstützen können. Auf diese Weise wird ein familiäres Umfeld geschaffen, das die Einhaltung der Ernährungsvorschriften fördert, was für die Vermeidung von Rückfällen oder Komplikationen von entscheidender Bedeutung ist.

Kapitel 4

Prävention und therapeutische Aufklärung in der Kardiologie

1. Die Rolle der Pflegekraft bei der Vermeidung von Komplikationen

○ Prävention von nosokomialen Infektionen in kardiologischen Einrichtungen

Die Prävention nosokomialer Infektionen in der Kardiologie ist eine absolute Priorität, um die Patientensicherheit und die Qualität der Versorgung zu gewährleisten. Nosokomiale Infektionen, auch als therapieassoziierte Infektionen bezeichnet, treten in einer Gesundheitseinrichtung auf und werden von den Patienten während ihres Krankenhausaufenthalts erworben. Sie können schwerwiegende Folgen haben, vor allem in der Kardiologie, wo die Patienten aufgrund ihres zugrunde liegenden medizinischen Zustands wie Herzinsuffizienz, Herzinfarkt in der Vorgeschichte oder nach einem chirurgischen Eingriff wie einer koronaren Bypassoperation oder dem Einsetzen von Stents oft gebrechlich sind. Die Prävention dieser Infektionen beruht auf einer Reihe strenger Maßnahmen, die von der Handhygiene bis hin zum sorgfältigen Umgang mit medizinischen Geräten wie Kathetern, Sonden und Drainagen reichen. Die Einbeziehung des gesamten Pflegepersonals, einschließlich der Pflegekräfte, ist von entscheidender Bedeutung, um die Risiken zu begrenzen und die Patienten zu schützen.

Die Händehygiene ist eine der einfachsten und wirksamsten Maßnahmen zur Vermeidung von nosokomialen Infektionen. In kardiologischen Einrichtungen, in denen viele Patienten immunsupprimiert oder infektionsgefährdet sind, ist systematisches und gründliches Händewaschen unerlässlich. Die Hände können leicht Keime übertragen, vor allem wenn sie mit kontaminierten Oberflächen in Berührung kommen oder nach der Pflege eines anderen Patienten. Daher ist es unerlässlich, dass sich die Pflegekraft und das gesamte Gesundheitspersonal vor und nach dem Kontakt mit einem Patienten, vor der Durchführung eines invasiven Verfahrens (wie dem Legen eines Katheters) und nach dem Berühren potenziell kontaminierter Oberflächen die Hände waschen. Die Verwendung von hydroalkoholischen Lösungen ist besonders empfehlenswert, da sie schnell und wirksam sind und gut auf der Haut vertragen werden. Die Pflegekraft sollte auch Patienten und deren Familien über die Bedeutung der Handhygiene aufklären, indem sie ihnen hydroalkoholische Lösungen anbietet, die sie vor dem Berühren des Patienten oder seiner unmittelbaren Umgebung anwenden können.

Der Umgang mit invasiven Medizinprodukten ist ein weiterer Schwerpunkt der Infektionsprävention in der Kardiologie. Patienten, die in der Kardiologie hospitalisiert sind, können Geräte wie zentrale oder periphere Venenkatheter, Harnkatheter oder Thoraxdrainagen haben. Diese Geräte sind zwar notwendig, stellen aber potenzielle Eintrittspforten für Infektionen dar. Jede Handhabung muss daher unter streng aseptischen Bedingungen erfolgen. Bei der Pflege rund um einen Katheter ist es beispielsweise entscheidend, die Einstichstelle gründlich zu desinfizieren und die Verbände regelmäßig zu wechseln. Die Pflegekraft spielt eine Schlüsselrolle bei der Überwachung der Einstichstellen, indem sie diese auf Rötung, Hitze, Ausfluss oder andere Anzeichen einer Infektion überprüft und Auffälligkeiten sofort meldet. Die Handhabung von Harnwegskathetern beispielsweise sollte mit sauberen Handschuhen erfolgen, wobei eine Kontamination des Drainagesystems zu vermeiden ist.

Die Sterilisation von medizinischen Geräten ist eine weitere wesentliche Präventivmaßnahme. Alle in der Kardiologie verwendeten Materialien, seien es chirurgische Werkzeuge, Katheter oder Sonden, müssen steril sein, um die Übertragung von Keimen zu verhindern. Die Pflegekraft muss dafür sorgen, dass das verwendete Material vor jedem Gebrauch sauber und ordnungsgemäß sterilisiert ist und dass wiederverwendbare Instrumente nach jedem Gebrauch dekontaminiert werden. Die strikte Einhaltung der -Sterilisations und Desinfektionsprotokolle ist unerlässlich, um Infektionen zu verhindern, die mit der Verwendung von kontaminiertem Material einhergehen.

Auch **die Raum- und Oberflächenhygiene** ist entscheidend, um die Ausbreitung von Keimen in der Umgebung des Patienten zu verhindern. In Krankenhäusern können viele Oberflächen (Nachttische, Pflegewagen, Türgriffe usw.) mit Krankheitserregern kontaminiert sein. Die Pflegekraft muss daher die Umgebung des Patienten sauber halten, indem sie dafür sorgt, dass die Oberflächen regelmäßig gereinigt und desinfiziert werden, insbesondere in Bereichen mit hohem Risiko wie Intensivstationen. Gemeinsam genutzte Überwachungsgeräte, Betten und medizinische Geräte sollten nach jedem Gebrauch gereinigt werden. Neben der regelmäßigen Reinigung muss unbedingt sichergestellt werden, dass die Patientenzimmer gelüftet und unter hygienischen Bedingungen gehalten werden, um die Verbreitung von Keimen einzudämmen.

Das Antibiotikamanagement ist auch eine Schlüsselkomponente bei der Bekämpfung von nosokomialen Infektionen, insbesondere um die Selektion von antibiotikaresistenten Bakterien zu verhindern. In der Kardiologie können Patienten prophylaktisch Antibiotika erhalten, z. B. vor einem chirurgischen Eingriff, um eine Infektion zu verhindern. Ein übermäßiger oder unsachgemäßer Einsatz von Antibiotika kann jedoch die Entwicklung resistenter Stämme fördern, wodurch Infektionen schwerer zu behandeln sind. Daher ist es von entscheidender Bedeutung, dass Sie sich an die ärztlichen Verschreibungen halten und die Antibiotikabehandlung genau überwachen, um sicherzustellen, dass sie unter den richtigen Bedingungen verabreicht wird. Die Pflegekraft muss auch darauf achten, dass die Patienten ihre Behandlung genau befolgen und dass die Antibiotika nicht ohne ärztlichen Rat vorzeitig abgesetzt werden.

Die Schulung und Sensibilisierung des Gesundheitspersonals ist ein grundlegender Aspekt der Prävention von nosokomialen Infektionen. Da sich die Pflegepraktiken ständig weiterentwickeln, ist es von entscheidender Bedeutung, dass das gesamte Personal, einschließlich der Pflegekräfte, regelmäßig in neuen Verfahren und Protokollen zur Infektionsprävention geschult wird. Dazu gehören auch Schulungen zum korrekten Gebrauch der persönlichen Schutzausrüstung (PSA) wie Handschuhe, Masken, Kittel und Schutzbrillen, die in bestimmten

Situationen unerlässlich sind, um sowohl die Patienten als auch das Personal zu schützen. Darüber hinaus wird in regelmäßigen Workshops über gute Hygienepraxis daran erinnert, wie wichtig jede tägliche Handlung im Kampf gegen Infektionen ist.

Zu den Präventivmaßnahmen gehören auch **die Überwachung und das Management von Ausbrüchen** in kardiologischen Abteilungen. Im Falle einer nachgewiesenen oder vermuteten nosokomialen Infektion ist es von entscheidender Bedeutung, den betroffenen Patienten schnell zu isolieren, um eine Ausbreitung auf andere Patienten zu verhindern, insbesondere auf solche, die durch ihren Herzzustand bereits geschwächt sind. Das Pflegepersonal sollte darin geschult werden, die frühen Anzeichen nosokomialer Infektionen - seien es Infektionen von Operationswunden, nosokomiale Pneumonien oder Harnwegsinfektionen - zu erkennen und gegebenenfalls Isolierungsmaßnahmen einzuleiten. Ein rascher und rigoroser Umgang mit Infektionsfällen trägt dazu bei, die Ausbreitung von Infektionen zu begrenzen und die Sicherheit aller Patienten zu gewährleisten.

○ Überwachung von thromboembolischen Komplikationen

Die Überwachung thromboembolischer Komplikationen ist ein entscheidender Bestandteil der Pflege, insbesondere in der Kardiologie, wo viele Patienten ein erhöhtes Risiko für die Bildung von Blutgerinnseln haben. Diese Komplikationen, wie die tiefe Venenthrombose (DVT) oder die Lungenembolie (LE), können schwerwiegende oder sogar tödliche Folgen haben, wenn sie nicht frühzeitig erkannt und behandelt werden. Die Bildung von Blutgerinnseln kann bei bettlägerigen Patienten, nach Operationen oder bei Herzerkrankungen wie Vorhofflimmern auftreten, die das Risiko einer abnormalen Durchblutung und von Blutstauungen erhöhen. Für die Pflegekraft ist die Überwachung der frühen Anzeichen thromboembolischer Komplikationen von entscheidender Bedeutung, um solche Ereignisse zu verhindern und eine schnelle und wirksame Behandlung zu gewährleisten.

Die tiefe Venenthrombose (DVT) ist eine der häufigsten thromboembolischen Komplikationen, insbesondere bei Patienten, die sich im Krankenhaus befinden oder über längere Zeiträume immobil sind. Sie tritt in der Regel in den tiefen Venen der unteren Gliedmaßen auf, wo sich aufgrund von Venenstauung, Gefäßtrauma oder Hyperkoagulabilität ein Blutgerinnsel bilden kann. Die Pflegekraft muss auf die ersten Anzeichen einer DVT achten, da sie sich schnell zu einer Lungenembolie entwickeln kann, wenn das Gerinnsel in die Lunge wandert. Zu den klassischen Anzeichen einer DVT gehören Schwellungen, Schmerzen oder Empfindlichkeit in der Wade oder im Oberschenkel, ein lokales Wärmegefühl und manchmal eine Rötung oder Verhärtung der Haut an der betroffenen Stelle. Die Einseitigkeit dieser Symptome (die nur eine Gliedmaße betreffen) ist ein Schlüsselhinweis, und jede plötzliche Veränderung im Aussehen oder Gefühl der Gliedmaße sollte sofort gemeldet werden. Die Überwachung dieser Anzeichen ist besonders wichtig bei bettlägerigen Patienten, nach einer Operation oder im Wochenbett, wo das Risiko einer DVT erhöht ist.

Eine Lungenembolie (PE) ist die schwerwiegendste Komplikation einer DVT, da sich das in einer tiefen Vene gebildete Gerinnsel lösen und in die Lunge wandern kann, wodurch der Blutfluss blockiert und die Sauerstoffversorgung beeinträchtigt wird. Eine unbehandelte Lungenembolie kann zu einem Herz- und Atemstillstand führen. Zu den klinischen Anzeichen einer Lungenembolie gehören plötzliche Dyspnoe (Atemnot), akute Brustschmerzen, die sich beim tiefen Einatmen verschlimmern können, Tachykardie, Zyanose (bläuliche Verfärbung der Lippen und Extremitäten) sowie Husten, der manchmal von Hämoptysen (Blutspucken) begleitet wird. Die Pflegekraft sollte besonders auf diese Symptome achten, vor allem, wenn der Patient eine Vorgeschichte von TVT hat oder Risikofaktoren wie längere Immobilisierung aufweist. Eine plötzliche Verschlechterung des Atemzustands oder unerklärliche Brustschmerzen sollten als potenzielle Notfälle betrachtet werden, die eine sofortige Alarmierung des medizinischen Teams erfordern.

Die Prävention thromboembolischer Komplikationen beruht größtenteils auf einer frühzeitigen Mobilisierung und der Verwendung von Kompressionsvorrichtungen. Bei bettlägerigen Patienten ist eine regelmäßige Mobilisierung eine der wirksamsten Maßnahmen, um die Bildung von Blutgerinnseln zu verhindern. Die Pflegekraft sollte die Patienten dazu ermutigen, sich zu bewegen, sobald ihr Zustand es zulässt, indem sie ihnen beim Aufstehen und Gehen hilft oder, falls dies nicht möglich ist, passive Mobilisierungsübungen für die unteren Gliedmaßen durchführt. Einfache Übungen wie Plantar- und Dorsalflexionen (Beugen und Strecken der Knöchel) helfen dabei, eine aktive Blutzirkulation in den Beinen aufrechtzuerhalten. Bei Patienten, die nicht mobilisiert werden können, ist die Verwendung von Geräten zur intermittierenden pneumatischen Kompression oder von Kompressionsstrümpfen eine weitere wesentliche Maßnahme. Die Pflegekraft sollte sicherstellen, dass diese Vorrichtungen ordnungsgemäß verwendet, angepasst und vom Patienten toleriert werden, und regelmäßig überprüfen, ob sie an Ort und Stelle bleiben und funktionstüchtig sind.

Die Überwachung der Antikoagulanzientherapie, die häufig zur Vermeidung thromboembolischer Komplikationen eingesetzt wird, ist ebenfalls ein Schlüsselaspekt der Pflege. Risikopatienten, insbesondere solche mit Arrhythmien wie Vorhofflimmern oder nach Operationen, erhalten häufig Antikoagulanzien, um die Bildung von Blutgerinnseln zu verhindern. Die Pflegekraft muss darauf achten, dass diese Medikamente vorschriftsmäßig verabreicht werden, und muss auf mögliche Nebenwirkungen, insbesondere Blutungen, achten. Blutverdünner erhöhen nämlich das Blutungsrisiko. Das Auftreten von unerklärlichen Blutergüssen, Zahnfleischbluten, Blutspuren im Urin oder Stuhl oder Erbrechen mit Blut sind Warnzeichen. Die Überwachung der Blutungszeichen ist daher von entscheidender Bedeutung, um die Schutzwirkung der Antikoagulanzien gegen das Blutungsrisiko auszugleichen.

Die Überwachung klinischer und biologischer Parameter ist ebenfalls ein wichtiger Teil der Prävention und Überwachung von thromboembolischen Komplikationen. Die Pflegekraft kann zu dieser Überwachung beitragen, indem sie die Vitalparameter des Patienten wie Herzfrequenz, Blutdruck und Sauerstoffsättigung regelmäßig kontrolliert, vor allem bei Patienten, bei denen das Risiko einer Lungenembolie besteht. Ein plötzlicher Abfall der Sauerstoffsättigung, unerklärliche Tachykardie oder ein Abfall des Blutdrucks sollten auf eine mögliche Komplikation hinweisen. Darüber hinaus müssen biologische Tests wie der INR-Wert (International Normalized Ratio), der die Wirksamkeit der Blutgerinnung unter einer gerinnungshemmenden Behandlung misst, genau überwacht werden. Ist der INR-Wert zu hoch, steigt das Blutungsrisiko, während ein zu niedriger INR-Wert auf eine Unwirksamkeit der Behandlung hinweisen kann, wodurch der Patient anfällig für Thrombosen wird.

Die Aufklärung der Patienten ist ein wichtiger Aspekt der Prävention thromboembolischer Komplikationen. Die Patienten müssen verstehen, welche Maßnahmen sie ergreifen können, um ihr Risiko zu verringern. Dazu gehören regelmäßige Mobilisierung, das Tragen von Kompressionsstrümpfen, falls vorgeschrieben, und die leitliniengerechte Einnahme von gerinnungshemmenden Medikamenten. Der Pfleger spielt bei dieser Aufklärung eine wesentliche Rolle, indem er dem Patienten die Bedeutung dieser Maßnahmen erläutert und seine Fragen beantwortet. Bei Patienten, die gerade eine Operation hinter sich haben oder eine Vorgeschichte von DVT haben, ist es beispielsweise entscheidend, ihnen zu erklären, warum es wichtig ist, sich auch nach der Entlassung aus dem Krankenhaus weiter zu bewegen und die ärztlichen Anweisungen zu befolgen, auch wenn die Symptome nachgelassen haben.

Zusammenfassend lässt sich sagen, dass die Überwachung thromboembolischer Komplikationen eine äußerst wichtige Aufgabe im Krankenhaus ist, insbesondere bei bettlägerigen, postoperativen Patienten oder Patienten mit kardiovaskulären Risikofaktoren. Indem die Pflegekraft auf die ersten klinischen Anzeichen achtet, die korrekte Anwendung der Präventivmaßnahmen sicherstellt und die

Antikoagulanzientherapie überwacht, trägt sie direkt zur Prävention dieser schwerwiegenden Komplikationen bei. Durch ihre aufsuchende Rolle und ihre Einbindung in die tägliche Betreuung der Patienten ist sie ein wesentlicher Akteur bei der Früherkennung und wirksamen Behandlung von thromboembolischen Komplikationen.

○ Rückfallprävention und Langzeitüberwachung

Rückfallprävention und Langzeitüberwachung sind wichtige Säulen in der Behandlung von Kardiologiepatienten, insbesondere nach schwerwiegenden Ereignissen wie einem Herzinfarkt, einer Herzoperation oder einer Episode dekompensierter Herzinsuffizienz. Sobald der Patient die akute Phase seiner Behandlung überstanden hat, besteht das Ziel darin, eine weitere Verschlechterung seines Gesundheitszustands zu verhindern. Diese Vorbeugung beruht auf einem gesunden Lebensstil, der Einhaltung der medikamentösen Behandlung und einer regelmäßigen medizinischen Überwachung. Die Pflegekraft spielt als erste Anlaufstelle bei der Betreuung der Patienten eine entscheidende Rolle bei dieser langfristigen Prävention, indem sie den Patienten im Alltag unterstützt und ihm hilft, Gesundheitsgewohnheiten beizubehalten, die das Risiko eines Rückfalls verringern.

Die Änderung des Lebensstils ist einer der grundlegenden Aspekte der Rückfallprävention. Nach einer kardialen Episode oder einem Eingriff muss der Patient häufig seine täglichen Gewohnheiten überdenken, um die Risikofaktoren besser in den Griff zu bekommen. Dazu gehören das Aufgeben des Rauchens, die Reduzierung des Alkoholkonsums, die Einführung einer geeigneten Ernährung und die Integration regelmäßiger körperlicher Aktivität. Die Pflegekraft kann in Verbindung mit anderen Gesundheitsfachkräften den Patienten zu diesen Veränderungen ermutigen und ihn dabei begleiten. Dabei geht es nicht nur um praktische Ratschläge, sondern auch darum, die Motivation des Patienten zu stärken, sich diese neuen

Gewohnheiten anzueignen, die manchmal schwer durchzuhalten sind. Beispielsweise kann ein Patient, dem es schwerfällt, mit dem Rauchen aufzuhören, von psychologischer Unterstützung oder der Begleitung durch einen Tabakologen profitieren. Ebenso kann die Pflegekraft mit dem Diätassistenten zusammenarbeiten, um die Ernährung des Patienten unter Berücksichtigung seiner Vorlieben anzupassen und so den Übergang zu einer gesünderen Ernährung zu erleichtern.

Die Therapietreue ist ein weiterer Pfeiler der Rückfallprävention. Die meisten Herzpatienten müssen sich einer langfristigen medikamentösen Behandlung unterziehen, sei es zur Kontrolle des Blutdrucks, zur Regulierung des Cholesterinspiegels oder zur Verhinderung der Bildung von Blutgerinnseln. Die Pflegekraft kann eine Schlüsselrolle dabei spielen, sicherzustellen, dass der Patient seine Medikamente korrekt einnimmt und sich an die vorgeschriebenen Dosierungen und Zeitpläne hält. In einigen Fällen kann der Patient zögern, seine Medikamente einzunehmen, entweder weil er deren Bedeutung nicht richtig versteht oder wegen der Nebenwirkungen. Die Pflegekraft kann dann klar erklären, warum jedes Medikament notwendig ist, um einen Rückfall zu verhindern, und den Arzt warnen, wenn es Schwierigkeiten gibt oder die Medikamente schlecht vertragen werden. Diese Wachsamkeit ist entscheidend, da eine mangelnde Therapietreue schnell zu einer Destabilisierung des Gesundheitszustands des Patienten führen kann.

Angemessene körperliche Aktivität ist auch ein Schlüsselelement bei der Verhinderung von Rückfällen. Nach einem Herzinfarkt oder einer Herzoperation wird häufig eine kardiale Rehabilitation empfohlen, die ein beaufsichtigtes Übungsprogramm umfasst. Diese Übungen verbessern die körperliche Verfassung des Patienten, stärken das Herz und verringern das Risiko eines Rückfalls. Die Pflegekraft kann den Patienten in Zusammenarbeit mit Physiotherapeuten und Ärzten dazu ermutigen, aktiv an diesen Programmen teilzunehmen. Nach Abschluss des Rehabilitationsprogramms ist es entscheidend, dass der Patient weiterhin ein regelmäßiges Maß an körperlicher Aktivität aufrechterhält, das seinen Fähigkeiten entspricht. Der Betreuer kann Ratschläge zu geeigneten Arten von Übungen wie Gehen, Radfahren oder Schwimmen geben und den Patienten dazu ermutigen, diese Aktivitäten in seine tägliche Routine zu integrieren.

Stressbewältigung und psychologische Unterstützung sind ebenfalls entscheidende Faktoren bei der Vermeidung von Rückfällen. Viele Herzpatienten leiden nach einer akuten Episode unter Ängsten oder Depressionen, was die Genesung beeinträchtigen und das Risiko künftiger Komplikationen erhöhen kann. Der Pfleger kann dem Patienten durch sein Zuhören und seine regelmäßige Anwesenheit helfen, seine Sorgen zu äußern und Strategien zu finden, um besser mit Stress umzugehen. Er kann den Patienten auch an spezielle Ressourcen wie Selbsthilfegruppen oder Psychologen verweisen, wenn dies erforderlich ist. Darüber hinaus können dem Patienten bestimmte Entspannungstechniken wie tiefes Atmen oder Meditation beigebracht werden, die ihm helfen, im Alltag ruhig zu bleiben und seinen Stresspegel zu senken.

Eine langfristige medizinische Überwachung ist unerlässlich, um Rückfälle zu verhindern und Anzeichen einer Destabilisierung frühzeitig zu erkennen. Regelmäßige Konsultationen mit dem Arzt oder Kardiologen ermöglichen es, Risikofaktoren zu überwachen, die Behandlung ggf. anzupassen und den allgemeinen Gesundheitszustand des Patienten zu beurteilen. Der Pfleger als Vermittler zwischen dem Patienten und dem medizinischen Team kann diese Überwachung erleichtern, indem er auf klinische Anzeichen achtet und den Patienten dazu anhält, seine Arzttermine einzuhalten. Zu seinen Aufgaben gehört es auch, im Alltag bestimmte Gesundheitsparameter wie Blutdruck, Gewicht oder Herzfrequenz zu überwachen und Auffälligkeiten zu melden. So kann beispielsweise eine plötzliche Gewichtszunahme bei einem Patienten mit Herzinsuffizienz auf Wassereinlagerungen hindeuten, während ein unregelmäßiger Herzrhythmus auf ein unkontrolliertes Vorhofflimmern hinweisen kann. In diesen Situationen kann ein schnelles Eingreifen eine Verschlechterung des Gesundheitszustands des Patienten verhindern.

Die kontinuierliche Aufklärung des Patienten und seiner Familie ist ebenfalls Teil der langfristigen Prävention. Es ist von entscheidender Bedeutung, dass der Patient und seine Angehörigen die mit seinem Zustand verbundenen Herausforderungen verstehen und in der Lage sind, Warnzeichen für einen möglichen Rückfall zu erkennen, wie z. B. Brustschmerzen, plötzliche Atemnot oder übermäßige Müdigkeit. Die Pflegekraft kann zu dieser Aufklärung beitragen, indem sie klar erklärt, auf welche Symptome sie achten muss, und Ratschläge gibt, wie sie in Notfällen reagieren soll. Dadurch fühlen sich der Patient und seine Familie sicherer und können bei Bedarf schnell handeln.

Schließlich ist **die Schaffung eines unterstützenden Umfelds** ein Schlüsselfaktor für eine erfolgreiche Rückfallprävention. Die familiäre und soziale Unterstützung spielt eine entscheidende Rolle bei der Aufrechterhaltung gesunder Lebensgewohnheiten und der Therapietreue. Die Pflegekraft kann dabei helfen, die Familie in die Pflege einzubeziehen, indem sie sie ermutigt, den Patienten bei seinen Bemühungen um einen gesünderen Lebensstil zu unterstützen. Ein Patient, der von Angehörigen umgeben ist, die seine Bedürfnisse verstehen und ihn ermutigen, aktiv zu bleiben, sich gesund zu ernähren und seine Behandlungen einzuhalten, hat bessere Chancen, einen Rückfall erfolgreich zu verhindern.

Aufklärung der Patienten über ihre Erkrankung und Behandlung

○ Erklärung der medikamentösen Behandlung: Betablocker, Blutgerinnungshemmer, Diuretika usw.

Die Erklärung der medikamentösen Behandlung ist ein entscheidender Schritt bei der Betreuung von Patienten, insbesondere in der Kardiologie, wo Medikamente eine Schlüsselrolle bei der Behandlung von Herz-Kreislauf-Erkrankungen, der Vermeidung von Komplikationen und der Verbesserung der Lebensqualität spielen. Herzpatienten sind oft mit einer Kombination von medikamentösen Behandlungen konfrontiert, die sie langfristig einnehmen müssen, und es ist von entscheidender Bedeutung, dass sie nicht nur die Bedeutung jedes einzelnen Medikaments verstehen, sondern auch dessen Wirkungsweise, Nebenwirkungen und Vorsichtsmaßnahmen. Pflegehilfskräfte sind in Zusammenarbeit mit Ärzten und Apothekern an dieser Aufklärung beteiligt, um sicherzustellen, dass der Patient seine Medikamente einhält und in der Lage ist, seine Therapie im Alltag zu bewältigen. Hier finden Sie eine Erklärung der wichtigsten Arten von Medikamenten, die häufig in der Kardiologie eingesetzt werden: Betablocker, Blutverdünner und Diuretika.

Betablocker sind eine der am häufigsten verschriebenen Medikamentenklassen in der Kardiologie. Sie werden eingesetzt, um die Arbeitsbelastung des Herzens zu verringern, indem sie die Herzfrequenz, die Kontraktionskraft des Herzmuskels und den Blutdruck senken. Indem sie die Wirkung von Stresshormonen wie Adrenalin auf die Beta-Rezeptoren des Herzens blockieren, helfen diese Medikamente, Bluthochdruck zu kontrollieren, Angina-pectoris-Anfälle (Brustschmerzen aufgrund einer unzureichenden Blutversorgung des Herzens) zu verhindern und das Risiko eines Rückfalls nach einem Herzinfarkt zu verringern. Sie werden auch zur Behandlung bestimmter Herzrhythmusstörungen wie Vorhofflimmern eingesetzt, bei denen das Herz unregelmäßig und schnell schlägt. Indem

Betablocker den Herzschlag verlangsamen, sorgen sie dafür, dass das Herz ruhiger und effizienter schlägt.

Betablocker werden oft gut vertragen, können aber Nebenwirkungen haben, wie übermäßige Müdigkeit, Schwindel und manchmal Bradykardie (eine übermäßige Verlangsamung des Herzschlags). Es ist wichtig, dass die Patienten verstehen, dass sie diese Behandlung niemals abrupt abbrechen dürfen, da dies zu einem "Rebound" führen könnte, d. h. zu einem plötzlichen Anstieg der Herzfrequenz und des Blutdrucks, was gefährlich sein kann. Die Betreuungsperson sollte den Patienten erklären, dass diese Medikamente wichtig sind, um ihr Herz langfristig zu schützen, und dass sie sich an die vorgeschriebene Dosis halten müssen.

Antikoagulantien hingegen sind Medikamente, die die Bildung von Blutgerinnseln verhindern. Sie sind besonders wichtig bei Patienten mit erhöhtem Thromboserisiko, z. B. bei Patienten mit Vorhofflimmern, nach einer Herzoperation oder bei Patienten mit einer künstlichen Herzklappe. Blutgerinnsel können zu schwerwiegenden Komplikationen führen, wie z. B. Schlaganfällen oder Lungenembolien. Durch die Verflüssigung des Blutes senken Antikoagulanzien das Risiko, dass sich diese Gerinnsel bilden und Blockaden in Arterien oder Venen verursachen.

Es gibt verschiedene Arten von Blutgerinnungshemmern, darunter direkte orale Antikoagulanzien (wie Rivaroxaban oder Apixaban) und Vitamin-K-Antagonisten (wie Warfarin). Vitamin-K-Antagonisten erfordern eine strengere Überwachung mit regelmäßigen Blutentnahmen, um den INR-Wert (International Normalized Ratio) zu überwachen, der die Wirksamkeit der Behandlung misst. Blutverdünner bergen ein erhöhtes Blutungsrisiko, und es ist entscheidend, dass die Patienten über diese mögliche Komplikation informiert werden. Die Pflegekraft sollte ihnen erklären, wie sie Anzeichen einer Blutung erkennen können, z. B. abnormale Blutergüsse, Blut im Urin, häufiges Nasenbluten oder schwarzer Stuhlgang. Bei diesen Symptomen ist es unbedingt erforderlich, unverzüglich einen Arzt aufzusuchen. Die Pflegekraft sollte auch betonen, wie wichtig es ist, diese Behandlung niemals ohne ärztlichen Rat abrupt zu beenden, auch wenn sich der Patient gut fühlt.

Diuretika, oft auch als "Wassermedikamente" bezeichnet, werden verwendet, um überschüssige Flüssigkeit aus dem Körper zu entfernen, was dabei hilft, den Druck auf das Herz zu verringern. Sie werden häufig Patienten verschrieben, die an Bluthochdruck, Herzinsuffizienz oder Ödemen (Flüssigkeitsansammlungen in den Beinen oder der Lunge) leiden. Durch die Erhöhung der Urinproduktion helfen Diuretika, das Blutvolumen zu senken, wodurch der Blutdruck sinkt und das Herz entlastet wird, da es weniger arbeiten muss, um das Blut zu pumpen. Es gibt verschiedene Arten von Diuretika, z. B. Schleifendiuretika (Furosemid), Thiaziddiuretika (Hydrochlorothiazid) und kaliumsparende Diuretika (Spironolacton).

Eine der häufigsten Nebenwirkungen von Diuretika ist der Verlust von Kalium, einem für die Herzfunktion wichtigen Mineralstoff. Die Patienten müssen daher häufig ihre Kaliumzufuhr überwachen und in einigen Fällen bei Bedarf Ergänzungsmittel einnehmen. Die Pflegekraft sollte dem Patienten erklären, wie er die Anzeichen eines Elektrolytungleichgewichts wie Muskelkrämpfe, Müdigkeit oder Herzklopfen erkennen kann und wie wichtig es ist, diese Symptome dem Arzt zu melden. Es ist auch wichtig, den Patienten zu erklären, dass sie zwar häufiger urinieren müssen, ihre Flüssigkeitsaufnahme aber nicht ohne ärztlichen Rat einschränken sollten, da dies ihren Dehydrierungszustand verschlimmern und zu Komplikationen führen kann. Diuretika können aufgrund des niedrigeren Blutdrucks auch zu Schwindel oder Stürzen führen, vor allem bei Positionswechseln, was die Pflegekraft vor allem bei älteren Patienten genau beobachten sollte.

Andere häufig in der Kardiologie verwendete Medikamente sind ACE-Hemmer (Angiotensin Converting Enzyme), wie Ramipril, und Angiotensin-II-Rezeptorantagonisten (ARA2), wie

Losartan. Diese Medikamente wirken, indem sie die Blutgefäße entspannen, wodurch der Blutdruck gesenkt und das Herz weniger belastet wird. Sie werden häufig nach einem Herzinfarkt oder bei Bluthochdruck verschrieben. Die Pflegekraft sollte auf mögliche Nebenwirkungen achten, wie z. B. trockenen Husten (der häufig mit ACE-Hemmern in Verbindung gebracht wird) oder Schwindel aufgrund des niedrigeren Blutdrucks. Es ist auch wichtig, dem Patienten zu erklären, dass diese Medikamente nicht ohne Rücksprache mit einem Arzt abgesetzt werden dürfen, da dies zu einem gefährlichen Anstieg des Blutdrucks führen kann.

- ∘ Förderung der Therapietreue und Aufklärung über Nebenwirkungen

Die Förderung der Therapietreue und die Aufklärung über Nebenwirkungen sind zwei wesentliche Aspekte bei der Behandlung von Patienten, insbesondere in der Kardiologie. Die Therapietreue, d. h. die Fähigkeit eines Patienten, seine medikamentöse Behandlung korrekt und vorschriftsmäßig durchzuführen, ist ein Schlüsselfaktor für die Verbesserung der klinischen Ergebnisse, die Vermeidung von Komplikationen und die Förderung einer besseren Lebensqualität. Allerdings ist es für die Patienten oft schwierig, eine optimale Compliance langfristig aufrechtzuerhalten, insbesondere aufgrund der Komplexität der Behandlung, der Nebenwirkungen oder des Unverständnisses der tatsächlichen Vorteile der Behandlung. Die Rolle der Pflegekraft ist von grundlegender Bedeutung, um die Patienten zu begleiten, zu ermutigen und ihnen die Bedeutung ihrer Behandlung bewusst zu machen und ihnen gleichzeitig klare und zugängliche Informationen über Nebenwirkungen und den Umgang mit ihnen zu geben.

Die Bedeutung der Therapietreue beruht auf der Tatsache, dass die medikamentöse Behandlung, insbesondere in der Kardiologie, nicht nur auf die Linderung unmittelbarer Symptome abzielt, sondern auch auf die Vermeidung schwerwiegender Komplikationen wie Herzinfarkt, Schlaganfall oder Herzinsuffizienz. Dennoch unterbrechen oder ändern viele

Patienten ihre Behandlung ohne ärztlichen Rat, entweder weil sie keine unmittelbare Besserung verspüren oder wegen lästiger Nebenwirkungen. Die Pflegekraft ist durch ihre Nähe zum Patienten in einer guten Position, um zu erklären, dass sich die Wirksamkeit von Behandlungen, insbesondere bei chronischen Krankheiten, oft erst langfristig zeigt. Ein Patient mit Bluthochdruck spürt beispielsweise vielleicht nicht den direkten Nutzen eines blutdrucksenkenden Mittels, aber es ist entscheidend, ihm zu vermitteln, dass diese Behandlung sein Herz und seine Arterien schützt, indem sie das Risiko künftiger Komplikationen verringert.

Zur Förderung der Therapietreue **ist es entscheidend, den Patienten zum Akteur seiner eigenen Behandlung zu machen,** indem man ihm die Ziele der Behandlung klar erklärt und einen offenen Dialog über seine Anliegen führt. Der Pfleger kann als Vermittler zwischen dem Patienten und dem medizinischen Team fungieren, indem er Informationen über Hindernisse für die Compliance sammelt. Beispielsweise kann es für manche Patienten schwierig sein zu verstehen, wie und wann sie ihre Medikamente einnehmen sollen, insbesondere wenn sie mit komplexen Rezepten mit mehreren Medikamenten zu verschiedenen Tageszeiten konfrontiert sind. In diesem Fall kann die Pflegekraft ihnen helfen, einen vereinfachten Einnahmeplan zu organisieren, wie z. B. die Verwendung einer Pillenbox oder die Einführung fester Routinen für jede Einnahme, damit die Behandlung leichter einzuhalten ist.

Auch **das aktive Zuhören** ist eine entscheidende Fähigkeit, um die Therapietreue **zu** fördern. Häufig äußern Patienten Zweifel oder Bedenken bezüglich ihrer Behandlung, insbesondere wenn diese mit lästigen Nebenwirkungen verbunden ist. Die Pflegekraft sollte auf diese Bedenken achten und entsprechende Erklärungen anbieten. Beispielsweise könnte ein Patient, der Betablocker einnimmt und Müdigkeit oder eine verlangsamte Herzfrequenz verspürt, versucht sein, die Dosis zu verringern oder die Behandlung abzubrechen. In diesem Fall ist es wichtig, ihm zu erklären, dass diese Nebenwirkungen zu Beginn der Behandlung häufig auftreten, sich aber oft mit der Zeit abschwächen. Außerdem muss unbedingt daran erinnert werden, dass Betablocker dazu beitragen, das Herz zu schützen, indem sie seine Arbeitsbelastung verringern, und dass ein plötzliches Absetzen des Medikaments zu einem erneuten Auftreten der Symptome oder sogar zu einem erhöhten Herzinfarktrisiko führen könnte.

Die Erklärung von Nebenwirkungen ist eine weitere Schlüsseldimension der therapeutischen Beziehung, da sie dem Patienten hilft, diese Wirkungen vorauszusehen und zu bewältigen, anstatt sie stillschweigend zu erdulden. Es ist wichtig, dass der Patient weiß, dass die meisten Medikamente zwar wirksam sind, aber auch Nebenwirkungen haben können, die ihn aber nicht davon abhalten sollten, seine Behandlung fortzusetzen. Die Pflegekraft kann z. B. erklären, dass bestimmte Blutverdünner wie Warfarin das Blutungsrisiko erhöhen und der Patient daher auf Anzeichen von ungewöhnlichen Blutergüssen oder Zahnfleischbluten achten sollte. Andererseits sollte ihm versichert werden, dass diese Auswirkungen unter ärztlicher Aufsicht beherrschbar sind und dass er die Behandlung nicht ohne Rücksprache mit einem Fachmann abbrechen sollte.

Auch **der Umgang mit Nebenwirkungen** sollte proaktiv angegangen werden. Manchmal können Dosisanpassungen oder ein Wechsel des Medikaments erforderlich sein, um die Verträglichkeit der Behandlung zu verbessern. Die Pflegekraft kann den Patienten ermutigen, jede störende Nebenwirkung zu melden, auch wenn sie geringfügig erscheint, da dies ein Hinweis darauf sein kann, dass die Behandlung vom Arzt neu bewertet werden muss. Außerdem können einige Nebenwirkungen durch einfache Maßnahmen gemildert werden. Beispielsweise kann ein Patient, der Diuretika einnimmt und aufgrund eines Kaliumverlusts unter Muskelkrämpfen leidet, von einer Ernährungsberatung (wie der Erhöhung des Anteils an kaliumreichen Lebensmitteln) oder der Verschreibung von Nahrungsergänzungsmitteln profitieren. Indem die Pflegekraft den Patienten über mögliche Lösungen informiert, trägt sie dazu bei, die Therapietreue zu verbessern und das Vertrauen des Patienten in sein Behandlungsteam zu stärken.

Die Therapieerziehung spielt eine zentrale Rolle bei der Verbesserung der Compliance. Damit der Patient seine Behandlung konsequent befolgt, muss er nicht nur verstehen, wie er seine Medikamente einnimmt, sondern auch, warum er sie einnimmt. Die Pflegekraft kann medizinische Informationen popularisieren, um sie zugänglich zu machen, indem sie konkrete Beispiele verwendet, die den Patienten ansprechen. Wenn die Pflegekraft beispielsweise einem Patienten mit Bluthochdruck erklärt, dass sein Blutdrucksenker den Druck auf seine Arterien verringert, damit diese nicht verhärten und verstopfen, verwandelt sie eine abstrakte Verschreibung in eine konkrete Maßnahme zur Vermeidung von Herzinfarkten oder Schlaganfällen. Dieser Ansatz stärkt das Verständnis und die Einhaltung der Behandlung.

Schließlich kann die **Einbeziehung der Familie und der Angehörigen ein** entscheidender Faktor bei der Förderung der Therapietreue sein. Angehörige spielen oft eine moralische und logistische Unterstützungsrolle, indem sie dem Patienten helfen, seine Medikamenteneinnahme zu organisieren, oder ihn ermutigen, Arzttermine einzuhalten. Der Pfleger kann sie in Gespräche über die Behandlung einbeziehen und dafür sorgen, dass sie die Herausforderungen und möglichen Nebenwirkungen verstehen. Indem man ein unterstützendes Umfeld um den Patienten herum schafft, erhöht man seine Chancen, dass er seine Behandlung langfristig korrekt befolgt.

○ Techniken zur selbstständigen Symptombehandlung zu Hause

Die selbstständige Symptombehandlung zu Hause ist ein wesentlicher Bestandteil für Patienten mit chronischen Krankheiten, insbesondere in der Kardiologie. Nach einem Krankenhausaufenthalt oder der akuten Phase ihrer Erkrankung stehen die Patienten oft vor der Notwendigkeit, ihren Gesundheitszustand täglich selbst zu überwachen. Dies kann die

Bewältigung von Symptomen wie Kurzatmigkeit, Müdigkeit, Brustschmerzen oder auch Blutdruckschwankungen umfassen. Damit dieses Selbstmanagement gelingt, ist es entscheidend, dass die Patienten gut informiert, befähigt und unterstützt werden, um angemessen auf die Warnsignale ihres Körpers zu reagieren und Komplikationen zu verhindern. Die Pflegekraft spielt eine grundlegende Rolle bei der Aufklärung und Vorbereitung der Patienten, damit sie, wenn sie wieder zu Hause sind, ihren Gesundheitszustand selbstbewusst und effektiv überwachen können.

Die häusliche Therapieausbildung ist der erste Schritt, damit die Patienten ihre Symptome selbstständig bewältigen können. Es ist von entscheidender Bedeutung, dass die Patienten verstehen, auf welche Anzeichen sie achten müssen, wie sie zu interpretieren sind und welche Maßnahmen sie als Reaktion auf die jeweilige Situation ergreifen können. Die Pflegekraft kann in Zusammenarbeit mit dem Arzt und anderen Angehörigen der Gesundheitsberufe die wichtigsten Symptome erklären, die den Patienten alarmieren sollten. Bei einem Patienten mit Herzinsuffizienz können beispielsweise Anzeichen wie eine schnelle Gewichtszunahme, verstärkte Kurzatmigkeit oder Schwellungen der Beine auf Wassereinlagerungen hinweisen, die ein Zeichen für eine kardiale Dekompensation sind. Die Pflegekraft sollte den Patienten darauf hinweisen, dass diese Symptome eine schnelle Reaktion erfordern, indem sie sofort einen Arzt aufsucht oder bestimmte Aspekte der Behandlung entsprechend den zuvor mit dem medizinischen Team festgelegten Anweisungen anpasst.

Die Selbstüberwachung der Vitalparameter ist eine der wichtigsten Techniken für eine selbstständige Symptombehandlung zu Hause. Dabei wird der Patient dazu angehalten, regelmäßig Schlüsselindikatoren für seinen Gesundheitszustand zu messen, wie z. B. Blutdruck, Herzfrequenz, Gewicht und Sauerstoffsättigung. Bei Herzpatienten ist die Überwachung des Blutdrucks und des Gewichts besonders wichtig. Eine schnelle Gewichtszunahme innerhalb weniger Tage kann ein frühes Anzeichen für eine Flüssigkeitsretention sein, die eine Neubewertung der Behandlung erforderlich macht. Ebenso kann ein zu hoher oder zu niedriger Blutdruck darauf hinweisen, dass die Medikamente angepasst werden müssen. Die Pflegekraft kann den Patienten im Umgang mit Messgeräten wie Blutdruckmessern oder Personenwaagen schulen und dafür sorgen, dass er die Ergebnisse richtig interpretieren kann. Es ist auch wichtig, ein Gesundheitstagebuch zu führen, in dem der Patient seine täglichen Messungen und Symptome festhält, um die Entwicklung seines Zustands zu verfolgen und diese Informationen seinem Arzt bei Folgeterminen zur Verfügung zu stellen.

Die Verwaltung der Medikamente zu Hause ist eine weitere Schlüsseldimension der eigenständigen Symptombehandlung. Patienten, die chronische Medikamente einnehmen, insbesondere Herztherapien wie Betablocker, Blutverdünner oder Diuretika, müssen sich an eine strikte Medikamenteneinnahmeroutine halten, um eine Verschlechterung ihres Zustands zu verhindern. Die Pflegekraft kann dem Patienten helfen, seine Medikamente mithilfe von Pillenboxen oder automatischen Erinnerungen (über Handy-Apps oder Alarme) zu organisieren, um sicherzustellen, dass er keine Einnahme versäumt. Außerdem ist es entscheidend, dem Patienten zu erklären, wie wichtig es ist, sich an die Dosierung zu halten und seine Medikamente nicht von sich aus anzupassen, auch wenn er sich besser fühlt oder Nebenwirkungen verspürt. Im Zweifelsfall sollte der Patient ermutigt werden, seinen Arzt zu konsultieren, bevor er eine Änderung vornimmt.

Das Erkennen und Behandeln **von Frühsymptomen** ist ein weiterer zentraler Aspekt der Selbstständigkeit. Neben der Überwachung seiner Vitalparameter muss der Patient lernen, auf seinen Körper zu hören und die ersten Anzeichen einer möglichen Dekompensation zu erkennen. Die Pflegekraft kann dem Patienten erklären, wie er Symptome erkennt, die eine sofortige Reaktion erfordern. Beispielsweise können anhaltende oder in den linken Arm ausstrahlende Brustschmerzen, die mit

Schweißausbrüchen und Übelkeit einhergehen, auf einen Herzinfarkt hindeuten, der eine Notfallbehandlung erfordert. Ebenso kann eine zunehmende Kurzatmigkeit oder Atemnot im Liegen ein Anzeichen für eine Verschlechterung der Herzinsuffizienz sein. Der Patient sollte wissen, wie er bei schwerwiegenden Symptomen vorgehen muss: je nach Schwere der Situation sofort den Notdienst kontaktieren oder den Hausarzt anrufen.

Auch **das Management des Lebensstils** zu Hause ist entscheidend, um Rückfälle zu verhindern und den Zustand des Patienten zu stabilisieren. Die Pflegekraft sollte den Patienten dazu ermutigen, sich angemessen zu ernähren, ein moderates Maß an körperlicher Aktivität aufrechtzuerhalten und Stress zu bewältigen. Was beispielsweise die Ernährung betrifft, so ist es wichtig, dass der Patient die Grundlagen einer herzgesunden Ernährung kennt: den Salzkonsum einschränken, um Flüssigkeitsansammlungen zu vermeiden, ungesättigte Fette wie Olivenöl bevorzugen und mehr Obst, Gemüse und Vollkornprodukte einbeziehen. Die Pflegekraft kann praktische Tipps geben, wie diese Essgewohnheiten in den Alltag des Patienten integriert werden können, und Strategien vorschlagen, wie man mit Versuchungen oder sozialen Zwängen umgehen kann.

Körperliche Aktivität, die auf den Gesundheitszustand des Patienten abgestimmt ist, ist ebenfalls vorteilhaft, um die Durchblutung zu verbessern und das Herz zu stärken. Die Pflegekraft kann einfache Aktivitäten wie Gehen, Radfahren oder Schwimmen empfehlen und dabei erklären, wie wichtig es ist, die durch den Gesundheitszustand des Patienten vorgegebenen Grenzen einzuhalten. Es ist wichtig, dass der Patient die Anstrengung an seine Fähigkeiten anpasst und dass er in der Lage ist, Anzeichen einer Überanstrengung wie übermäßige Müdigkeit oder Herzklopfen zu erkennen und entsprechend zu reagieren, indem er die Intensität der Übung verringert.

Emotionale und psychologische Unterstützung ist ein wesentlicher Bestandteil der eigenständigen Symptombehandlung. Viele Patienten, insbesondere solche mit chronischen Erkrankungen wie Herzinsuffizienz oder nach einem Herzinfarkt, können Angstzustände oder Depressionen erleben. Diese Emotionen können ihre Fähigkeit beeinträchtigen, ihre Krankheit effektiv zu bewältigen und motiviert zu bleiben, ihre Behandlung zu befolgen. Indem der Pfleger ein offenes Ohr für die Sorgen des Patienten hat, kann er ihn ermutigen, seine Gefühle auszudrücken und bei Bedarf psychologische Unterstützung zu suchen. Er kann den Patienten auch an Selbsthilfegruppen oder Fachstellen verweisen, wo er sich mit anderen Menschen in ähnlichen Situationen austauschen kann. Eine gute psychologische Unterstützung hilft dem Patienten, seine Krankheit besser zu akzeptieren und proaktiv im Umgang mit seinen Symptomen zu bleiben.

Schließlich ist **die Kommunikation mit dem medizinischen Team** von entscheidender Bedeutung für eine erfolgreiche eigenständige Behandlung der Symptome zu Hause. Der Patient muss wissen, wann und wie er seinen Arzt oder ein anderes Mitglied seines Behandlungsteams kontaktieren kann, wenn er Zweifel hat oder besorgniserregende Symptome auftreten. Die Pflegekraft kann dem Patienten helfen, Fragen für die Nachsorgetermine vorzubereiten und eine regelmäßige Nachsorge zu organisieren, um die Behandlung an die Entwicklung des Zustands anzupassen. Diese kontinuierliche Kommunikation hilft, Komplikationen zu vermeiden und eine angemessene und persönliche Betreuung aufrechtzuerhalten.

Unterstützung der kardialen Rehabilitation

> ° Ermutigung zur Wiederaufnahme angepasster körperlicher Aktivität

Die Förderung der Wiederaufnahme einer angemessenen körperlichen Aktivität ist ein grundlegender Aspekt der Rehabilitation von Herzpatienten oder Patienten mit chronischen Erkrankungen. Körperliche Betätigung trägt, wenn sie richtig dosiert und an den Gesundheitszustand des Patienten angepasst ist, zur Verbesserung der kardiovaskulären Gesundheit, zur Stärkung der Muskulatur und zur Steigerung der Lebensqualität bei. Nach einem kardialen Ereignis wie einem Herzinfarkt, einem chirurgischen Eingriff oder bei Herzinsuffizienz sollte die Wiederaufnahme körperlicher Aktivität schrittweise und unter Aufsicht des medizinischen Teams erfolgen, um Komplikationen zu verhindern und gleichzeitig den erwarteten Nutzen zu bringen. Die Pflegekraft spielt bei dieser Begleitung eine wesentliche Rolle, indem sie den Patienten für die Bedeutung körperlicher Aktivität sensibilisiert, ihn motiviert, wieder Vertrauen in seine Fähigkeiten zu fassen, und ihm die Instrumente an die Hand gibt, um die Bewegung auf sichere Weise in seinen Alltag zu integrieren.

Die Bedeutung von körperlicher Aktivität in der kardialen Rehabilitation ist gut belegt. Bewegung hilft, die Blutzirkulation zu verbessern, den Blutdruck zu senken, das Gewicht zu kontrollieren und den Cholesterinspiegel zu regulieren. Darüber hinaus fördert sie einen besseren Umgang mit Stress und Angst, die nach einem kardialen Ereignis oftmals verstärkt auftreten. Eine der wichtigsten Botschaften, die der Pfleger vermitteln sollte, ist, dass selbst leichte körperliche Betätigung ein integraler Bestandteil der langfristigen Behandlung ist. Der Patient muss verstehen, dass neben Medikamenten und Ernährung auch die allmähliche Wiederaufnahme einer angemessenen körperlichen Aktivität eine notwendige Voraussetzung für die Erhaltung der Herzgesundheit und die Vermeidung von Rückfällen ist.

Die Ermutigung zur Wiederaufnahme einer angepassten körperlichen Aktivität setzt zunächst eine Beurteilung der Fähigkeiten des Patienten voraus. Je nach Gesundheitszustand, Alter, Vorerkrankungen und Fitnessniveau vor dem kardialen Ereignis muss die Aktivität angepasst werden, um eine Überanstrengung zu vermeiden. Ein guter Ausgangspunkt ist das kardiale Rehabilitationsprogramm, das häufig vom Kardiologen verordnet und von Physiotherapeuten betreut wird. Dieses Programm ist darauf ausgelegt, die Patienten bei der schrittweisen Wiederaufnahme der körperlichen Betätigung zu begleiten und gleichzeitig ihre physiologischen Reaktionen wie Herzfrequenz und Blutdruck zu überwachen. Die Pflegekraft kann den Patienten dazu ermutigen, aktiv an diesen Sitzungen teilzunehmen und sie als Mittel zur Stärkung seiner Autonomie und seines Vertrauens in seine körperlichen Fähigkeiten zu sehen.

Spazierengehen ist oft eine der ersten körperlichen Aktivitäten, die nach einer kardialen Episode empfohlen werden. Sie ist zugänglich, nicht sehr intensiv und kann für jedes Niveau geeignet sein. Die Pflegekraft kann den Patienten zum täglichen Gehen ermutigen, indem sie mit kurzen Strecken beginnt und die Dauer und Intensität je nach Verträglichkeit allmählich steigert. Das Gehen stärkt nicht nur die Herzfunktion, sondern verbessert auch die Ausdauer und den Blutkreislauf. Um diese Aktivität angenehmer und motivierender zu gestalten, kann die Pflegekraft Tipps geben, wie z. B. das Gehen mit einem Angehörigen, die Wahl einer angenehmen Umgebung (Parks, Meeresufer) oder das Setzen von schrittweisen Zielen, z. B. durch die Verwendung eines Schrittzählers, um die Anzahl der täglich zurückgelegten Schritte zu verfolgen.

Leichter Muskelaufbau kann ebenfalls gefördert werden, vor allem bei Patienten, die lange Zeit bettlägerig waren. Längere Immobilität führt zu einem Verlust an Muskelmasse und Kraft, was die Wiederaufnahme der täglichen Aktivitäten erschweren kann. Einfache Übungen wie Kniebeugen, Armheben oder Widerstandsübungen mit Gummibändern können dabei helfen, die Muskelkraft allmählich wieder aufzubauen. Die Pflegekraft kann dem Patienten zeigen, wie er diese Übungen sicher durchführen kann, wobei sie darauf achtet, abrupte oder zu intensive Bewegungen zu vermeiden, und ihn daran erinnert, während der Anstrengung richtig zu atmen.

Die Anpassung der Erwartungen und der Umgang mit Ängsten sind zwei wesentliche Aspekte, um die Wiederaufnahme körperlicher Aktivität zu fördern. Nach einem kardialen Ereignis hat der Patient häufig Angst vor erneuter körperlicher Betätigung, weil er befürchtet, ein Rezidiv zu provozieren oder seinen Zustand zu verschlechtern. Die Pflegekraft sollte den Patienten beruhigen, indem sie ihm erklärt, dass angepasste körperliche Aktivität nicht nur sicher, sondern auch gut für das Herz ist, sofern sie im Rahmen der medizinischen Empfehlungen durchgeführt wird. Es kann hilfreich sein, zu erklären, dass der Körper eine große Erholungsfähigkeit hat und dass jede kleine Anstrengung, auch wenn sie nur langsam voranschreitet, zur Stärkung der Gesundheit beiträgt. Die Pflegekraft sollte den Patienten auch ermutigen, sein eigenes Tempo einzuhalten, indem sie betont, wie wichtig es ist, auf seinen Körper zu hören und die Anstrengung bei Anzeichen von Unbehagen wie Brustschmerzen, starker Kurzatmigkeit oder Schwindel zu unterbrechen.

Die Vielfalt der Aktivitäten ist ein weiterer Hebel, um die Wiederaufnahme **von** körperlicher Betätigung attraktiver und motivierender zu gestalten. Die Pflegekraft kann verschiedene Aktivitäten vorschlagen, die dem Geschmack und den Fähigkeiten des Patienten entsprechen, z. B. Radfahren, sanftes Schwimmen, Yoga oder auch Tai-Chi. Diese Aktivitäten haben neben dem körperlichen Aspekt oft auch einen entspannenden und beruhigenden Aspekt, der dazu beitragen kann, Stress abzubauen und das allgemeine Wohlbefinden des Patienten zu verbessern. Das Ausprobieren neuer Aktivitäten kann dem Patienten auch die Lust an der Anstrengung zurückgeben und ihm dabei helfen, Bewegung wieder in seine tägliche Routine zu integrieren.

Die Überwachung der Reaktion des **Körpers auf die Bewegung** ist entscheidend, um **die** Sicherheit des Patienten **zu**

gewährleisten. Die Pflegekraft kann den Patienten dazu anhalten, bestimmte Parameter während der Belastung zu überwachen, wie z. B. die Herzfrequenz oder den Ermüdungszustand. Beispielsweise kann die Verwendung eines Herzfrequenzmessers empfohlen werden, um sicherzustellen, dass der Patient die von seinem Arzt festgelegte Herzfrequenzgrenze nicht überschreitet. Es ist auch wichtig, den Patienten daran zu erinnern, dass die Steigerung schrittweise erfolgen sollte und dass jede Erhöhung der Trainingsintensität mit dem Arzt besprochen werden sollte. Bei besorgniserregenden Symptomen wie Brustschmerzen, starker Kurzatmigkeit oder Schwindel sollten Sie die Aktivität unbedingt abbrechen und einen Arzt aufsuchen.

Das Setzen von realistischen und schrittweisen Zielen ist eine wirksame Methode, um die Motivation langfristig aufrechtzuerhalten. Die Pflegekraft kann dem Patienten helfen, sich individuelle Ziele zu setzen, z. B. jede Woche 10 Minuten länger zu gehen oder eine bestimmte Anzahl von Schritten pro Tag zu erreichen. Diese Ziele sollten auf die Fähigkeiten des Patienten abgestimmt sein und je nach Fortschritt angepasst werden. Eine regelmäßige Überprüfung durch die Pflegekraft oder das medizinische Team ermöglicht es, die Bemühungen des Patienten zu würdigen und ihn zum Durchhalten zu ermutigen.

Schließlich ist **die Integration von Bewegung in die tägliche Routine** eines der besten Mittel, um die Nachhaltigkeit dieser Erholung zu gewährleisten. Oft fällt es dem Patienten leichter, eine regelmäßige Aktivität beizubehalten, wenn sie Teil seiner Gewohnheiten ist. Die Pflegekraft kann Tipps geben, wie man Bewegung in den Alltag integrieren kann, z. B. öfter zu Fuß gehen statt mit dem Auto zu fahren, die Treppe statt den Aufzug zu nehmen oder morgens Dehnübungen zu machen. Ziel ist es, dass körperliche Aktivität zu einem natürlichen Teil des Lebens des Patienten wird, ohne dass sie eine Belastung darstellt.

◦ **Überwachung und Beratung bei Rehabilitationssitzungen**

Die Überwachung und Beratung während der Rehabilitation ist ein wesentlicher Bestandteil, um Patienten nach einem kardialen Ereignis oder einer Operation zu helfen, ihre volle Autonomie wiederzuerlangen. Insbesondere die kardiale Rehabilitation spielt eine Schlüsselrolle bei der körperlichen Erholung, der Verbesserung der Herzfunktion und der Vermeidung von Rückfällen. In diesen Sitzungen, die von einem multidisziplinären Team aus Kardiologen, Physiotherapeuten und Pflegekräften überwacht werden, lernt der Patient, sich wieder zu bewegen, sein Herz und seine Muskeln zu stärken und sich gleichzeitig der Grenzen bewusst zu werden, die ihm sein Gesundheitszustand auferlegt. Durch seine Nähe zum Patienten spielt der Pfleger in dieser Rehabilitationsphase eine wesentliche Rolle: Er überwacht kontinuierlich den klinischen Zustand des Patienten, leitet die Übungen an und beruhigt und motiviert den Patienten vor allem, damit er in aller Sicherheit Fortschritte machen kann.

Die Überwachung der Vitalzeichen während der Rehabilitation ist entscheidend, um **die** Sicherheit des Patienten zu gewährleisten. Da jeder Patient aufgrund seines Gesundheitszustands eine unterschiedliche Belastbarkeit aufweist, ist die ständige Überwachung bestimmter Parameter wie Herzfrequenz, Blutdruck und Sauerstoffsättigung von entscheidender Bedeutung. Die Pflegekraft muss in Verbindung mit dem Physiotherapeuten dafür sorgen, dass diese Werte innerhalb der vom Arzt festgelegten Grenzen bleiben. Nach einem Herzinfarkt oder einer Herzoperation kann z. B. eine zu hohe Herzfrequenz bei Anstrengung darauf hindeuten, dass das Herz überlastet ist. Der Pfleger kann dann die Intensität der Übung anpassen oder den Patienten bitten, eine Pause einzulegen, damit sich das Herz erholen kann. Bei der Überwachung der Vitalzeichen geht es nicht nur um die Messgeräte: Die Pflegekraft sollte auch auf sichtbare klinische Anzeichen wie Hautfarbe, Kurzatmigkeit, übermäßiges Schwitzen oder das Auftreten von Brustschmerzen achten.

Die Anpassung der Übungen an die Fähigkeiten des Patienten ist ein weiterer grundlegender Aspekt der Rehabilitationssitzungen. Jeder Patient schreitet in seinem eigenen Tempo voran, und es ist wichtig, die Übungen an den Grad der Belastungstoleranz des Patienten anzupassen. Bei einem Patienten, der nach einer Operation oder einem Herzinfarkt noch sehr geschwächt ist, können sich die ersten Sitzungen auf einfache Bewegungen beschränken, wie langsames Gehen auf einem Laufband oder Atemübungen. Die Pflegekraft sollte darauf achten, wie der Patient auf die Anstrengung reagiert, und sicherstellen, dass diese seine Fähigkeiten nicht übersteigt. Wenn ein Patient beispielsweise starke Müdigkeit oder Schwindelgefühle äußert, ist es unbedingt erforderlich, das Tempo zu verlangsamen oder die Übung abzubrechen, um das Risiko eines Unwohlseins zu vermeiden. Nach und nach, wenn der Patient wieder zu Kräften kommt, können die Übungen intensiviert werden, mit tieferen Dehnungen, Übungen zur Muskelstärkung oder längeren Gehzeiten. Die Pflegekraft sollte sich stets vor Augen halten, dass die Rehabilitation ein schrittweiser Prozess ist, der unter Berücksichtigung der Fähigkeiten und Grenzen jedes einzelnen Patienten erfolgen muss.

Die Ermutigung und der Umgang mit Ängsten spielen eine zentrale Rolle für den Erfolg der Rehabilitation. Nach einem kardialen Ereignis empfinden viele Patienten Angst vor der Wiederaufnahme körperlicher Aktivitäten, weil sie befürchten, ein neues Herzproblem auszulösen. Die Pflegekraft sollte nicht nur die klinischen Aspekte der Rehabilitation überwachen, sondern den Patienten auch beruhigen, indem sie ihm erklärt, dass körperliche Aktivität für seine Genesung förderlich ist und dass sie unter Aufsicht stattfindet, um seine Sicherheit zu gewährleisten. Es ist wichtig, sich die Ängste des Patienten anzuhören und seine Fragen wohlwollend zu beantworten. Indem die Pflegekraft erklärt, dass die Übungen speziell darauf ausgerichtet sind, das Herz allmählich zu stärken, ohne es zu überlasten, hilft sie dem Patienten, wieder Vertrauen in seinen Körper zu fassen. Die regelmäßige Rückversicherung des

Patienten durch einfache und positive Worte spielt eine grundlegende Rolle, um seine Ängste abzubauen und seine Motivation aufrechtzuerhalten.

Ratschläge für eine sichere körperliche Betätigung sind nicht nur während der Rehabilitation im Krankenhaus, sondern auch für die Fortsetzung der Übungen zu Hause von entscheidender Bedeutung. Die Pflegekraft kann den Patienten an einige wichtige Regeln erinnern, z. B. daran, dass es wichtig ist, sich vor jeder Bewegung aufzuwärmen, um Herz und Muskeln vorzubereiten, oder vor, während und nach der Bewegung ausreichend Flüssigkeit zu sich zu nehmen. Es ist auch wichtig, dem Patienten zu erklären, dass er sich nie über seine Grenzen hinaus anstrengen darf und immer auf seinen Körper hören sollte. Wenn beispielsweise während einer Übung Brustschmerzen, Atembeschwerden oder Schwindel auftreten, sollte der Patient die Aktivität sofort abbrechen und sich an medizinisches Fachpersonal wenden. Die Pflegekraft kann den Patienten auch darauf aufmerksam machen, wie wichtig es ist, sich zwischen den Sitzungen ausreichend auszuruhen, damit der Körper Zeit hat, sich zu erholen.

Die Begleitung zur Selbstständigkeit ist ein Schlüsselziel der Rehabilitationssitzungen. Ziel ist es, dem Patienten zu helfen, dass er sich in der Lage fühlt, seine körperliche Aktivität selbstständig zu steuern, sobald die beaufsichtigten Sitzungen beendet sind. Der Betreuer kann dem Patienten einfache Übungen vorschlagen, die er auch zu Hause sicher durchführen kann, z. B. tägliche Spaziergänge oder leichte Dehnübungen. Er kann dem Patienten auch erklären, wie er seine Vitalparameter zu Hause selbst überwachen kann, z. B. seine Herzfrequenz, und wie er seine Fortschritte in einem Protokollbuch festhalten kann. So kann der Patient die Verantwortung für seine eigene Gesundheit übernehmen und hat gleichzeitig klare Anhaltspunkte dafür, was er tun und wie weit er gehen kann.

Die Motivation und moralische Unterstützung durch die Pflegekraft ist ebenfalls ein Schlüsselfaktor für den Erfolg der

Rehabilitation. Es ist wichtig, selbst kleine Fortschritte des Patienten anzuerkennen und ihm zu zeigen, dass er sich in die richtige Richtung bewegt. Durch regelmäßige positive Ermutigungen kann das Vertrauen des Patienten gestärkt und sein Engagement für den Rehabilitationsprozess aufrechterhalten werden. Der Pfleger kann einen Patienten z. B. dafür loben, dass er länger als in der Vorwoche gelaufen ist oder eine neue Übung gemeistert hat. Diese Art der Anerkennung ist entscheidend, um Entmutigung zu vermeiden, insbesondere wenn die Genesung langwierig und steinig ist.

Schließlich ist **die Nachsorge nach der Rehabilitation** ein integraler Bestandteil der langfristigen Überwachung. Nachdem der Patient sein überwachtes Rehabilitationsprogramm abgeschlossen hat, sollte er weiterhin regelmäßig körperlich aktiv sein, um seine Fortschritte zu erhalten und Rückfällen vorzubeugen. Der Betreuer kann Ratschläge geben, welche Art von Aktivitäten bevorzugt werden sollten und wie sie in die tägliche Routine des Patienten integriert werden können. Sie kann auch auf die Bedeutung der Folgekonsultationen mit dem Arzt oder Kardiologen hinweisen, um das Bewegungsprogramm an die Veränderungen des Gesundheitszustands des Patienten anzupassen.

- ○ Vorbereitung auf die Heimkehr und Beratung nach dem Krankenhausaufenthalt

Die Vorbereitung auf die Rückkehr nach Hause und die Beratung nach dem Krankenhausaufenthalt sind entscheidende Schritte bei der Betreuung von Patienten nach einem Krankenhausaufenthalt, insbesondere in der Kardiologie oder nach größeren Operationen. Ein erfolgreicher Übergang vom Krankenhaus in die häusliche Umgebung erfordert eine sorgfältige Planung, um sicherzustellen, dass der Patient bereit ist, seinen Gesundheitszustand zu verwalten, seine Behandlung zu befolgen und seine Genesung in einer unabhängigeren Umgebung fortzusetzen. Die Rolle der Pflegekraft in dieser Phase ist von grundlegender Bedeutung, da sie dazu beiträgt, den Patienten und seine Familie zu informieren, zu beruhigen und zu begleiten, indem sie sicherstellt, dass sie über das Wissen und die Ressourcen verfügen, die sie benötigen, um Komplikationen zu vermeiden und die Genesung zu optimieren.

Die psychologische und emotionale Vorbereitung ist einer der ersten Schritte bei der Vorbereitung auf die Rückkehr nach Hause. Nach einem Krankenhausaufenthalt, vor allem wegen eines Herzproblems oder einer Operation, können Patienten Angst davor haben, die ständige Überwachung durch das Pflegepersonal zu verlassen. Sie befürchten vielleicht, dass sie nicht in der Lage sind, ihre Behandlung allein zu bewältigen oder die Anzeichen einer Komplikation zu erkennen. Der Pfleger spielt eine wichtige Rolle dabei, diese Ängste abzubauen. Er sollte dem Patienten erklären, dass die Rückkehr nach Hause ein positives Zeichen ihrer Genesung ist und dass die Pflege zu Hause fortgesetzt wird, wobei bei Bedarf Ressourcen zur Verfügung stehen. Zu einer guten emotionalen Vorbereitung gehört auch, dass der Patient weiß, an wen er sich bei Zweifeln oder Problemen wenden kann, sei es sein Hausarzt, eine Telefonhotline oder ein häuslicher Krankenpfleger.

Die Organisation der medikamentösen Behandlung ist eine weitere Priorität. Die Verwaltung der Medikamente zu Hause kann kompliziert sein, insbesondere wenn der Patient mehrere Medikamente zu verschiedenen Tageszeiten einnehmen muss. Die Pflegekraft muss daher sicherstellen, dass der Patient sein Rezept vollständig versteht, indem sie erklärt, wofür jedes Medikament benötigt wird, wie und wann es eingenommen werden muss und wie wichtig es ist, die Behandlung nicht ohne ärztlichen Rat zu unterbrechen. Die Verwendung von Wochenpillenpackungen kann gefördert werden, um die Organisation der Einnahme zu erleichtern. Es ist auch wichtig, den Patienten und seine Angehörigen über mögliche Nebenwirkungen von Medikamenten und über Anzeichen zu informieren, die es erforderlich machen, einen Arzt zu kontaktieren, wie z. B. abnormale Blutungen bei Blutverdünnern oder ein niedriger Blutdruck bei Betablockern. Schließlich kann die Pflegekraft auf die Bedeutung von

Nachsorgeterminen hinweisen, um die Behandlung gegebenenfalls anzupassen.

Die Überwachung auf Anzeichen eines Rückfalls oder von Komplikationen zu Hause ist ein integraler Bestandteil der Beratung nach dem Krankenhausaufenthalt. Der Patient sollte in der Lage sein, Symptome zu erkennen, die eine sofortige ärztliche Behandlung erfordern. Bei einem Patienten, der einen Herzinfarkt erlitten hat oder an Herzinsuffizienz leidet, ist es beispielsweise von entscheidender Bedeutung, auf Anzeichen wie zunehmende Kurzatmigkeit, Brustschmerzen, schnelle Gewichtszunahme oder das Auftreten von Ödemen zu achten. Die Pflegekraft kann dem Patienten einen Leitfaden mit den zu beobachtenden Symptomen und den im Notfall zu ergreifenden Maßnahmen aushändigen, wie z. B. den Notdienst zu kontaktieren oder den Arzt anzurufen. Dies verringert die Angst, eine Komplikation nicht erkennen zu können, und hilft dabei, dem Patienten die Verantwortung für die Verwaltung seiner Gesundheit zu übertragen.

Die Anpassung der häuslichen Umgebung ist häufig erforderlich, um die Genesung zu Hause zu erleichtern, insbesondere bei Patienten mit körperlichen Einschränkungen nach einem längeren Krankenhausaufenthalt. Die Pflegekraft kann bei der Gestaltung der Wohnung beraten, um den Alltag sicherer und bequemer zu machen. Beispielsweise kann es ratsam sein, Teppiche oder rutschige Oberflächen zu sichern, Haltegriffe im Badezimmer anzubringen oder das Bett oder die Stühle höher zu stellen, um die Übergänge zwischen Sitzen und Stehen zu erleichtern. Bei Patienten, die ihre körperliche Anstrengung einschränken müssen, kann die Pflegekraft empfehlen, Aktivitäten in einem Raum zu zentralisieren oder das Auf- und Absteigen von Treppen zu begrenzen. Diese Anpassungen verringern das Risiko von Stürzen oder übermäßiger Ermüdung und ermöglichen es dem Patienten, sich auf seine Erholung zu konzentrieren.

Ein weiterer wichtiger Aspekt der Beratung nach dem Krankenhausaufenthalt ist **die Steuerung der körperlichen Aktivität** zu Hause. Selbst moderate körperliche Aktivität spielt eine Schlüsselrolle bei der Genesung, da sie die Durchblutung verbessert, die Muskeln stärkt und Komplikationen wie Thrombosen vorbeugt. Es ist jedoch von entscheidender Bedeutung, dass die Bewegung an die Fähigkeiten des Patienten und seinen Gesundheitszustand angepasst wird. Der Pfleger sollte den Patienten daran erinnern, wie wichtig es ist, in Bewegung zu bleiben, und dabei seine Grenzen respektieren. Er kann einfache Übungen wie tägliche Spaziergänge oder leichte Dehnübungen empfehlen und den Patienten ermutigen, die Dauer und Intensität je nach Toleranz allmählich zu steigern. Der Helfer kann auch an die Anzeichen erinnern, die während des Trainings warnen sollten, wie starke Kurzatmigkeit, Brustschmerzen oder Schwindel, und den Patienten ermutigen, aufzuhören und einen Arzt aufzusuchen, wenn diese Symptome auftreten.

Die Ernährung und die Steuerung der Lebensgewohnheiten spielen eine wesentliche Rolle bei der Vermeidung von Rückfällen und der Stabilisierung des Gesundheitszustands nach der Rückkehr nach Hause. Die Pflegekraft kann den Patienten hinsichtlich einer ausgewogenen Ernährung beraten, insbesondere bei Patienten mit Herzerkrankungen oder Diabetes. Oft ist es notwendig, eine natriumarme Diät einzuhalten, um Flüssigkeitsansammlungen zu vermeiden, oder die Aufnahme gesättigter Fette zu reduzieren, um den Cholesterinspiegel zu verbessern. Die Pflegekraft kann praktische Ratschläge zur Umsetzung dieser Ernährungsumstellung geben, wie z. B. das Lesen von Lebensmitteletiketten zu lernen, das Dämpfen oder Backen zu bevorzugen und den Verzehr von Obst, Gemüse und mageren Proteinen zu erhöhen. Es ist auch wichtig, den Patienten daran zu erinnern, wie wichtig es ist, ausreichend Flüssigkeit zu sich zu nehmen, sofern keine medizinischen Kontraindikationen vorliegen. Schließlich sollten auch Lebensgewohnheiten wie das Aufgeben des Rauchens und die Verringerung des Alkoholkonsums besprochen werden, da sie eine grundlegende Rolle bei der Vorbeugung von Herzkomplikationen spielen.

Die Unterstützung durch die Familie und die Einbeziehung der Angehörigen sind ebenfalls Schlüsselaspekte, um eine sorgenfreie Rückkehr nach Hause zu gewährleisten. Die Pflegekraft kann die Angehörigen ermutigen, sich an der Betreuung des Patienten zu beteiligen, indem sie sie beispielsweise über die praktischen Aspekte der Behandlung und Pflege zu Hause informiert. Dazu gehören Ratschläge, wie man den Patienten bei der Behandlung unterstützen, ihn bei körperlichen Übungen begleiten oder auf bestimmte klinische Anzeichen achten kann. Es ist auch wichtig, die Familie in Entscheidungen über die Anpassung der häuslichen Umgebung einzubeziehen, um dem Patienten den Alltag zu erleichtern. Die Pflegekraft kann die Angehörigen auch an Ressourcen oder Dienste zur Unterstützung zu Hause verweisen, wenn Hilfe von außen erforderlich ist.

Schließlich sind **die Verwaltung der Nachsorgetermine** und die Kontinuität der Pflege entscheidende Faktoren für die Rückkehr nach Hause. Die Pflegekraft muss sicherstellen, dass der Patient die Termine für seine Termine nach dem Krankenhausaufenthalt kennt und alle Informationen hat, um diese Termine zu organisieren. Dazu gehören Konsultationen mit dem behandelnden Arzt, Kontrolluntersuchungen (Bluttests, Ultraschall usw.) oder auch körperliche oder kardiologische Rehabilitationsmaßnahmen. Eine regelmäßige Nachsorge ermöglicht es, die Behandlung gegebenenfalls anzupassen und den Verlauf der Genesung zu überwachen. Der Pfleger kann den Patienten auch daran erinnern, wie wichtig es ist, alle Fragen oder Symptome zu notieren, die er bei diesen Konsultationen ansprechen möchte.

Kapitel 5

Die kontinuierliche berufliche Weiterentwicklung von Pflegehelfern in der Kardiologie

Fort- und Weiterbildung

◦ Kardiologie-Schulungsprogramme für Pflegehilfskräfte

Kardiologie-Schulungsprogramme für Pflegehilfskräfte spielen eine entscheidende Rolle bei der Verbesserung der Fähigkeiten und Kenntnisse, die erforderlich sind, um Patienten mit Herz-Kreislauf-Erkrankungen eine qualitativ hochwertige Versorgung zu bieten. Die Kardiologie ist ein komplexes Fachgebiet, das ein breites Spektrum an spezifischen Krankheitsbildern, Behandlungsmethoden und Betreuungsformen umfasst. Als wichtige Mitglieder des Pflegeteams müssen Pflegehilfskräfte gut ausgebildet sein, um die Grundlagen von Herzerkrankungen, die gängigen Verfahren sowie die postoperative oder rehabilitative Pflege zu verstehen, damit sie die Patienten auf ihrem Weg durch die Pflege wirksam unterstützen können. In diesen Schulungen erwerben Pflegehilfskräfte nicht nur technische Fertigkeiten, sondern auch ein tieferes Verständnis für die menschlichen und emotionalen Aspekte der Betreuung von Herzpatienten.

Die Schulung zu Herzerkrankungen ist einer der Hauptbestandteile der Kardiologie-Schulungsprogramme für Pflegehilfskräfte. Das Verständnis der verschiedenen Herz-Kreislauf-Erkrankungen ist von grundlegender Bedeutung, um eine angemessene Pflege anbieten zu können. Die Schulungen beinhalten in der Regel Module zu häufigen Erkrankungen wie Herzinsuffizienz, Angina pectoris, Herzinfarkt und Arrhythmien wie Vorhofflimmern. Der Krankenpflegehelfer lernt, die mit diesen Erkrankungen verbundenen Symptome wie Kurzatmigkeit, Brustschmerzen, Ödeme oder Herzklopfen zu erkennen, damit er schnell und angemessen reagieren kann, wenn sich der Zustand des Patienten verschlechtert. Dies ermöglicht ihm, eng mit Krankenschwestern und Ärzten zusammenzuarbeiten, um die Patienten täglich zu überwachen und Anzeichen von Komplikationen zu melden.

Das Erlernen von Techniken zur klinischen Überwachung ist ein weiterer wesentlicher Aspekt der Ausbildungsprogramme.

Kardiologiepflegehelfer/innen müssen in der Lage sein, bestimmte Vitalparameter bei Herzpatienten zu überwachen, darunter die Herzfrequenz, den Blutdruck, die Sauerstoffsättigung und manchmal auch das Gewicht. Diese Messungen sind entscheidend, um die Entwicklung des Gesundheitszustands des Patienten zu verfolgen, insbesondere bei Patienten mit Herzinsuffizienz oder postoperativ nach einem Herzeingriff. Die Schulungen umfassen praktische Übungen, in denen die Pflegekräfte lernen, die Messgeräte (Blutdruckmessgeräte, Oximeter usw.) richtig zu bedienen und die Ergebnisse so zu interpretieren, dass frühzeitig Anomalien erkannt werden können. Sie werden auch darin geschult, zu verstehen, wie wichtig es ist, diese Daten in den Pflegeunterlagen zu dokumentieren und das Pflegeteam bei beunruhigenden Anzeichen zu informieren.

Die Verwaltung der postoperativen Pflege und der medizinischen Geräte ist eine weitere Schlüsselkomponente der Ausbildung in Kardiologie. Nach einer Herzoperation benötigen die Patienten eine spezielle Pflege, um eine gute Erholung zu gewährleisten. Pflegehilfskräfte müssen in der Pflege von Patienten geschult werden, die sich Eingriffen wie koronarer Bypass-Operation, Angioplastie oder dem Einsetzen von Stents unterzogen haben. Dazu gehört auch die Überwachung von Operationswunden, der Umgang mit Thoraxdrainagen sowie die Vermeidung von Infektionen. Darüber hinaus sind Pflegehelfer/innen häufig für die Verwaltung von medizinischen Geräten wie zentralen Venenkathetern, Herzschrittmachern oder implantierbaren automatischen Defibrillatoren (ICDs) zuständig. Sie müssen verstehen, wie diese Geräte funktionieren, wissen, wie sie sicher zu handhaben sind, und in der Lage sein, auf Anzeichen von Fehlfunktionen oder Infektionen in der Umgebung der Implantationsstelle zu achten.

Die Techniken der Herz-Lungen-Wiederbelebung (CPR) sind ebenfalls fester Bestandteil der Ausbildungsprogramme für Kardiologiehelfer. In Krankenhäusern, in denen die Patienten häufig einem Risiko plötzlicher Komplikationen ausgesetzt sind, ist es unerlässlich, dass das gesamte Pflegepersonal, einschließlich der Pflegehelfer, in der Lage ist, bei einem Herzstillstand schnell zu reagieren. Die Schulungen umfassen praktische Module zur Wiederbelebung-Lungen-Herz, zur Verwendung von automatischen externen Defibrillatoren (AEDs) und zum Umgang mit Notfallsituationen. Diese Fähigkeiten ermöglichen es den Betreuungsassistenten, bis zum Eintreffen des medizinischen Teams effektiv einzugreifen und so die Überlebenschancen der Patienten bei einem Herzinfarkt zu erhöhen.

Ein weiterer wichtiger Bestandteil der Ausbildung ist **die Rehabilitationspflege und die Begleitung der Patienten bei der Wiederaufnahme körperlicher Aktivitäten**. Herzpatienten, insbesondere nach einem Herzinfarkt oder einer Operation, müssen häufig ein Rehabilitationsprogramm absolvieren, um ihre körperliche Fitness wiederzuerlangen und ihre Lebensqualität zu verbessern. Pflegekräfte spielen in dieser Rehabilitationsphase eine Schlüsselrolle, indem sie die Patienten dazu ermutigen, allmählich wieder eine ihrem Zustand angemessene körperliche Aktivität aufzunehmen. In Schulungen lernen sie, die Reaktionen des Patienten auf die Belastung zu überwachen, die Übungen an seine Fähigkeiten anzupassen und ihm zu helfen, sein Selbstvertrauen wiederzuerlangen. Dazu gehören auch praktische Ratschläge, wie wichtig Bewegung ist, um das Herz zu stärken und künftigen Komplikationen vorzubeugen.

Auch **die therapeutische Erziehung und die Kommunikation mit den Patienten** stehen im Mittelpunkt der Ausbildung. Pflegehelfer/innen müssen in der Lage sein, Patienten zu erklären, wie wichtig es ist, ihre Behandlung zu befolgen, sich an die ärztlichen Empfehlungen zu halten und die Warnzeichen einer Komplikation zu erkennen. Dazu gehört auch die Fähigkeit, klar und einfühlsam zu kommunizieren, die Fragen der Patienten zu beantworten und ihre Sorgen zu zerstreuen. In der Ausbildung wird viel Wert auf Pädagogik und Psychologie gelegt, damit die Pflegekräfte die Patienten beim Verständnis der Krankheit und bei der Bewältigung ihres Zustands im Alltag begleiten können, insbesondere beim Übergang vom Krankenhaus in die häusliche Umgebung.

Schließlich gehört auch **die Vermeidung von Komplikationen und nosokomialen Infektionen** zu den Kernkompetenzen, die in diesen Ausbildungsprogrammen vermittelt werden. Herzpatienten, insbesondere solche, die bettlägerig sind oder medizinische Geräte tragen, sind besonders anfällig für Infektionen. Die Pflegekräfte lernen, sich an strenge Hygieneprotokolle zu halten, vorsichtig mit medizinischen Geräten umzugehen und auf Anzeichen einer Infektion (Rötung, Wärme, Ausfluss usw.) zu achten. Die Vermeidung von Druckgeschwüren und die Überwachung von Thrombosen sind ebenfalls Teil dieser Ausbildung, da eine längere Immobilisierung zu schwerwiegenden Komplikationen führen kann.

     ◦   Verfügbare Zertifizierungen und Spezialisierungen
Die für Pflegehilfskräfte verfügbaren Zertifizierungen und Spezialisierungen stellen wichtige Möglichkeiten dar, ihre Fähigkeiten zu erweitern, ihr Fachwissen in einem bestimmten Bereich zu vertiefen und so eine spezialisiertere und qualitativ hochwertigere Pflege anzubieten. In der Kardiologie wie auch in anderen medizinischen Fachbereichen bieten diese Zertifizierungen den Pflegehelfern die Möglichkeit, sich in den neuesten Techniken zu schulen, sich ein fundiertes Wissen anzueignen und sich innerhalb ihres Berufsstandes zu profilieren. Der Gesundheitsbereich entwickelt sich schnell weiter und eine Spezialisierung hilft nicht nur, die Patientenversorgung zu verbessern, sondern auch, den neuen Anforderungen des Gesundheitssystems gerecht zu werden. Diese Zertifizierungen und Spezialisierungen werden häufig von Krankenpflegeschulen, Krankenhäusern oder anerkannten Weiterbildungsorganisationen angeboten.

Die Zertifizierung in kardiologischer Pflege für Pflegehilfskräfte ist eine der begehrtesten Spezialisierungen im Bereich der Kardiologie. Sie vermittelt ein umfassendes

Verständnis der häufigsten Herzerkrankungen und der speziellen Pflegetechniken für Patienten mit Herz-Kreislauf-Erkrankungen. Diese Zertifizierung deckt verschiedene Aspekte ab, wie z. B. das Management der postoperativen Pflege, die Überwachung von Patienten nach Eingriffen wie Angioplastie oder Bypass-Operation und die Prävention von Komplikationen wie Thrombosen und Ödemen. Darüber hinaus umfasst sie eine gründliche Ausbildung in der Handhabung von in der Kardiologie verwendeten medizinischen Geräten wie Herzschrittmachern, implantierten Defibrillatoren oder Kathetern. Diese Kenntnisse ermöglichen es Krankenpflegehelfern, effektiv in kardiologischen Fachabteilungen zu arbeiten, in denen die ständige und genaue Überwachung der Vitalzeichen der Patienten von entscheidender Bedeutung ist.

Die Spezialisierung auf kardiale Rehabilitation ist eine weitere wichtige Zertifizierung, insbesondere für Pflegeassistenten, die sich auf die Erholungsphase von Patienten nach einem größeren kardialen Ereignis konzentrieren möchten. In dieser Ausbildung lernen sie, Patienten bei der schrittweisen Wiederaufnahme körperlicher Aktivität zu betreuen und sie bei der Bewältigung der für die Genesung erforderlichen Änderungen des Lebensstils zu begleiten. Die kardiale Rehabilitation umfasst auch Fähigkeiten in der Therapieerziehung, bei der die Pflegekraft lernt, dem Patienten zu erklären, wie wichtig körperliche Bewegung, eine ausgewogene Ernährung und Stressbewältigung sind, um Rückfälle zu vermeiden. Diese Art der Zertifizierung gibt Pflegekräften das nötige Rüstzeug, um Patienten auf ihrem Weg der Genesung zu begleiten und sicherzustellen, dass sie sich an die ärztlichen Anweisungen halten und einen gesünderen Lebensstil pflegen.

Die Zertifizierung in Palliativmedizin ist eine besonders wertvolle Spezialisierung für Pflegehilfskräfte, die mit Patienten am Lebensende arbeiten, z. B. auf Intensivstationen oder in der Kardiologie. Die Zertifizierung in Palliativpflege bietet Pflegekräften Schulungen in den Bereichen Schmerzbehandlung, emotionale Unterstützung und Pflegemanagement am

Lebensende. Sie vermittelt spezifische Fähigkeiten, um Patienten und ihre Familien in schwierigen Zeiten zu begleiten und sicherzustellen, dass die letzten Tage des Patienten so angenehm und würdevoll wie möglich gestaltet werden. Diese Spezialisierung umfasst Module zur empathischen Kommunikation, zum aktiven Zuhören und zum Umgang mit den psychologischen Aspekten des Lebensendes. Diese Fähigkeiten sind entscheidend, um eine menschliche und einfühlsame Begleitung anbieten zu können.

Die Spezialisierung auf Geriatrie ist besonders nützlich für Pflegehilfskräfte, die mit älteren Patienten arbeiten, die an Herz-Kreislauf-Erkrankungen oder anderen chronischen Leiden leiden. Die alternde Bevölkerung ist häufig mit komplexen Problemen konfrontiert, bei denen Herzbeschwerden mit anderen altersbedingten Erkrankungen wie dem Verlust der Selbstständigkeit oder kognitiven Beeinträchtigungen kombiniert werden. Diese Spezialisierung vermittelt Krankenpflegehelfern zusätzliche Fähigkeiten, um die Pflege älterer Menschen unter Berücksichtigung der Besonderheiten, die mit dem Altern des Körpers und der erhöhten Anfälligkeit für chronische Krankheiten einhergehen, zu bewältigen. Sie lernen, die Bedürfnisse älterer Patienten einzuschätzen, auf Anzeichen von Komplikationen zu achten und Strategien zur Vermeidung von Stürzen, Unterernährung und Infektionen umzusetzen.

Die Zertifizierung in Techniken der Herz-Lungen-Wiederbelebung (CPR) und Defibrillation ist eine unverzichtbare Kompetenz für alle Pflegehelfer, insbesondere für diejenigen, die in kardiologischen Abteilungen oder auf der Intensivstation arbeiten. Mit dieser Zertifizierung erwerben sie die notwendigen Fähigkeiten, um im Falle eines Herzstillstands schnell und effektiv reagieren zu können. Die Ausbildung umfasst das Erlernen der grundlegenden Techniken der Herz-Lungen-Wiederbelebung, den Einsatz von automatischen externen Defibrillatoren (AEDs) sowie den Umgang mit Herznotfällen in den ersten kritischen Minuten vor dem Eintreffen des medizinischen Teams. Diese Fähigkeit ist von entscheidender

Bedeutung, da sie es den Pflegekräften ermöglicht, in Notfallsituationen sofort einzugreifen und so die Überlebenschancen der Patienten zu erhöhen.

Die Spezialisierung auf Wund- und Heilungspflege ist eine wichtige Zertifizierung für Pflegehilfskräfte, die Patienten nach Operationen oder mit chronischen Wunden betreuen, z. B. aufgrund von schlechter Durchblutung oder Herzinsuffizienz. Diese Ausbildung vermittelt spezielle Fähigkeiten im Umgang mit Wunden, Verbänden und Techniken zur Vermeidung von Infektionen. In Wundheilung geschulte Pflegeassistenten lernen, den Verlauf von Operationswunden zu überwachen, Druckgeschwüren bei bettlägerigen Patienten vorzubeugen und Anzeichen von Infektionen oder Komplikationen aufgrund schlechter Wundheilung zu erkennen. Dies ist besonders wichtig in kardiologischen Abteilungen, wo die Wundheilung nach einem Eingriff entscheidend für die Genesung des Patienten ist.

Die Zertifizierung im Bereich Prävention und Management von nosokomialen Infektionen ist eine weitere relevante Spezialisierung für Pflegehilfskräfte, die in einem Krankenhausumfeld mit hohem Risiko arbeiten. Nosokomiale Infektionen stellen eine große Gefahr für Patienten im Krankenhaus dar, insbesondere für solche, die sich invasiven Eingriffen unterziehen müssen oder durch chronische Erkrankungen geschwächt sind. Diese Zertifizierung schult Krankenpflegehelfer in Techniken zur Infektionsprävention, in der Verwendung persönlicher Schutzausrüstung (PSA) und in der Handhabung aseptischer Protokolle, um das Risiko einer Ansteckung zu minimieren. Sie lernen auch, erste Anzeichen einer Infektion wie Fieber oder Rötungen um medizinische Geräte herum zu erkennen und schnell zu reagieren, um die Ausbreitung solcher Infektionen zu verhindern.

Zertifizierungen in psychischer Gesundheit und psychologischer Unterstützung sind ebenfalls wichtige Spezialisierungen, da sie den Pflegekräften ermöglichen, die psychologischen Aspekte der Pflege besser zu verstehen und zu bewältigen. In der Kardiologie sind Patienten häufig mit einem hohen Maß an Stress, Angst und manchmal auch Depressionen konfrontiert, insbesondere nach traumatischen Ereignissen wie einem Herzinfarkt oder einer Herzoperation. Pflegekräfte, die auf psychologische Unterstützung spezialisiert sind, lernen, einfühlsam zuzuhören, Anzeichen emotionaler Not zu erkennen und mit Psychologen oder Psychiatern zusammenzuarbeiten, um eine umfassende Betreuung zu gewährleisten. Sie spielen eine wichtige Rolle dabei, den Patienten über seine körperlichen Bedürfnisse hinaus zu betreuen und dabei auch seine geistige und emotionale Gesundheit zu berücksichtigen.

◦ Teilnahme an Fachkonferenzen und Seminaren

Die Teilnahme an Fachkonferenzen und Seminaren ist eine unschätzbare Gelegenheit für Pflegehilfskräfte, insbesondere für solche, die in der Kardiologie oder in anderen medizinischen Fachbereichen tätig sind, ihr Wissen zu erweitern, neue Fähigkeiten zu erlernen und sich über die Fortschritte in ihrem Fachgebiet auf dem Laufenden zu halten. Diese Veranstaltungen bieten einen privilegierten Raum, um sich mit Experten, Forschern und Praktikern aus verschiedenen Disziplinen auszutauschen und gleichzeitig ein berufliches Netzwerk aufzubauen, das sich in der täglichen Praxis als wertvoll erweisen kann. Durch die Teilnahme an diesen Treffen stärken Pflegehelfer/innen ihr Fachwissen und bringen innovativere und effektivere Praktiken in ihre Pflegeteams ein.

Fachkonferenzen und Seminare sind in erster Linie Orte der Weiterbildung, an denen Angehörige der Gesundheitsberufe ihr Verständnis von Krankheiten, Behandlungen und Pflegetechniken vertiefen können. In der Kardiologie beispielsweise bieten solche Veranstaltungen die Möglichkeit, sich über die neuesten Entwicklungen bei der Behandlung von Herz-Kreislauf-Erkrankungen, der Behandlung von Komplikationen oder der Verwendung neuer medizinischer Geräte zu informieren. Für Pflegehilfskräfte bietet die Teilnahme an solchen Konferenzen die

Möglichkeit, ihr Wissen über Herzerkrankungen zu erweitern, Strategien für die Behandlung von Patienten besser zu verstehen und ihre tägliche Praxis zu verbessern. Auf diesen Veranstaltungen können sie Vorträge zu verschiedenen Themen hören, z. B. über das Management der postoperativen Versorgung, über Überwachungstechniken für Patienten unter Antikoagulanzientherapie oder über moderne Ansätze in der kardialen Rehabilitation. Diese Präsentationen, die häufig von anerkannten Experten gehalten werden, bieten aktuelle Informationen, die auf den neuesten medizinischen Forschungsergebnissen basieren.

Die praktische Dimension der Fachseminare ist ein weiterer Pluspunkt für Pflegekräfte. Neben theoretischen Vorträgen bieten viele Seminare auch praktische Workshops an, in denen die Teilnehmer neue Pflegetechniken oder den Umgang mit medizinischen Geräten üben können. Ein Workshop über Herz-Lungen-Wiederbelebung (HLW) und die Verwendung von Defibrillatoren beispielsweise ermöglicht es Pflegekräften, ihre Fähigkeiten in diesen wichtigen Bereichen zu verbessern und so ihre Fähigkeit zu erhöhen, in Notsituationen effektiv zu reagieren. Ebenso bieten Workshops zum Umgang mit medizinischen Geräten wie Herzschrittmachern oder zentralen Venenkathetern eine konkrete Schulung, die sofort in der täglichen Praxis angewendet werden kann. In diesen interaktiven Sitzungen, die oft von erfahrenen Ausbildern geleitet werden, können Sie sich neues Know-how aneignen und erhalten gleichzeitig persönliches Feedback zu den erlernten Techniken.

Die Teilnahme an Konferenzen bietet auch die Möglichkeit, Innovationen im Bereich der Pflege kennenzulernen. Der Gesundheitssektor, insbesondere die Kardiologie, entwickelt sich dank des technologischen Fortschritts und der medizinischen Fortschritte ständig weiter. Neue Überwachungsinstrumente, leistungsfähigere medizinische Geräte oder effizientere Pflegeprotokolle werden regelmäßig auf diesen Veranstaltungen vorgestellt. Pflegehilfskräfte, die an diesen Konferenzen teilnehmen, kommen daher mit aufkommenden Technologien wie

Fernüberwachungsgeräten oder digitalen Hilfsmitteln für die Verwaltung von Patientendaten in Berührung. Durch ein besseres Verständnis dieser Innovationen können sie nicht nur ihre Praxis verbessern, sondern auch eine aktive Rolle bei deren Umsetzung in ihren Teams spielen. Als patientennahe Vermittler können sie außerdem wertvolles Feedback zum Einsatz dieser Technologien in der täglichen Pflege geben und so dazu beitragen, dass diese an die Bedürfnisse der Patienten angepasst werden.

Fachkonferenzen und Seminare sind für innen/Pflegehelfer auch eine großartige Gelegenheit, sich mit Gleichaltrigen auszutauschen und Kontakte mit Gesundheitsfachkräften aus anderen Einrichtungen oder Regionen zu knüpfen. Der informelle Austausch, der bei diesen Veranstaltungen stattfindet - in Kaffeepausen, an runden Tischen oder in Diskussionsrunden - ermöglicht den Austausch von Erfahrungen, Herausforderungen und praktischen Lösungen. Diese Interaktionen sind eine Quelle der Inspiration und der gegenseitigen Bereicherung. Beispielsweise kann sich eine Pflegekraft, die in der Kardiologieabteilung eines Krankenhauses arbeitet, mit einer anderen Fachkraft über wirksame Strategien austauschen, um Patienten für die kardiologische Rehabilitation zu motivieren. Dieser Austausch fördert die Verbreitung bewährter Verfahren und stärkt das Gefühl der Zugehörigkeit zu einer Gemeinschaft von Pflegekräften, die dieselben Ziele verfolgen: die Qualität der Pflege und die Betreuung der Patienten zu verbessern.

Auch die Teilnahme an Fachseminaren kann neue Möglichkeiten für die berufliche Entwicklung und Karriere eröffnen. Durch den Besuch von Konferenzen können Pflegehelfer/innen Spezialisierungswege kennenlernen, die sie besonders interessieren, z. B. kardiale Rehabilitation, Palliativpflege in der Kardiologie oder Prävention von Herz-Kreislauf-Erkrankungen. Diese Veranstaltungen bieten oft die Möglichkeit, Ausbilder, Ausbildungsleiter oder Experten in diesen Bereichen zu treffen, die Pflegehilfskräfte an Weiterbildungsprogramme oder spezielle Zertifizierungen verweisen können. Außerdem wird man durch die Teilnahme an

147

solchen Veranstaltungen als Fachkraft anerkannt, die sich für ihre Weiterentwicklung und Verbesserung einsetzt, was wiederum Aufstiegsmöglichkeiten innerhalb der Einrichtung oder in innovativen Forschungs- oder Pflegeprojekten eröffnen kann.

Der Einfluss von Konferenzen auf die Qualität der Pflege ist unbestreitbar. Wenn Pflegehelfer an Seminaren und Konferenzen teilnehmen, bringen sie neue Ideen und Praktiken mit nach Hause, die sie mit ihren Kollegen teilen können. Dadurch können sie die Praktiken in ihren Abteilungen weiterentwickeln, die Patientenversorgung verbessern und besser auf die täglichen Herausforderungen in der Pflege reagieren. Beispielsweise kann ein Pflegehelfer nach dem Besuch eines Vortrags über die Prävention nosokomialer Infektionen neue Methoden zur Desinfektion oder zum Umgang mit Medizinprodukten vorschlagen, wodurch sich das Infektionsrisiko bei gefährdeten Patienten verringern kann. Diese Verbreitung des erworbenen Wissens kommt nicht nur dem Pflegehelfer, sondern dem gesamten Pflegeteam und im weiteren Sinne auch den Patienten zugute.

Darüber hinaus **können Pflegehilfskräfte auf Fachkonferenzen ihre Kommunikations- und Präsentationsfähigkeiten ausbauen.** Einige Seminare bieten den Teilnehmern die Möglichkeit, Fallstudien, Projekte zur Verbesserung der Pflege oder Initiativen in ihrer Einrichtung vorzustellen. Dies ermöglicht nicht nur den Austausch konkreter Erfahrungen mit anderen Fachkräften, sondern fördert auch die Entwicklung von Kommunikations-, Organisations- und Projektmanagementfähigkeiten. Diese Präsentationen sind auch eine Möglichkeit für Pflegehilfskräfte, aktiv zur Weiterentwicklung der Pflegepraxis beizutragen und ihr Engagement für die Qualität der Pflege zu zeigen.

Schließlich **fördert die Teilnahme an diesen Veranstaltungen eine Geisteshaltung des ständigen Lernens.** Indem sie den gewohnten Rahmen ihrer Praxis verlassen, kommen Pflegehelfer/innen mit neuen Ideen, verschiedenen Perspektiven und unterschiedlichen Ansätzen der Pflege in Berührung. Dadurch werden sie dazu angehalten, Veränderungen gegenüber aufgeschlossen zu sein und sich während ihrer gesamten Laufbahn weiterzubilden - ein wesentlicher Aspekt in einem Bereich wie dem Gesundheitswesen, in dem sich Wissen und Technologien ständig weiterentwickeln. Dies trägt dazu bei, ihre Professionalität und ihre Fähigkeit zu stärken, eine Pflege anzubieten, die immer besser auf die Bedürfnisse ihrer Patienten abgestimmt ist.

Umgang mit Stress und emotionaler Belastung

     ◦   Strategien zur Stressbewältigung im Krankenhaus Die Stressbewältigung im Krankenhaus ist eine entscheidende Herausforderung für Beschäftigte im Gesundheitswesen und insbesondere für Pflegekräfte, die im Mittelpunkt der täglichen Pflege stehen. Die Arbeit in Krankenhäusern kann aufgrund der emotionalen Belastung, des hohen Tempos, des Umgangs mit Notfällen und des Drucks, der mit der Pflege von oftmals schutzbedürftigen Patienten verbunden ist, besonders anstrengend sein. Ein ineffizientes Stressmanagement kann nicht nur das Wohlbefinden des Pflegepersonals beeinträchtigen, sondern auch die Qualität der geleisteten Pflege. Daher ist es von entscheidender Bedeutung, geeignete Strategien zu entwickeln, die Pflegekräften helfen, Stress zu bewältigen und ihre psychische Gesundheit zu erhalten, während sie gleichzeitig ein hohes Maß an beruflicher Leistung erbringen. Diese Strategien, die persönliche, organisatorische und zwischenmenschliche Ansätze kombinieren, sollen Burnout vorbeugen, die Resilienz stärken und ein ruhigeres Arbeitsumfeld fördern.

Zeit- und Prioritätenmanagement ist eine der ersten **und** wichtigsten Strategien zur Stressreduzierung im Krankenhaus. Der Arbeitsrhythmus kann intensiv sein, mit vielen Aufgaben, die innerhalb eines begrenzten Zeitraums erledigt werden müssen, und Pflegekräfte können sich leicht überfordert fühlen. Um diese Erschöpfung zu vermeiden, ist es entscheidend zu lernen, wie man seinen Tag effizient organisiert und dabei klare Prioritäten setzt. Eine Methode besteht darin, dringende und wichtige Aufgaben zu identifizieren, während man weniger dringende Aufgaben delegiert oder verschiebt. So kann man besser mit Zeiten der Überlastung umgehen und behält die Kontrolle über die Arbeitsbelastung. Die Verwendung einfacher Hilfsmittel wie Aufgabenlisten oder Tracking-Tabellen hilft, sich zu strukturieren und die Anhäufung kleiner, unerledigter Aufgaben zu vermeiden, die zu einer zusätzlichen Stressquelle werden können.

Die effektive Kommunikation mit dem Pflegeteam ist eine weitere Schlüsselstrategie zur Verringerung von Stress im Krankenhaus. Die Arbeit in einem Krankenhausumfeld erfordert eine ständige Koordination zwischen den Teammitgliedern, und Kommunikationsprobleme können schnell zu Missverständnissen, Fehlern und erhöhter Anspannung führen. Krankenpflegehelfer müssen daher Fähigkeiten in der assertiven Kommunikation entwickeln, um ihre Bedürfnisse zu äußern, bei Bedarf um Hilfe zu bitten und wichtige Informationen mit ihren Kollegen zu teilen. Wenn z. B. die Arbeitsbelastung zu groß wird oder komplexe Situationen das Eingreifen einer Pflegekraft oder eines Arztes erfordern, muss die Pflegekraft in der Lage sein, diese Bedürfnisse schnell zu melden, ohne befürchten zu müssen, inkompetent zu erscheinen. Ein klarer und regelmäßiger Austausch mit dem Team ermöglicht es, die Aufgaben besser zu verteilen und das Gefühl der Isolation oder Überlastung zu vermeiden.

Techniken zur Entspannung und Stressbewältigung im Alltag spielen eine entscheidende Rolle, wenn es darum geht, Pflegekräften zu helfen, angesichts der Herausforderungen der Arbeit in Krankenhäusern ein emotionales Gleichgewicht zu bewahren. Unter diesen Techniken sind tiefes Atmen und Achtsamkeitsmeditation (Mindfulness) besonders wirksam, um Ängste abzubauen und einen Zustand der Ruhe zu finden, selbst mitten im Arbeitsalltag. Diese Praktiken helfen dabei, angesammelte Spannungen zu lösen, sich neu zu zentrieren und geistige Energie zu gewinnen. Beispielsweise kann die Pflegekraft in einer Pause die Bauchatmung praktizieren, indem sie einige Sekunden lang tief einatmet und dann langsam ausatmet, um die Herzfrequenz zu senken und den Stress abzubauen. Auch die Achtsamkeitsmeditation, bei der man sich ohne Bewertung voll und ganz auf den gegenwärtigen Moment konzentriert, kann selbst in einer Krankenhausumgebung praktiziert werden, indem man einfach auf seine Empfindungen, seine Atmung oder die unmittelbare Umgebung achtet. Diese Momente der Besinnung, auch wenn sie nur kurz sind, helfen, einen Teil des Stresses abzubauen und entspannter zu den anstehenden Aufgaben zurückzukehren.

Soziale Unterstützung und Solidarität unter Kollegen sind ebenfalls entscheidende Faktoren bei der Stressbewältigung im Krankenhaus. Das Gefühl der Zugehörigkeit zu einem Team und der Erfahrungsaustausch mit Kollegen tragen dazu bei, das Gefühl der Isolation zu verringern, das sich in Zeiten intensiven Stresses oft noch verstärkt. Die Schaffung eines wohlwollenden Arbeitsumfelds, in dem sich alle gegenseitig unterstützen, hilft, die täglichen Schwierigkeiten besser zu bewältigen. So kann z. B. ein System von Zweierteams oder Unterstützungsleistungen zwischen Pflegekräften eingeführt werden, sodass jedes Teammitglied bei Bedarf ein offenes Ohr hat oder in schwierigeren Zeiten jemanden hat, auf den es sich verlassen kann. Diese positiven Interaktionen stärken den Zusammenhalt des Teams und helfen dabei, angespannte Situationen besser zu bewältigen.

Der Umgang mit Emotionen und professionelle Distanz sind wichtige Fähigkeiten, um einer emotionalen Erschöpfung vorzubeugen. Die Arbeit in einem Krankenhaus bedeutet, dass man täglich mit leidenden Patienten zu tun hat, was die Pflegekräfte emotional beeinträchtigen kann. Es ist daher wichtig, das richtige Gleichgewicht zwischen dem für die Betreuung der Patienten erforderlichen Einfühlungsvermögen und der Fähigkeit, sich nicht von ihren Emotionen überwältigen zu lassen, zu finden.

Pflegende Helfer müssen lernen, ihre eigenen emotionalen Grenzen zu erkennen und zu akzeptieren, dass es trotz aller Bemühungen Aspekte der Krankheit gibt, die sich ihrer Kontrolle entziehen. Das bedeutet nicht, gleichgültig zu sein, sondern vielmehr die Fähigkeit zu besitzen, eine professionelle Distanz zu wahren, um nicht ständig von der emotionalen Belastung der Patienten absorbiert zu werden. In besonders schwierigen Situationen wie einem Todesfall oder einem traumatischen Ereignis ist es unerlässlich, mit einem Kollegen, einem Psychologen oder einem Vorgesetzten darüber sprechen zu können, um zu verhindern, dass sich diese Emotionen aufstauen und zu einer Quelle lang anhaltenden Stresses werden.

Ein ausgewogenes Verhältnis zwischen Berufs- und Privatleben ist auch für die Stressbewältigung von grundlegender Bedeutung. Pflegekräfte, die häufig mit anspruchsvollen Arbeitszeiten und langen Bereitschaftsdiensten konfrontiert sind, müssen darauf achten, dass sie sich außerhalb der Arbeit Zeiten der Ruhe und des Abschaltens gönnen. Es ist wichtig, sich Zeit für Aktivitäten zu nehmen, bei denen man sich erholen und den Druck abbauen kann, sei es durch körperliche Aktivitäten, kreative Hobbys oder Zeit mit der Familie oder Freunden. Die Idee ist, sich auf sich selbst konzentrieren zu können und sich geistig und körperlich zu erholen, um mit neuer Energie an die Arbeit zurückzukehren. Ruhezeiten müssen eingehalten werden, und es ist von entscheidender Bedeutung, das Privatleben nicht der Arbeit zu opfern, da dies langfristig zu einem Burnout führen kann.

Auch **Weiterbildung und der Erwerb neuer Fähigkeiten** können zu einer besseren Stressbewältigung beitragen. Unsicherheit oder mangelndes Vertrauen in die eigenen Fähigkeiten angesichts komplexer Situationen können das Stressempfinden verstärken. Die Teilnahme an speziellen Fortbildungen ermöglicht es, die eigenen Fähigkeiten zu stärken, neue Pflegetechniken zu erlernen und klinische Aspekte besser zu verstehen, was das Selbstvertrauen steigert und die Angst vor schwierigen Situationen verringert. Darüber hinaus vermittelt das ständige Lernen und Weiterbilden ein Gefühl der Erfüllung und Wertschätzung, das dazu beiträgt, die Herausforderungen des Alltags besser zu bewältigen.

Schließlich sind **psychologische Ressourcen und institutionelle Unterstützung** für die Stressbewältigung von entscheidender Bedeutung. Viele Gesundheitseinrichtungen bieten psychologische Unterstützungsprogramme oder Gruppensitzungen an, um den Berufstätigen zu helfen, mit dem täglichen Druck umzugehen. Es ist wichtig, dass sich Pflegekräfte frei fühlen, ohne Stigmatisierung auf diese Ressourcen zuzugreifen. Regelmäßige Sitzungen mit einem Psychologen können einen sicheren Raum bieten, in dem Schwierigkeiten angesprochen und Werkzeuge zur besseren Bewältigung von Stresssituationen vermittelt werden können. Krankenhäuser können auch Workshops zum Thema Stressmanagement, Gesprächsgruppen oder gemeinsame Entspannungsmomente organisieren, um das Wohlbefinden am Arbeitsplatz zu fördern.

       ○   Bedeutung von kollegialer Unterstützung und Supervision

Kollegiale Unterstützung und Supervision spielen eine grundlegende Rolle für das Wohlbefinden von Pflegekräften und die Qualität der Patientenversorgung, insbesondere in Krankenhäusern, wo Druck und Stress oft hoch sind. Teamarbeit, gegenseitige Unterstützung und Supervision bieten einen Rahmen der Sicherheit, Solidarität und des Austauschs, der es den Pflegekräften ermöglicht, die täglichen Herausforderungen besser zu bewältigen, kontinuierlich zu lernen und einem Burnout vorzubeugen. Diese Aspekte des Berufslebens schaffen ein menschlicheres Arbeitsumfeld, in dem sich jeder unterstützt, wertgeschätzt und in der Lage fühlt, sich sowohl beruflich als auch persönlich weiterzuentwickeln.

Die Unterstützung unter Kollegen ist aus mehreren Gründen von entscheidender Bedeutung. Im Krankenhaus, wo Situationen unvorhersehbar sein können und die Tage vollgepackt sind, ist es von grundlegender Bedeutung, sich auf seine Kollegen verlassen zu können, um Momente der Arbeitsüberlastung, des Stresses oder emotionaler Schwierigkeiten zu bewältigen. In einem Klima der Solidarität zu arbeiten bedeutet nicht nur, dass man sich weniger isoliert fühlt, sondern auch, dass man voneinander lernen, Erfahrungen austauschen und gemeinsame Strategien für komplexe Situationen entwickeln kann. Wenn gegenseitige Hilfe vorhanden ist, können Aufgaben besser verteilt, Spannungsmomente besser bewältigt und potenzielle Fehler vermieden werden. Beispielsweise kann ein Kollege einem anderen Pfleger helfen, der mit der Anzahl der zu betreuenden Patienten überfordert ist, oder praktische Ratschläge zur Lösung einer schwierigen Situation austauschen.

Diese **Kooperationsdynamik** fördert auch den reibungslosen Ablauf der Pflege. Wenn Pflegehilfskräfte zusammenarbeiten, können sie die Patientenversorgung besser koordinieren, sicherstellen, dass Aufgaben gewissenhaft ausgeführt werden, und den Bedarf effektiver decken. Durch die Unterstützung unter Kollegen fühlt man sich bei anstehenden Entscheidungen sicherer, da jeder weiß, dass er sich auf die anderen verlassen kann, wenn es darum geht, eine Maßnahme zu bestätigen oder eine alternative Lösung vorzuschlagen. Dies stärkt das Vertrauen innerhalb des Teams und verringert das Gefühl des individuellen Drucks.

Auf emotionaler Ebene hilft die Unterstützung unter Kollegen dabei, **die schwierigsten Aspekte des Berufs** zu **bewältigen**, insbesondere Situationen, in denen Patienten leiden, sterben oder in eine psychische Notlage geraten. Diese Momente können für Pflegehilfskräfte sehr anstrengend sein, da sie oft an vorderster Front stehen, um Patienten in Momenten großer Verletzlichkeit zu begleiten. In der Lage zu sein, seine Gefühle mit Kollegen zu teilen, seine Emotionen auszudrücken, ohne verurteilt zu werden, und Trost im Team zu finden, ist entscheidend, um zu verhindern, dass sich emotionale Spannungen aufbauen. Nach einem besonders belastenden Ereignis wie einem Todesfall oder einem Notfall kann z. B. ein einfaches Gespräch mit einem Kollegen einen Teil des Stresses abbauen und verhindern, dass sich dieser aufstaut.

Eine ebenso wichtige Rolle bei der Betreuung und Unterstützung von Pflegehelfern spielt **die Supervision**. Sie bietet einen strukturierten Rahmen, in dem die Pflegekraft lernen, Fragen stellen und Feedback zu ihrer Arbeit erhalten kann. Die Supervision, die häufig von Bezugspflegekräften oder Führungskräften im Gesundheitswesen durchgeführt wird, ist von entscheidender Bedeutung, um sicherzustellen, dass die Pflege unter Einhaltung von Protokollen und bewährten Verfahren erfolgt, und bietet gleichzeitig einen Raum für Dialog und Reflexion, um die beruflichen Fähigkeiten zu verbessern.

Die Supervision hat eine doppelte Funktion: Sie ist sowohl pädagogisch als auch schützend. In pädagogischer Hinsicht ermöglicht die Supervision dem Pflegehelfer eine wohlwollende Betreuung, in der er Fragen zu komplexen Verfahren stellen, um Klärung bestimmter Aspekte der Betreuung bitten oder auch Ratschläge zur besseren Organisation seiner Arbeit erhalten kann. Diese Unterstützung trägt dazu bei, die fachlichen Kompetenzen zu stärken und das Selbstvertrauen zu erhöhen. Beispielsweise kann eine angehende Pflegekraft bei ihren ersten heiklen Einsätzen, wie dem Umgang mit einem Katheterpatienten oder einem Patienten auf der Intensivstation, betreut werden. Die Supervision stellt dann sicher, dass alles richtig gemacht wird, und bietet gleichzeitig einen sicheren Lernraum.

Auf der schützenden Ebene **hilft die Supervision, Fehler zu vermeiden** und die Sicherheit der Patienten **zu** gewährleisten. Durch die regelmäßige Beaufsichtigung der Arbeit der Pflegehilfskräfte können die Referenten sicherstellen, dass Protokolle befolgt werden, die Pflegepraktiken den Standards entsprechen und die Pflegehilfskräfte die Sicherheitsvorschriften einhalten. Dies ist besonders in Abteilungen mit komplexer Pflege wichtig, z. B. in der Kardiologie oder auf der Intensivstation. Die Supervision bietet ein Sicherheitsnetz für die Pflegehilfskräfte, die zwar für ihre Handlungen verantwortlich sind, aber zusätzliche

Fachkenntnisse erhalten, um ihre Handlungen zu validieren oder zu korrigieren.

Die Supervision bietet auch einen Raum für die Reflexion der beruflichen Praxis. In den Supervisionssitzungen können die Pflegehelfer/innen über angetroffene Situationen diskutieren, über getroffene Entscheidungen nachdenken und die erzielten Ergebnisse analysieren. Dadurch können die Pflegepraktiken kontinuierlich verbessert werden, indem das Feedback und die Anregungen der Betreuer berücksichtigt werden. Dieser Prozess der kontinuierlichen Verbesserung ist von entscheidender Bedeutung, um Kompetenzen weiterzuentwickeln, Schwachstellen zu identifizieren und bewährte Praktiken zu stärken. Beispielsweise kann nach einer Situation, in der bei einem Patienten eine Komplikation aufgetreten ist, eine Supervisionssitzung dazu dienen, das Ereignis noch einmal Revue passieren zu lassen, festzustellen, was hätte anders gemacht werden können, und daraus Lehren für die Zukunft zu ziehen.

Unterstützung unter Kollegen und Supervision tragen auch dazu bei, einem Burnout vorzubeugen, einem Risiko, das bei Pflegekräften aufgrund der anspruchsvollen und emotional belastenden Natur ihrer Arbeit häufig auftritt. Das Wissen, dass man die Last nicht allein trägt, dass man sich bei Bedarf auf seine Kollegen verlassen kann und dass man eine strukturierte Begleitung erhält, hilft dabei, Stress abzubauen und die angesammelte Müdigkeit besser zu bewältigen. Eine ständige Unterstützung ermöglicht es, schwierige Momente zu teilen, emotionalen Druck abzubauen und die Isolation zu vermeiden, die einer der Hauptfaktoren für Burnout ist.

Schließlich ist **die Wertschätzung durch** Gleichaltrige **und Vorgesetzte von** entscheidender Bedeutung für die Stärkung der Motivation und des Selbstwertgefühls. Im Krankenhaus, wo der Arbeitsrhythmus oft intensiv und die Tage lang sind, ist es äußerst motivierend, Ermutigung, Dank oder positive Rückmeldungen über die eigene Arbeit zu erhalten. Sei es ein Kollege, der eine gut ausgeführte Maßnahme hervorhebt, oder ein Vorgesetzter, der die

Professionalität der Pflegekraft anerkennt - solche Anerkennungen helfen, das Selbstvertrauen zu stärken und der täglichen Arbeit einen Sinn zu verleihen. Zu wissen, dass die eigene Arbeit geschätzt wird und im Team von Nutzen ist, trägt dazu bei, ein Gefühl der beruflichen Zufriedenheit zu nähren.

      ◦   Entspannungs- und Erholungstechniken

Entspannungs- und Erholungstechniken sind für Pflegekräfte von entscheidender Bedeutung, insbesondere in anspruchsvollen Umgebungen wie Krankenhäusern, in denen sich Stress, emotionale Belastung und körperliche Erschöpfung schnell ansammeln können. Sich um sich selbst zu kümmern ist eine Notwendigkeit, um eine gute geistige und körperliche Gesundheit zu erhalten, Burnout vorzubeugen und weiterhin qualitativ hochwertige Pflegeleistungen zu erbringen. Diese Techniken, die verschiedene Ansätze umfassen, ermöglichen es Pflegekräften, Spannungen zu lösen, ihre Energie wiederherzustellen und die täglichen Anforderungen ihres Berufs besser zu bewältigen. Zu lernen, wie man Momente der Entspannung und Erholung in die tägliche Routine einbaut, kann einen bedeutenden Unterschied für das allgemeine Wohlbefinden machen.

Tiefenatmung und Herzkohärenz sind zugängliche und wirksame Entspannungstechniken, die sich besonders für Pflegekräfte eignen, die nach schnellen Methoden suchen, um den Stress im Laufe des Tages zu bewältigen. Bei der Tiefenatmung, auch Zwerchfellatmung genannt, werden lange, langsame Atemzüge gemacht, gefolgt von längeren Ausatmungen. Dadurch wird das Nervensystem beruhigt, die Herzfrequenz verlangsamt und aufgestaute Anspannung abgebaut. Einige Minuten bewusstes Atmen, insbesondere während einer Pause oder zwischen zwei Behandlungen, können ausreichen, um ein Gefühl der Ruhe wiederherzustellen und Ängste abzubauen. Auch die Herzkohärenz, bei der die Atmung mit einem regelmäßigen Rhythmus synchronisiert wird (z. B. fünf Sekunden Einatmen gefolgt von fünf Sekunden Ausatmen), hat sich als wirksam erwiesen, um Stress abzubauen und die Konzentration zu verbessern.

Die Achtsamkeitsmeditation (Mindfulness) ist eine weitere Entspannungstechnik, die im Pflegebereich immer beliebter wird. Bei der Achtsamkeit geht es darum, sich auf den gegenwärtigen Moment zu konzentrieren, indem man seine Empfindungen, Gedanken und Gefühle ohne Bewertung beobachtet. Für Pflegehelfer, die oft von Notfällen und Druck überwältigt werden, bedeutet das Praktizieren von Achtsamkeit, dass sie Abstand von stressigen Ereignissen gewinnen und vermeiden können, dass sie in Grübeleien oder ängstliche Erwartungen verwickelt werden. Ein paar Minuten Achtsamkeit, auch in einer Pause, helfen dabei, sich neu zu zentrieren und eine geistige Pause in einer manchmal chaotischen Umgebung einzulegen. Dazu kann das einfache Wahrnehmen von Körperempfindungen oder der Atmung gehören, oder auch das aufmerksame Beobachten der unmittelbaren Umgebung, z. B. des Klangs von Umgebungsgeräuschen oder der Beschaffenheit eines Objekts.

Stretching und progressive Muskelentspannung sind besonders vorteilhaft für Pflegekräfte, die häufig mit körperlichen Schmerzen aufgrund von langen Körperhaltungen, dem Umgang mit Patienten oder sich wiederholenden Bewegungen konfrontiert sind. Regelmäßige Dehnübungen, die im Laufe des Tages durchgeführt werden, lockern Muskelverspannungen und verbessern die Durchblutung. Beispielsweise helfen Dehnübungen des Rückens, der Schultern und der Beine, Muskelkater zu reduzieren und Rückenschmerzen vorzubeugen, die in Pflegeberufen häufig auftreten. Bei der progressiven Muskelentspannung hingegen werden die einzelnen Muskelgruppen nacheinander angespannt und wieder entspannt, beginnend bei den Füßen bis hin zum Kopf. Diese Technik ermöglicht es, sich der Spannungsbereiche im Körper bewusst zu werden und sie nach und nach zu lockern, was ein Gefühl der tiefen Entspannung hervorruft.

Mäßige körperliche Aktivität ist ein weiteres wirksames Mittel zur Erholung, das nicht nur Verspannungen löst, sondern auch die Produktion von Endorphinen, den Hormonen des Wohlbefindens, anregt. Spazierengehen, Radfahren oder Schwimmen sind allesamt zugängliche Aktivitäten, die dabei helfen, vom Alltagsstress abzuschalten und gleichzeitig die körperliche Fitness zu verbessern. Für Pflegekräfte ist die regelmäßige Einbindung selbst leichter körperlicher Aktivitäten entscheidend, um ein gutes Gleichgewicht zwischen der mentalen Belastung durch die Arbeit und der körperlichen Erholung zu erhalten. Körperliche Bewegung hilft auch, den Schlaf zu verbessern, der bei Pflegekräften aufgrund unregelmäßiger Arbeitszeiten oder Nachtschichten oft gestört ist.

Yoga und Tai Chi sind Praktiken, die Entspannung, Bewegung und Atmung miteinander verbinden und besonders für Pflegekräfte von Vorteil sind. Diese Disziplinen fördern eine tiefe Entspannung und verbessern gleichzeitig die Flexibilität, die Muskelkraft und das Gleichgewicht. Yoga zum Beispiel löst mit seinen sanften Körperhaltungen und Atemübungen die im Körper angesammelten Spannungen und beruhigt gleichzeitig den Geist. Bestimmte Haltungen, z. B. solche, die den Brustkorb öffnen oder den Rücken strecken, sind besonders für Pflegekräfte empfehlenswert, die viele Stunden im Stehen oder in gebückter Haltung verbringen. Tai-Chi mit seinen langsamen, fließenden Bewegungen hilft, die Konzentration zu stärken und das Nervensystem zu beruhigen. Diese Praktiken können auch am Ende des Tages eingebaut werden, um eine vollständige Erholung nach einer intensiven Arbeitsphase zu fördern.

Digitale Abschaltung und Momente der Stille sind ebenfalls wichtige Erholungstechniken, vor allem in einer Welt, in der die Allgegenwart von Bildschirmen und ständigen Aufforderungen den Stress noch verstärken können. Für Pflegekräfte, die in der Krankenhausumgebung häufig mit einer Reizüberflutung konfrontiert sind, ist es von entscheidender Bedeutung, sich Momente ohne Telefon, Computer und Benachrichtigungen zu gönnen, um eine Form der geistigen Ruhe zu finden. Durch Stille und Abschalten kann sich das Gehirn erholen, die ständige Stimulation wird reduziert und das Nachdenken oder einfach die Beruhigung gefördert. Dies kann in Form von ein paar Minuten außerhalb von lauten Räumen oder einem bildschirmfreien Abend zu Hause geschehen, um echte Entspannung zu ermöglichen.

Erholsamer **Schlaf** ist nach wie vor eines der Schlüsselelemente der Genesung, kann aber durch die unregelmäßigen Arbeitszeiten der Pflegekräfte gestört werden. Daher ist es von entscheidender Bedeutung, Strategien zu entwickeln, die einen guten Schlaf fördern, auch wenn die Nächte kurz oder fragmentiert sind. Dazu kann die Einrichtung einer regelmäßigen Schlafroutine gehören, bei der man versucht, so oft wie möglich zur gleichen Zeit ins Bett zu gehen und aufzustehen. Es ist auch wichtig, eine schlaffördernde Umgebung zu schaffen: ein dunkles, ruhiges und kühles Zimmer und mindestens eine Stunde vor dem Schlafengehen keine Bildschirme zu benutzen. Wenn Sie Schwierigkeiten haben, in den Schlaf zu finden, können Entspannungstechniken wie Meditation oder tiefes Atmen helfen, den Geist zu beruhigen und das Einschlafen zu erleichtern.

Schließlich sind **bewusste Pausen** im Laufe des Tages eine weitere Form der Erholung, die notwendig ist, um die Ansammlung von Müdigkeit zu vermeiden. In Krankenhausumgebungen kann es aufgrund der Arbeitsbelastung verlockend sein, die Pausen auszulassen oder auf ein Minimum zu reduzieren. Wenn man jedoch echte Pausen macht, auch wenn sie nur kurz sind, kann man sich geistig und körperlich erholen und die Produktivität langfristig steigern. Diese Pausen können dazu genutzt werden, ein Stück zu gehen, tief durchzuatmen, Wasser zu trinken oder sich einfach an einen ruhigen Ort zu setzen, um den Druck abzubauen. Sie sind unerlässlich, um die Aufmerksamkeit aufrechtzuerhalten und Fehler aufgrund von Müdigkeit zu vermeiden.

Karriereperspektiven und Entwicklungsmöglichkeiten

    ◦   Entwicklungsmöglichkeiten im Bereich der Kardiologie

Der Bereich der Kardiologie bietet zahlreiche Entwicklungsmöglichkeiten für Pflegehilfskräfte, die ihre Fähigkeiten erweitern, ihr Wissen vertiefen und im Rahmen ihrer beruflichen Laufbahn mehr Verantwortung übernehmen möchten. Dieser medizinische Bereich ist sowohl komplex als auch in ständigem Wandel begriffen, mit technologischen Fortschritten, neuen Behandlungsmethoden und immer individuelleren Ansätzen bei der Patientenbetreuung. Krankenpflegehelfer, die diesen Weg einschlagen, können nicht nur ihre Fachkenntnisse ausbauen, sondern haben auch Zugang zu vielfältigen beruflichen Möglichkeiten, die von der Spezialisierung über die Koordinierung der Pflege bis hin zu Ausbildungs- und Führungsaufgaben reichen.

Die Spezialisierung auf Herzpflege ist eine der ersten Entwicklungsmöglichkeiten für Pflegehelfer/innen in der Kardiologie. Die Arbeit in einer Spezialabteilung wie einer kardiologischen Intensivstation oder einer kardiologischen Rehabilitationseinheit erfordert eine spezielle Ausbildung, um die Besonderheiten der Pflege von Patienten mit Herzerkrankungen zu beherrschen. Diese Patienten erfordern häufig eine verstärkte Überwachung und ein komplexes Pflegemanagement, das die Beherrschung von medizinischen Geräten wie Herzmonitoren, Kathetern und Defibrillatoren voraussetzt. Die Spezialisierung auf diese Bereiche ermöglicht es dem Krankenpflegehelfer, ein Experte für technische Pflege zu werden und höhere Verantwortung bei der Betreuung von Patienten in kritischem oder genesendem Zustand zu übernehmen.

Die kardiale Rehabilitation ist ein weiterer Weg der beruflichen Entwicklung für Pflegehelfer/innen in der Kardiologie. Nach einem Herzinfarkt oder einer Operation benötigen die Patienten eine enge Begleitung, um wieder eine angemessene körperliche Aktivität aufzunehmen, ihre Ernährung zu steuern und ihre

Lebensgewohnheiten zu ändern. Pflegekräfte, die sich auf die kardiale Rehabilitation spezialisiert haben, spielen in dieser entscheidenden Phase der Genesung eine Schlüsselrolle. Durch zusätzliche Schulungen können sie die Patienten bei der schrittweisen Wiedererlangung ihrer Selbstständigkeit begleiten, indem sie die Bewegungsprogramme überwachen und sie über vorbeugende Verhaltensweisen zur Vermeidung weiterer Komplikationen aufklären. Diese Rehabilitationsarbeit ist bereichernd, da sie es ermöglicht, die Patienten langfristig zu begleiten und die positiven Auswirkungen der geleisteten Pflege direkt zu sehen.

Die Koordination der Pflege in der Kardiologie ist ein weiterer Entwicklungspfad für erfahrene Pflegeassistenten. Mit Erfahrung und speziellen Schulungen im Bereich Pflegemanagement kann sich ein Pflegehelfer auf Koordinationsaufgaben in einer kardiologischen Abteilung zubewegen. Diese Aufgabe besteht darin, die Kontinuität und den reibungslosen Ablauf der Pflege zwischen den verschiedenen Akteuren des medizinischen Teams zu gewährleisten, für eine gute Kommunikation zwischen Pflegekräften, Ärzten und anderen Gesundheitsfachkräften zu sorgen und sicherzustellen, dass die Pflege der Patienten den Protokollen und Qualitätsstandards entspricht. Die Koordination der Pflege umfasst auch das logistische Management, wie die Organisation von Zeitplänen und Pflegeprioritäten, sowie die verwaltungstechnische Nachbereitung. Diese Art von Position erfordert Organisations-, Führungs- und Kommunikationsfähigkeiten und ermöglicht es Ihnen gleichzeitig, nah an den Pflegeteams zu bleiben.

Weiterbildung und Betreuung sind ebenfalls Entwicklungsperspektiven für Pflegehelfer in der Kardiologie. Mit zunehmender Erfahrung kann ein Pflegehelfer zum Ausbilder oder Betreuer für neue Generationen von Pflegekräften werden. Als Bezugsperson in seiner Abteilung kann er neue Pflegehilfskräfte beim Erlernen der speziellen Pflege in der Kardiologie begleiten, ihnen sein Fachwissen vermitteln und ihnen in komplexen Situationen Unterstützung bieten. Die

Betreuung umfasst auch die Möglichkeit, zur Entwicklung und Umsetzung von Pflegeprotokollen beizutragen, Weiterbildungsveranstaltungen für das gesamte Team zu organisieren und an der Verbesserung der Pflegepraktiken innerhalb des Krankenhauses mitzuwirken. Diese Entwicklung hin zu pädagogischen Verantwortlichkeiten ermöglicht es Ihnen, Ihr Fachwissen aufzuwerten und gleichzeitig einen nachhaltigen Einfluss auf die Qualität der in Ihrer Abteilung geleisteten Pflege zu haben.

Die **Forschung in der kardiologischen Pflege** bietet auch einen interessanten Entwicklungsweg für innen/Pflegehelfer, die sich für Innovationen und die Verbesserung der Praxis begeistern. Indem sie in der Methodik der klinischen Forschung geschult werden, können innen/Pflegehelfer an Forschungsprojekten in ihrer Gesundheitseinrichtung teilnehmen, insbesondere an klinischen Versuchen zu neuen Behandlungen oder Geräten in der Kardiologie. Sie können zur Entwicklung von evidenzbasierten Pflegeprotokollen beitragen und an der Verbreitung von Forschungsergebnissen in der klinischen Praxis mitwirken. Die Beteiligung an der Forschung ermöglicht es, auf dem neuesten Stand der Fortschritte in der Kardiologie zu bleiben und eine aktive Rolle bei der Weiterentwicklung des Pflegeberufs zu spielen.

Internationale Chancen sind eine weitere Entwicklungsmöglichkeit für Pflegehelfer/innen in der Kardiologie. Viele Gesundheitseinrichtungen im Ausland suchen nach Pflegehelfern, die in bestimmten Bereichen wie der Kardiologie qualifiziert sind. Durch den Erwerb anerkannter Fachkenntnisse in diesem Bereich kann ein Pflegehelfer in Erwägung ziehen, in anderen Ländern zu arbeiten oder an internationalen Austauschprogrammen teilzunehmen. Diese Erfahrungen erweitern ihre Fähigkeiten, indem sie andere Gesundheitssysteme, Pflegepraktiken und neue Ansätze zur Behandlung von Herz-Kreislauf-Erkrankungen kennen lernen. Dies trägt auch zur Entwicklung von Sprach- und

Kulturkenntnissen bei und bietet eine breitere Perspektive auf die Herausforderungen des globalen Gesundheitswesens.

Schließlich ist **die Spezialisierung auf kardiologische** Palliativpflege eine weitere Option für Pflegehilfskräfte, die sich auf die Betreuung von Patienten am Lebensende oder mit terminaler Herzinsuffizienz konzentrieren möchten. Die Palliativpflege in der Kardiologie erfordert ein besonderes Einfühlungsvermögen, da sie sowohl die technische Behandlung von Symptomen, wie die Bewältigung von Kurzatmigkeit oder Schmerzen, als auch die menschliche Begleitung umfasst, um den Patienten und ihren Familien durch diese schwierige Phase zu helfen. Durch die Spezialisierung auf diesen Bereich kann der Pflegehelfer eine entscheidende Rolle bei der Verbesserung der Lebensqualität von Patienten in der Endphase des Krankheitsverlaufs spielen und gleichzeitig psychologische und emotionale Unterstützung bieten.

  ◦   Erweiterte Rollen und mehr Verantwortungsübernahme

Im Pflegebereich, insbesondere in der Kardiologie, können Pflegehilfskräfte in erweiterte Rollen schlüpfen und mehr Verantwortung übernehmen, da sie Erfahrung sammeln und sich in spezialisierteren Fähigkeiten ausbilden lassen. Die Entwicklung ihrer Rolle spiegelt einen allgemeinen Trend im Gesundheitswesen wider, bei dem Pflegekräfte an vorderster Front, wie z. B. Pflegehilfskräfte, eine immer entscheidendere Rolle bei der umfassenden Betreuung von Patienten spielen. Dieser Anstieg der Verantwortung geht mit einer Aufwertung ihres Fachwissens und der Anerkennung ihrer Bedeutung bei der Organisation der Pflege einher. Durch ständige Weiterbildung und das wachsende Vertrauen des medizinischen Teams können Pflegehilfskräfte in Funktionen aufsteigen, die mehr Autonomie und Führungsqualitäten mit sich bringen.

Ein Aspekt dieser erweiterten Rollen betrifft die aktivere Einbindung von Pflegehilfskräften in die klinische Überwachung von Patienten, insbesondere in Spezialabteilungen wie der Kardiologie. Aufgrund ihrer durch Erfahrung und Schulung erworbenen umfassenden Kenntnisse über Herzerkrankungen können Pflegehilfskräfte mit der Überwachung kritischer Vitalparameter wie Blutdruck, Herzfrequenz oder Sauerstoffsättigung betraut werden. Indem sie diese Indikatoren genau beobachten und Anomalien schnell erkennen, spielen sie eine entscheidende Rolle bei der Vermeidung von Komplikationen, insbesondere bei Patienten nach Operationen oder unter Antikoagulanzientherapie. Durch die Verantwortung, Warnsignale für Komplikationen oder eine Verschlechterung des klinischen Zustands zu melden, können Pflegehilfskräfte aktiv zur Patientensicherheit beitragen.

Die Leitung der technischen Versorgung ist ebenfalls ein Bereich, in dem Pflegehilfskräfte mehr Verantwortung übernehmen können. So müssen sie z. B. auf einer Herzintensivstation unter der Aufsicht des Pflegepersonals oder des Arztes häufig mit komplexen medizinischen Geräten umgehen. Zu diesen Geräten gehören Katheter, Herzschrittmacher oder auch Herzmonitore, die eine sorgfältige Pflege erfordern. Eine in diesen technischen Praktiken ausgebildete Pflegekraft kann an der Verwaltung und Wartung dieser Geräte beteiligt sein, wobei sie auf deren ordnungsgemäße Funktion achtet und sicherstellt, dass die Sicherheitsverfahren eingehalten werden. Diese größere Verantwortung erfordert technische Präzision und ständige Überwachung und stärkt damit die Schlüsselrolle der Pflegehilfskräfte in der Fachpflege.

Die eigenständigere Übernahme bestimmter Aspekte der täglichen Pflege ist ein weiteres Zeichen für die zunehmende Verantwortung der Pflegeassistenten. Mit zunehmender Erfahrung kann ein Krankenpflegehelfer dazu angehalten werden, grundlegende, aber für das Wohlbefinden der Patienten kritische Pflegemaßnahmen selbstständig zu verwalten. Dies kann die Verwaltung der Hygienepflege bei Patienten mit medizinischen Geräten, die Verwaltung der Pflege von Patienten in der kardiologischen Rehabilitation oder die Unterstützung bei der

Mobilisierung bettlägeriger Patienten umfassen. Die Selbstständigkeit bei der Übernahme dieser Aufgaben entlastet nicht nur die Pflegeteams, sondern ermöglicht auch eine individuellere und aufmerksamere Betreuung der Patienten. Mit mehr Verantwortung wird die Pflegekraft zu einer Schlüsselfigur in der allgemeinen Gesundheitsüberwachung der Patienten, indem sie sicherstellt, dass die Pflege beständig und in hoher Qualität erbracht wird.

Die therapeutische Ausbildung ist ein weiterer Bereich, in dem sich die Rolle von Pflegekräften weiterentwickeln kann. Herzpatienten benötigen oft eine spezielle Betreuung, um ihre Krankheit zu verstehen, ihre Behandlungen zu befolgen und sich gute Praktiken anzueignen, um Komplikationen zu vermeiden. In diesem Zusammenhang können Pflegehilfskräfte, die in der Therapieerziehung geschult sind, aktiv daran mitwirken, die Patienten über den täglichen Umgang mit ihrer Krankheit zu informieren. Beispielsweise können sie erklären, wie sie ihren Blutdruck oder ihr Gewicht überwachen, ihre Ernährung anpassen können, um das Herzrisiko besser zu kontrollieren, oder sie zu angepasster körperlicher Aktivität ermutigen. Diese Verantwortung für die Aufklärung stärkt die Autonomie der Patienten und sorgt gleichzeitig für eine bessere Einhaltung der Behandlung.

Die Teilnahme an Projekten zur Verbesserung der Pflege und die interprofessionelle Zusammenarbeit sind weitere Aspekte, bei denen Pflegehilfskräfte eine größere Rolle spielen können. In Gesundheitseinrichtungen ist es zunehmend üblich, dass Pflegehilfskräfte an Arbeitsgruppen oder Ausschüssen beteiligt sind, die sich mit der Verbesserung der Pflegepraxis beschäftigen. Ihr praktisches Fachwissen und ihre Nähe zu den Patienten verleihen ihnen eine einzigartige Perspektive auf die tatsächlichen Bedürfnisse der Patienten und die Herausforderungen, denen sie bei der täglichen Pflege begegnen. Die Teilnahme an diesen Initiativen ermöglicht es Pflegekräften, konkrete Lösungen zur Verbesserung der Pflegequalität vorzuschlagen, sei es durch die Optimierung von Protokollen, die Verbesserung der Koordination zwischen Teams oder die Entwicklung neuer Methoden zur Steigerung des Wohlbefindens der Patienten.

Die Steuerung der Kommunikation mit den Familien ist ebenfalls eine wichtige Verantwortung, die Pflegehelfer/innen im Rahmen ihrer erweiterten Rolle übernehmen können. In der Kardiologie, wo Patienten und ihre Angehörigen mit belastenden und komplexen Situationen konfrontiert werden können, ist die Kommunikation mit den Familien von größter Bedeutung. Durch ihren täglichen Kontakt mit den Patienten stehen Pflegehelfer/innen oft an vorderster Front, wenn es darum geht, Fragen der Familien zu beantworten, sie zu beruhigen und ihnen Informationen über den Gesundheitszustand ihrer Angehörigen zu geben. Indem sie unter der Aufsicht von Ärzten und Krankenpflegern einen Teil dieser Kommunikation übernehmen, tragen Pflegehilfskräfte dazu bei, eine wichtige Verbindung zwischen dem Pflegeteam und den Angehörigen der Patienten aufrechtzuerhalten, und tragen so zu einer menschlicheren und ruhigeren Pflege bei.

Auch **Aufsichts- und Betreuungsfunktionen** sind Möglichkeiten für erfahrene Pflegehelfer. Mit der Zeit kann sich ein Krankenpflegehelfer zu einer Referenten- oder Betreuerposition entwickeln, in der er dafür verantwortlich ist, neue Mitarbeiter auszubilden, ihre Praktiken zu beaufsichtigen und sicherzustellen, dass die Pflegestandards in seiner Abteilung eingehalten werden. Diese Rolle beinhaltet die Vermittlung von Fachwissen, die Förderung der Selbstständigkeit der neuen Pflegehilfskräfte unter Anleitung und die Gewährleistung, dass die Pflege den Protokollen und Erwartungen der Einrichtung entspricht. Dies stellt eine Anerkennung des im Laufe der Jahre angesammelten Fachwissens dar und ist ein Schritt in Richtung Managementverantwortung, während Sie gleichzeitig nahe am Kern des Pflegeberufs bleiben.

Schließlich **können Pflegehilfskräfte auch Verantwortung für die Verwaltung von Teams** und Dienstplänen übernehmen, vor allem in Abteilungen mit komplexer Pflegeorganisation, wie z. B.

in der Kardiologie. Die Verwaltung von Dienstplänen, die Verteilung von Aufgaben und die Koordinierung der Pflege zwischen den verschiedenen Mitgliedern des Pflegeteams sind entscheidende Aspekte, um den reibungslosen Ablauf einer Krankenhausabteilung zu gewährleisten. Erfahrene Pflegehilfskräfte, die die Bedürfnisse der Patienten und die Fähigkeiten ihrer Kollegen genau kennen, können bei dieser Organisation eine Rolle spielen und dafür sorgen, dass die Pflege gut geplant wird und die Personalressourcen optimal eingesetzt werden, um den Anforderungen der Station gerecht zu werden.

Zusammenfassend lässt **sich** sagen, dass **Pflegehilfskräfte im Laufe ihrer Karriere die Möglichkeit haben, ihre Rollen zu erweitern und mehr Verantwortung** zu **übernehmen**, insbesondere in spezialisierten Abteilungen wie der Kardiologie. Durch ständige Weiterbildung, gesammelte Erfahrungen und eine enge Zusammenarbeit mit den medizinischen Teams können sie zu Schlüsselakteuren bei der Überwachung der Patienten, der Verwaltung der technischen Pflege, der Therapieerziehung und der Kommunikation mit den Familien werden. Diese Entwicklung hin zu mehr Autonomie und Verantwortung spiegelt die wachsende Bedeutung ihrer Rolle innerhalb des Pflegeteams und ihre Fähigkeit wider, einen wesentlichen Beitrag zur Qualität der erbrachten Pflege zu leisten.

  ◦ Die Bedeutung der Beteiligung an der klinischen Forschung und an Projekten zur Verbesserung der Praxis

Die Einbindung in die klinische Forschung und in Projekte zur Verbesserung der Praxis ist für Pflegehilfskräfte von entscheidender Bedeutung, insbesondere in spezialisierten Bereichen wie der Kardiologie. Dies trägt nicht nur zur Weiterentwicklung der Pflege und zur kontinuierlichen Verbesserung der Praxis bei, sondern stärkt auch die Fähigkeiten und das Fachwissen der Pflegekräfte und bindet sie gleichzeitig aktiv in die Innovation und die Optimierung der Pflegequalität ein. Indem sie sich in diese Initiativen einbringen, geben sich

Pflegehelfer nicht damit zufrieden, Pflege nach den aktuellen Standards zu leisten: Sie beteiligen sich aktiv an deren Weiterentwicklung und werden zu Akteuren des Wandels im Gesundheitssystem.

Die Beteiligung an der klinischen Forschung ermöglicht es Krankenpflegehelfern, sich im Zentrum des medizinischen und technologischen Fortschritts zu positionieren. In der Kardiologie, wo sich Behandlungen und Geräte schnell weiterentwickeln, spielt die klinische Forschung eine grundlegende Rolle bei der Entwicklung neuer Therapien, der Verbesserung von Operationstechniken und der Behandlung komplexer Herzkrankheiten. An der klinischen Forschung teilzunehmen bedeutet, dass Pflegehelfer/innen mit multidisziplinären Teams zusammenarbeiten, um neue Protokolle zu testen, die Wirksamkeit experimenteller Behandlungen zu bewerten und zur Datensammlung beizutragen. Durch diese aktive Beteiligung an der Forschung wird sichergestellt, dass die geleistete Pflege auf den besten verfügbaren wissenschaftlichen Erkenntnissen beruht, wodurch die Patientensicherheit und die Wirksamkeit der Behandlung verbessert werden. Beispielsweise können Pflegehilfskräfte im Rahmen einer klinischen Studie zu neuen Blutverdünnern oder Herzüberwachungsgeräten zur engmaschigen Überwachung der Patienten, zur Erhebung klinischer Daten und zur Überwachung von Nebenwirkungen beitragen und dabei eng mit Forschern und Ärzten zusammenarbeiten.

Die Beteiligung an diesen Projekten fördert auch ein besseres Verständnis von Krankheiten und Behandlungen, da die Pflegehelferinnen und Pflegehelfer dadurch mehr Wissen über Krankheitsprozesse und therapeutische Innovationen erwerben. Dieses Wissen bereichert ihre tägliche Praxis, da sie die Gründe für die den Patienten verordneten Eingriffe oder Behandlungen besser verstehen können. Indem sie im Zentrum der klinischen Forschung stehen, werden Pflegehelfer zu wertvollen Informationsvermittlern innerhalb ihres Teams, die die neuesten Erkenntnisse mit ihren Kollegen teilen und zur Verbreitung von evidenzbasierten Praktiken beitragen. Dies stärkt ihre Rolle innerhalb des Pflegeteams und macht sie zu unverzichtbaren Ansprechpartnern bei der Umsetzung neuer Praktiken.

Ebenso entscheidend für die Weiterentwicklung der Pflege sind Projekte zur Verbesserung der Praxis oder zur kontinuierlichen Verbesserung der Pflegequalität. In Krankenhäusern sind die Pflegekräfte die ersten Zeugen von Bedürfnissen, Problemen und potenziellen Verbesserungen bei der Patientenversorgung. Sie sind daher besonders gut in der Lage, Bereiche zu identifizieren, in denen Veränderungen von Vorteil sein können, sei es zur Optimierung der Effizienz der Pflege, zur Verbesserung des Patientenkomforts oder zur Erhöhung der Sicherheit. Durch die Teilnahme an Projekten zur Verbesserung der Praxis werden Pflegeassistenten zu wichtigen Akteuren bei der Anpassung von Protokollen, der Bewertung von Verfahren und der Innovation im Pflegemanagement. In einer kardiologischen Abteilung könnte ein Verbesserungsprojekt beispielsweise darauf abzielen, Komplikationen durch nosokomiale Infektionen zu reduzieren, die Betreuung von Patienten nach einem chirurgischen Eingriff zu verbessern oder die Nachsorge von Patienten mit Herzinsuffizienz zu Hause zu optimieren. Die Pflegekraft kann einen wesentlichen Beitrag leisten, indem sie auf der Grundlage ihrer praktischen Erfahrung konkrete Änderungen der Pflegeprotokolle vorschlägt.

Diese Projekte zur Verbesserung der Praxis ermöglichen es auch, besser auf die Bedürfnisse der Patienten einzugehen und die Pflege auf der Grundlage ihres Feedbacks anzupassen. Das Zuhören der Patienten und ihrer Familien in Verbindung mit der aufmerksamen Beobachtung durch die Pflegekräfte ermöglicht es, Verbesserungsmöglichkeiten bei der erbrachten Pflege zu erkennen. So kann ein Projekt beispielsweise darauf abzielen, die Kommunikation zwischen dem Pflegeteam und den Familien der Patienten besser zu organisieren oder die therapeutische Ausbildung der Patienten zu verbessern, damit sie ihre Behandlung besser verstehen und Verhaltensweisen anwenden, die ihrer Genesung förderlich sind. Die Einbeziehung von

Pflegekräften in solche Vorhaben trägt dazu bei, die Pflege menschlicher und individueller zu gestalten, indem die besonderen Bedürfnisse und Erwartungen jedes einzelnen Patienten berücksichtigt werden.

Das Engagement in der klinischen Forschung und in Projekten zur Verbesserung der Praxis stärkt ebenfalls die berufliche Entfaltung von Pflegehelfern. Die Teilnahme an diesen Initiativen ermöglicht es, über die Routineaufgaben hinauszugehen und sich an Projekten zu beteiligen, die sich direkt auf die Qualität der Pflege auswirken. Dies vermittelt ein Gefühl der Erfüllung und des Beitrags zu einem größeren Ziel, nämlich der ständigen Verbesserung des Gesundheitssystems. Darüber hinaus bereichern diese Erfahrungen den beruflichen Werdegang von Pflegehelfern, die neue Fähigkeiten in den Bereichen Projektmanagement, Datenanalyse, Kommunikation oder auch Pädagogik entwickeln. Sie werden zu unverzichtbaren Ressourcen in ihren Einrichtungen, die in der Lage sind, Innovationsprojekte zu initiieren und durchzuführen, während sie weiterhin die Grundversorgung sicherstellen.

Die Beteiligung an diesen Initiativen ermöglicht auch eine stärkere interdisziplinäre Zusammenarbeit. Klinische Forschung und Projekte zur Verbesserung der Praxis sind nicht die Aufgabe eines einzelnen Berufsstandes, sondern beruhen auf der Zusammenarbeit von Pflegekräften, Krankenschwestern und -pflegern, Ärzten, Forschern und Pflegemanagern. Wenn diese Berufsgruppen zusammenarbeiten, bringen sie komplementäre Perspektiven ein, die die Überlegungen bereichern und es ermöglichen, angemessenere und wirksamere Lösungen vorzuschlagen. Pflegekräfte spielen durch ihren direkten und täglichen Kontakt mit den Patienten eine Schlüsselrolle in dieser Zusammenarbeit. Sie liefern wertvolle Informationen über die Realität der Pflege und tragen zur praktischen Umsetzung der vorgeschlagenen Änderungen bei.

Schließlich **wird durch die Beteiligung an der klinischen Forschung und der Verbesserung der Praxis der gesamte**

Beruf des Pflegehelfers weiterentwickelt. Jede Innovation, jedes erfolgreiche Projekt trägt dazu bei, die Rolle der Pflegehelfer im medizinischen Team zu erhöhen und den Mehrwert ihres Fachwissens aufzuzeigen. Dies steigert die Anerkennung ihrer Arbeit und ebnet den Weg zu mehr Verantwortung und Autonomie. Darüber hinaus können Pflegehelfer durch die Teilnahme an diesen Projekten ihre Ergebnisse mit anderen Einrichtungen oder auf Konferenzen austauschen und so dazu beitragen, dass sich die Praxis in größerem Maßstab weiterentwickelt und bewährte Verfahren verbreitet werden.

Kapitel 6

Technologie und Innovationen in der Kardiologie

Technologische Hilfsmittel im Dienste der Pflegekraft

Einführung in Überwachungstechnologien: Holter, tragbare EKGs usw.

Die Einführung von Überwachungstechnologien in der Kardiologie, wie Holter, tragbare EKGs und andere vernetzte Geräte, hat die Art und Weise, wie Herzpatienten überwacht und betreut werden, sowohl im Krankenhaus als auch zu Hause, revolutioniert. Diese Geräte ermöglichen eine kontinuierliche und genauere Überwachung der Herzaktivität und bieten damit eine bessere Erkennung von Anomalien, eine proaktivere Behandlung von Erkrankungen und eine Optimierung der Patientenbehandlung. Für Pflegekräfte und andere Angehörige der Gesundheitsberufe ist es von entscheidender Bedeutung, den Einsatz und die Vorteile dieser Technologien zu verstehen, da sie nicht nur die Qualität der Pflege verbessern, sondern auch Komplikationen vorbeugen und die Behandlung an die spezifischen Bedürfnisse des einzelnen Patienten anpassen können.

Der Cardiac **Holter** ist eine der am häufigsten verwendeten Technologien in der Kardiologie zur kontinuierlichen Überwachung der Herzaktivität. Es handelt sich dabei um ein tragbares Gerät, das das Elektrokardiogramm (EKG) eines Patienten über einen Zeitraum von 24 Stunden oder sogar noch länger aufzeichnet. Im Gegensatz zu einem Standard-EKG, das nur eine Momentaufnahme der Herzaktivität erfasst, ermöglicht das Holter-Gerät die Überwachung des Herzrhythmus über einen längeren Zeitraum, was entscheidend ist, um intermittierende Anomalien wie Arrhythmien zu erkennen, die bei einem herkömmlichen EKG möglicherweise nicht auftreten. Das Gerät ist besonders nützlich für Patienten, die Herzklopfen, Schwindel oder andere gelegentliche Herzsymptome verspüren, die bei einem herkömmlichen Arztbesuch nicht unbedingt zu beobachten wären.

Für Pflegehilfskräfte ist es wichtig, die Funktionsweise des Holters zu verstehen, da sie häufig daran beteiligt sind, ihn bei

Patienten anzubringen und seine ordnungsgemäße Verwendung im Alltag zu überwachen. Das Holter-Gerät besteht aus Elektroden, die auf der Brust des Patienten angebracht werden und mit einem tragbaren Gerät verbunden sind. Nach der Installation des Geräts muss die Pflegekraft darauf achten, dass die Elektroden richtig positioniert sind und der Patient das Gerät während der gesamten Aufzeichnung bequem tragen kann. Sie sollten dem Patienten auch erklären, wie er das Gerät richtig benutzt, insbesondere welche Aktivitäten er vermeiden sollte (z. B. Duschen) und wie er melden soll, wenn er Symptome verspürt, damit diese mit den gesammelten Daten korreliert werden können. Die Rolle der Pflegekräfte ist daher von entscheidender Bedeutung, um sicherzustellen, dass die vom Holter gesammelten Daten von hoher Qualität sind und den Ärzten helfen können, eine genaue Diagnose zu stellen.

Tragbare EKGs, oft in Form von kleinen vernetzten Geräten oder sogar Smartphone-Zubehör, sind eine weitere wichtige Innovation bei der Überwachung von Herzpatienten. Mit diesen Geräten können die Patienten selbstständig und in Sekundenschnelle EKGs erstellen, wenn sie ungewöhnliche Symptome wie Herzklopfen oder Brustschmerzen verspüren. Neben dem 12-Kanal-EKG, das im Krankenhaus durchgeführt wird, ermöglichen tragbare EKGs eine reaktivere und unmittelbare Überwachung von kardialen Ereignissen. Die Ergebnisse können dann über eine App direkt an den Arzt übermittelt werden, was eine schnelle Behandlung erleichtert, wenn eine Anomalie festgestellt wird.

Die Verwendung von tragbaren EKG-Geräten erfordert, dass die Pflegekräfte die Patienten für die korrekte Verwendung sensibilisieren. Denn obwohl diese Geräte so konzipiert sind, dass sie einfach zu bedienen sind, ist es wichtig, dass der Patient versteht, wann und wie sie zu verwenden sind. Pflegekräfte können auch eine Schlüsselrolle bei der Schulung der Patienten spielen, indem sie ihnen erklären, wie sie die Elektroden oder Sensoren positionieren, die Warnsignale des Geräts interpretieren und die Ergebnisse an das medizinische Team weiterleiten. Sie sorgen dafür, dass sich die Patienten mit der Technologie wohlfühlen, insbesondere ältere Menschen oder solche, die sich mit digitalen Hilfsmitteln weniger gut auskennen.

Ambulante Blutdruckmessgeräte, die zur Überwachung des Blutdrucks über 24 Stunden eingesetzt werden, stellen eine weitere Schlüsseltechnologie für die Behandlung von Herz-Kreislauf-Erkrankungen dar. Diese Geräte sind besonders hilfreich bei der Diagnose von maskiertem oder resistentem Bluthochdruck, der bei Standarduntersuchungen möglicherweise nicht erkannt wird. Der Monitor zeichnet die Veränderungen des Blutdrucks im Laufe des Tages und der Nacht auf und bietet so einen genaueren Einblick in die Blutdruckschwankungen des Patienten. Dies ermöglicht eine feinere Anpassung der blutdrucksenkenden Behandlung oder die Vermeidung von Komplikationen wie Schlaganfall oder Herzinsuffizienz.

Auch hier spielen die Pflegekräfte eine wichtige Rolle bei der Anbringung und Erklärung des Geräts für den Patienten. Sie müssen sicherstellen, dass die Manschette richtig sitzt und dass der Patient versteht, wie das Gerät funktioniert, insbesondere was die Häufigkeit der Messungen und die Aktivitäten betrifft, die während der Aufzeichnung bevorzugt oder vermieden werden sollten. Sie können auch Patienten beruhigen, die sich manchmal durch das Tragen eines solchen Geräts über einen längeren Zeitraum verunsichert oder beeinträchtigt fühlen.

Fernüberwachungsgeräte sind ein weiterer technologischer Fortschritt, der die Überwachung von Herzpatienten verändert, insbesondere von Patienten mit chronischen Erkrankungen wie Herzinsuffizienz. Diese Systeme ermöglichen die Fernüberwachung von Schlüsselparametern wie Herzfrequenz, Blutdruck und sogar der Sauerstoffsättigung mithilfe von tragbaren oder implantierbaren Geräten. Diese Technologien, die häufig über Apps oder digitale Plattformen miteinander verbunden sind, ermöglichen Ärzten und Pflegeteams den Echtzeitzugriff auf Patientendaten, ohne dass die Patienten routinemäßig ins Krankenhaus gehen müssen. Dies ermöglicht eine reaktivere Behandlung von Hochrisikopatienten und kann unnötige Krankenhauseinweisungen verhindern, indem die Anzeichen einer kardialen Dekompensation frühzeitig erkannt werden.

Für Pflegekräfte stellt die Einführung von Telemonitoring eine Gelegenheit dar, sich zu neuen Praktiken weiterzuentwickeln. Ihre Aufgabe besteht häufig darin, dafür zu sorgen, dass die Patienten wissen, wie sie diese Technologien zu Hause anwenden können, dass sie die Bedeutung der Datenübertragung verstehen und dass sie die Empfehlungen zur Fernüberwachung befolgen. Darüber hinaus können Pflegekräfte in die tägliche Überwachung der von diesen Systemen erzeugten Warnmeldungen einbezogen werden, indem sie dabei helfen, Anomalien frühzeitig zu erkennen und die erforderlichen Maßnahmen zu koordinieren.

Die Vorteile dieser Überwachungstechnologien sind vielfältig, sowohl für die Patienten als auch für das Pflegepersonal. Sie ermöglichen eine individuellere Behandlung, die auf objektiven und kontinuierlichen Daten beruht. Patienten profitieren von einer größeren Autonomie und können sich beruhigt zurücklehnen, da sie wissen, dass sie proaktiv überwacht werden. Für das Pflegepersonal bieten diese Technologien ein besseres Verständnis für die Schwankungen des Gesundheitszustands der Patienten, so dass es schneller auf Probleme reagieren, die Behandlung in Echtzeit anpassen und insgesamt die Qualität der Pflege verbessern kann.

- Nutzung von medizinischer Software zur Patientenbetreuung

Der Einsatz von medizinischer Software zur Patientenüberwachung ist zu einem unverzichtbaren Bestandteil des modernen Gesundheitsmanagements geworden, insbesondere in der Kardiologie. Diese technologischen Hilfsmittel ermöglichen eine effizientere, präzisere und qualitativ hochwertigere Pflege, indem sie eine Zentralisierung der Patientendaten, eine bessere Koordination der Pflegeteams und eine Optimierung der klinischen Entscheidungen bieten. Für Pflegekräfte bedeutet die Integration dieser Software in ihren Arbeitsalltag, dass sie eine genauere Überwachung gewährleisten, schnell auf relevante Informationen zugreifen und aktiv zur Verwaltung des Pflegeverlaufs der Patienten beitragen können.

Die Zentralisierung von medizinischen Informationen ist einer der Hauptvorteile von Software zur Patientenüberwachung. Anstatt mit Papierakten zu hantieren, die schwer zu durchsuchen und zu aktualisieren sein können, zentralisiert medizinische Software alle Gesundheitsdaten der Patienten auf einer digitalen Plattform. Dazu gehören die Krankengeschichte, Untersuchungsergebnisse, Diagnosen, laufende Behandlungen und Notizen von verschiedenen Arztbesuchen. Durch diese Zentralisierung können die Pflegekräfte schnell auf die Informationen zugreifen, die sie benötigen, um jedem Patienten eine angemessene Pflege zukommen zu lassen. Wenn ein Patient beispielsweise eine kardiologische Station betritt, kann die Pflegekraft mithilfe einer medizinischen Software sofort die kardiologische Vorgeschichte des Patienten, frühere Untersuchungen wie EKGs oder Herzultraschall sowie die laufenden Behandlungen einsehen. Dies ermöglicht eine bessere Vorbereitung der Pflege und eine schnellere Reaktion im Bedarfsfall.

Die Verwaltung der Behandlung und Pflege ist ein weiterer Bereich, in dem medizinische Software einen echten Mehrwert bietet. Mithilfe dieser Tools können Sie die verabreichten Medikamente, die vorgeschriebenen Dosen und die Einnahmezeiten genau nachverfolgen und so Fehler und Versäumnisse vermeiden. Bei Erkrankungen wie Herzinsuffizienz, bei denen die Patienten häufig Medikamente zu bestimmten Zeiten einnehmen müssen (z. B. Diuretika, Betablocker oder Blutverdünner), ermöglicht die Verwaltung der Medikation über eine medizinische Software, die Verabreichung der Medikamente in Echtzeit zu verfolgen und Wechselwirkungen mit anderen Medikamenten zu verhindern. Pflegekräfte können diese Informationen direkt abrufen und sicherstellen, dass jeder

Patient die richtige Behandlung zum richtigen Zeitpunkt erhält. Darüber hinaus verfügt die Software häufig über Warnsysteme, die auf verpasste Einnahmen oder Abweichungen bei der Verabreichung hinweisen, sodass die Pflegekräfte die Situation schnell korrigieren können.

Auch **die Überwachung der Vitalwerte** wird durch diese digitalen Hilfsmittel vereinfacht. Mithilfe medizinischer Software können die Vitaldaten des Patienten wie Blutdruck, Herzfrequenz, Sauerstoffsättigung oder Temperatur in Echtzeit verfolgt und aufgezeichnet werden. Diese Informationen werden direkt in die Software eingegeben, häufig über angeschlossene Geräte, und ermöglichen einen umfassenden und kontinuierlichen Überblick über die Entwicklung des Gesundheitszustands des Patienten. Für die Pflegekräfte erleichtert dies die tägliche Überwachung der Patienten, insbesondere derjenigen, die ein hohes Risiko für Herzkomplikationen haben. Sie können so abnormale Veränderungen bei den Vitalwerten schnell erkennen und das Ärzteteam bei Bedarf alarmieren. Beispielsweise kann ein plötzlich erhöhter Blutdruck oder ein Abfall der Sauerstoffsättigung sofort gemeldet werden, was ein schnelles und präventives Eingreifen ermöglicht.

Auch **die Planung und Koordination der** Pflege profitiert stark vom Einsatz medizinischer Software. In einer Krankenhausabteilung mit vielen Pflegeteams und unterschiedlichen Aufgaben ist die Koordination der Pflege von entscheidender Bedeutung, um Fehler und Versäumnisse zu vermeiden. Mithilfe von Software können Sie die Pflege für jeden Patienten genau planen, den einzelnen Teammitgliedern Aufgaben zuweisen und den Fortschritt der Pflege in Echtzeit verfolgen. In einer kardiologischen Abteilung beispielsweise können die Pflegehilfskräfte ihre Pflegeplanung in der Software einsehen, die ihnen anzeigt, wann sie welche Pflegemaßnahmen durchführen müssen, z. B. das Messen der Vitalwerte, die postoperative Pflege oder die Begleitung von Patienten in der Rehabilitation. Diese Planung erleichtert die Arbeitsorganisation, verbessert den

Pflegefluss und stellt sicher, dass jeder Patient die Pflege erhält, die er zum richtigen Zeitpunkt benötigt.

Die Kommunikation zwischen den Pflegeteams wird auch durch den Einsatz von medizinischer Software erleichtert. Diese Tools ermöglichen den Austausch von Patienteninformationen in Echtzeit zwischen den verschiedenen Akteuren des Behandlungspfades, seien es Ärzte, Krankenpfleger, Pfleger oder andere Gesundheitsfachkräfte. Dies ist besonders wichtig in Abteilungen wie der Kardiologie, wo Entscheidungen oft schnell und koordiniert getroffen werden müssen. Wenn ein Arzt z. B. eine Behandlung ändert oder eine zusätzliche Untersuchung anordnet, ist diese Information über die Software sofort für das gesamte Team verfügbar. Die Pflegekräfte können also ihre Pflege an die neuesten medizinischen Empfehlungen anpassen, ohne dass die Gefahr einer schlechten Kommunikation oder einer Verzögerung bei der Umsetzung von Entscheidungen besteht.

Medizinische Software erleichtert nicht nur die Kommunikation innerhalb des Behandlungsteams, sondern **ermöglicht auch eine bessere Überwachung der Termine und Untersuchungen der Patienten**. Bei der Behandlung chronischer Erkrankungen wie Herzinsuffizienz oder koronarer Herzkrankheit müssen die Patienten häufig regelmäßige Untersuchungen und Nachsorgetermine wahrnehmen. Mithilfe von Software können diese Termine effizienter verwaltet werden, indem Arztbesuche, Herzultraschalluntersuchungen oder Belastungstests geplant und automatisierte Erinnerungen an das Pflegepersonal und die Patienten gesendet werden. So wird sichergestellt, dass die Patienten keine wichtigen Untersuchungen verpassen und dass ihre Nachsorge regelmäßig und umfassend ist.

Auch **die Verwaltung der Entlassungsunterlagen und die Nachsorge zu Hause** werden durch medizinische Software verbessert. Wenn ein Patient nach einer Herzoperation oder einem Krankenhausaufenthalt wegen einer akuten Erkrankung aus dem Krankenhaus entlassen wird, kann mithilfe der Software eine vollständige Entlassungsakte erstellt werden, die alle

Informationen über den Gesundheitszustand des Patienten, die erhaltene Pflege und Empfehlungen für die Nachsorge zu Hause enthält. Pflegekräfte spielen in dieser Übergangsphase eine wichtige Rolle, indem sie dafür sorgen, dass die Patienten und ihre Familien die Anweisungen nach dem Krankenhausaufenthalt verstehen. Mithilfe von medizinischer Software können sie diese Informationen leicht einsehen und ausdrucken, sie den Patienten erklären und dafür sorgen, dass vor der Entlassung alles klar ist.

Schließlich **ermöglicht medizinische Software eine verbesserte Rückverfolgbarkeit und Sicherheit der Pflege.** Jede Handlung, die an einem Patienten vorgenommen wird, wird im System erfasst, sodass eine vollständige Rückverfolgbarkeit der Pflege gewährleistet ist. Dies umfasst nicht nur die verabreichten Behandlungen, sondern auch Eingriffe, Beratungen und Untersuchungen. Im Falle von Problemen oder Streitigkeiten ermöglicht diese Rückverfolgbarkeit, den Verlauf der Pflege nachzuvollziehen und zu überprüfen, ob alle Maßnahmen gemäß den geltenden Protokollen durchgeführt wurden. Für die Pflegekräfte bietet dies zusätzliche Sicherheit, da jede Pflege aufgezeichnet und validiert wird, wodurch das Fehlerrisiko minimiert wird.

○ Die Auswirkungen der Telemedizin auf die Nachsorge von Herzpatienten

Die Auswirkungen der Telemedizin auf die Überwachung von Herzpatienten sind beträchtlich und verändern die Art und Weise, wie die Pflege im Bereich der Kardiologie geleistet wird, grundlegend. Dank technologischer Fortschritte ermöglicht die Telemedizin die Fernüberwachung von Patienten, das proaktive Management chronischer Erkrankungen und die Durchführung von Heimkonsultationen, wobei die Qualität der Versorgung verbessert und unnötige Krankenhausaufenthalte reduziert werden. Für Patienten mit Herzerkrankungen, die häufig eine enge und kontinuierliche Überwachung benötigen, bietet die Telemedizin einen neuen Behandlungsansatz, der Zugänglichkeit, schnelle Interventionen und personalisierte Behandlungen miteinander verbindet.

Einer der größten Vorteile der Telemedizin bei der Betreuung von Herzpatienten ist die Möglichkeit, kritische Herzparameter kontinuierlich aus der Ferne zu überwachen. Mithilfe von vernetzten Geräten wie Blutdruckmonitoren, tragbaren Elektrokardiogrammen und Herzrhythmussensoren können Patienten nun auch zu Hause ihre Vitalwerte messen. Diese Daten werden dann direkt an Kardiologen oder Pflegeteams weitergeleitet, die die Ergebnisse in Echtzeit analysieren können. Diese kontinuierliche Überwachung ist besonders wichtig für Patienten mit Vorhofflimmern ,Herzinsuffizienz oder Bluthochdruck, da sie die Anzeichen einer Dekompensation oder Verschlechterung der Krankheit frühzeitig erkennen kann, oft bevor der Patient signifikante Symptome verspürt.

Für Pfleger und andere Gesundheitsfachkräfte, die an der Betreuung von Herzpatienten beteiligt sind, **erleichtert die Telemedizin die tägliche Pflege**, da sie einen ständigen Einblick in die Entwicklung des Gesundheitszustands der Patienten bietet. Pflegekräfte können beispielsweise damit beauftragt werden, die von den vernetzten Geräten erzeugten Warnungen zu verfolgen und die Patienten schnell zu kontaktieren, wenn Anomalien festgestellt werden. So kann proaktiv gehandelt werden, indem Behandlungen angepasst oder schnelle Konsultationen angeboten werden, bevor die Situation kritisch wird. Durch diese Fernüberwachung werden Notfalleinweisungen in Krankenhäuser erheblich reduziert, die durch frühzeitiges Eingreifen vermieden werden können.

Die Telemedizin fördert auch die Autonomie der Patienten, indem sie ihnen **die** Möglichkeit gibt, sich aktiv am Management ihrer Gesundheit zu beteiligen. Herzpatienten, die oft gebrechlich sind und eine strenge Überwachung benötigen, können dank der Telemedizin ihren Blutdruck, ihre Herzfrequenz oder ihr Gewicht selbst messen und die Daten an ihren Arzt weiterleiten, ohne dass sie sich selbst auf den Weg machen müssen. Diese Autonomie wird besonders von älteren oder in ihrer Mobilität eingeschränkten Patienten geschätzt, für die häufige Fahrten ins Krankenhaus anstrengend sein können. Darüber hinaus ermöglicht dieser Ansatz den Patienten ein besseres Verständnis ihrer Krankheit, da sie selbst die Schwankungen ihrer Vitalwerte visualisieren und sich bewusst werden, wie sich ihr Lebensstil auf ihre Herzgesundheit auswirkt.

Für Patienten, die in ländlichen Gebieten oder weit entfernt von medizinischen Zentren leben, **verringert die Telemedizin die Ungleichheiten beim Zugang zur Gesundheitsversorgung**. Durch Fernkonsultationen können Patienten eine regelmäßige Betreuung durch ihren Kardiologen in Anspruch nehmen, ohne lange Strecken zurücklegen zu müssen. Dies ermöglicht eine engmaschige Überwachung chronischer Krankheiten, selbst für Patienten, die in Regionen mit unterentwickelter medizinischer Infrastruktur leben. Diese Fernbetreuung ist entscheidend, um Probleme frühzeitig zu erkennen und eine kontinuierliche Versorgung auch über große Entfernungen hinweg zu gewährleisten. Indem sie die Versorgung zugänglicher macht, verbessert die Telemedizin die Gerechtigkeit des Gesundheitssystems, indem sie sicherstellt, dass alle Herzpatienten unabhängig von ihrem Wohnort eine qualitativ hochwertige Versorgung erhalten.

Online-Konsultationen über sichere Plattformen sind ein weiterer Aspekt der Telemedizin, der die Betreuung von Herzpatienten revolutioniert hat. Anstatt routinemäßig für Routinekontrollen ins Krankenhaus gehen zu müssen, können die Patienten ihren Kardiologen nun aus der Ferne per Videokonferenz konsultieren. So können die Ärzte den Gesundheitszustand des Patienten beurteilen, Symptome oder Nebenwirkungen der Behandlung besprechen und in Echtzeit Entscheidungen über die Verwaltung der Pflege treffen. Für die Patienten vereinfacht dies die medizinische Betreuung und bietet die Möglichkeit, regelmäßige Konsultationen und Behandlungsanpassungen durchzuführen, ohne das Haus verlassen zu müssen. Außerdem ermöglichen diese Online-

Sprechstunden den Kardiologen, bei Bedarf eine schnelle Behandlung zu gewährleisten, ohne Wartezeiten, die oft mit Sprechstunden in der Praxis verbunden sind.

Eine weitere wichtige Auswirkung der Telemedizin auf die Betreuung von Herzpatienten ist die stärkere Personalisierung der Behandlung. Dank der Daten, die von den vernetzten Geräten kontinuierlich gesammelt werden, können Ärzte die spezifischen Muster jedes einzelnen Patienten besser verstehen und die Behandlung an die beobachteten Veränderungen anpassen. Wenn ein Kardiologe beispielsweise die Herzfrequenz oder den Blutdruck über mehrere Wochen hinweg überwacht, kann er die Medikamentendosen genauer anpassen, Überdosierungen vermeiden und den Pflegebedarf besser vorhersagen. Diese Personalisierung der Behandlung ist besonders vorteilhaft für Patienten mit Herzinsuffizienz oder komplexen Arrhythmien, bei denen oft eine regelmäßige Anpassung der Behandlung erforderlich ist, um die Krankheit zu stabilisieren. Darüber hinaus ermöglichen diese Daten einen stärker präventiven Ansatz, bei dem Komplikationen vermieden werden, bevor sie auftreten.

Für Pflegekräfte **ändert sich durch den Einsatz von Telemedizin auch ihre Rolle bei der Nachsorge von Herzpatienten**, da sie in den Mittelpunkt der Koordination der Fernpflege rücken. Sie können nämlich damit beauftragt werden, die Verbindung zwischen den Patienten und den Kardiologen herzustellen, die von den vernetzten Geräten übermittelten Daten zu überwachen und zu überprüfen, ob die Patienten die Empfehlungen zur Nachsorge einhalten. Pflegekräfte spielen eine Schlüsselrolle bei der Aufklärung der Patienten über die Nutzung dieser Technologien, indem sie erklären, wie man die Geräte zur Heimüberwachung bedient, wie man Warnsignale interpretiert und wie man auf Anomalien reagiert. Außerdem können sie durch ihre patientennahe Rolle sicherstellen, dass die Patienten die Bedeutung von Telemonitoring verstehen und sich aktiv an der Bewältigung ihrer Krankheit beteiligen.

Die Integration der Telemedizin erfordert jedoch auch Anpassungen, um eine optimale Betreuung zu gewährleisten. Das Pflegepersonal muss in der Nutzung digitaler Plattformen und im Umgang mit vernetzten Geräten geschult werden, um die Qualität der Fernbetreuung zu gewährleisten. Patienten, insbesondere ältere oder mit der Technologie nicht vertraute, benötigen möglicherweise eine anfängliche Betreuung, um die Nutzung der telemedizinischen Instrumente zu beherrschen. Daher ist es von entscheidender Bedeutung, kontinuierliche Unterstützung anzubieten, um sicherzustellen, dass alle Patienten die Vorteile der Telemedizin voll ausschöpfen können.

Innovationen in der Kardiologie: Was der Pflegehelfer wissen muss

- Neue implantierbare Geräte: Herzschrittmacher, automatische Defibrillatoren usw.

Neue implantierbare Geräte wie Herzschrittmacher und implantierbare automatische Defibrillatoren (ICDs) stellen einen großen Fortschritt in der modernen Kardiologie dar. Sie bieten eine wirksame und nachhaltige Behandlung für Patienten mit Herzrhythmusstörungen, Herzinsuffizienz und anderen schweren kardiovaskulären Erkrankungen. Dank dieser Technologien ist es nun möglich, die Herzaktivität kontinuierlich zu regulieren, zu stimulieren und zu überwachen und gleichzeitig das Risiko schwerwiegender Komplikationen wie Herzstillstand oder lebensbedrohlicher Arrhythmien erheblich zu senken. Diese Geräte, die immer leistungsfähiger und miniaturisierter werden, verbessern nicht nur die Lebensqualität der Patienten, sondern verlängern auch ihre Lebenserwartung, indem sie eine ständige Überwachung und ein automatisches Eingreifen im Falle eines Herzfehlers ermöglichen.

Der Herzschrittmacher, eines der bekanntesten und am häufigsten verwendeten implantierbaren Geräte, ist für Patienten

185

bestimmt, die an Bradykardie (zu langsamer Herzschlag) oder Herzblockaden leiden. Diese Herzrhythmusstörungen können zu Schwindel, Ohnmacht oder in schweren Fällen sogar zu Herzstillstand führen. Der Herzschrittmacher funktioniert, indem er regelmäßige elektrische Impulse aussendet, um das Herz zu stimulieren und einen normalen Herzrhythmus aufrechtzuerhalten. Dieses Gerät, das im Brustbereich unter die Haut implantiert wird, ist über Sonden (Elektroden) mit dem Herzen verbunden, die die elektrische Aktivität des Herzmuskels erkennen und Impulse aussenden, wenn eine Verlangsamung festgestellt wird.

Moderne Herzschrittmacher sind mit fortschrittlichen Funktionen ausgestattet. Sie können ihren Rhythmus automatisch an die Bedürfnisse des Patienten anpassen, z. B. indem sie die Herzfrequenz bei körperlicher Anstrengung erhöhen oder in Ruhephasen senken. Diese Fähigkeit, sich an die individuellen Bedürfnisse anzupassen, ermöglicht es den Patienten, ein aktiveres Leben zu führen und nicht durch die Schwankungen ihrer Herzfrequenz eingeschränkt zu werden. Zusätzlich zu dieser dynamischen Regulierung sind die heutigen Herzschrittmacher mit integrierten Überwachungssystemen ausgestattet, die Daten über die Herzfunktion und die Aktivität des Geräts selbst sammeln. Diese Informationen können dann aus der Ferne an Ärzte zur kontinuierlichen Überwachung und eventuellen Anpassung der Behandlung übermittelt werden.

Der implantierbare automatische Defibrillator (ICD) hingegen ist ein Gerät, das zur Behandlung schwerer Arrhythmien wie ventrikulärer Tachykardien oder Kammerflimmern entwickelt wurde, die zu einem plötzlichen Herzstillstand führen können. Der ICD hat, wie der Name schon sagt, die Fähigkeit, gefährliche Arrhythmien automatisch zu erkennen und einzugreifen, indem er einen Elektroschock aussendet, um den normalen Herzrhythmus wiederherzustellen. Dieses Gerät ist für Patienten mit hohem Risiko eines Herzstillstands von entscheidender Bedeutung, da es im Notfall, wo jede Sekunde zählt, eine sofortige Intervention ermöglicht. Im Gegensatz zu externen Defibrillatoren, die in

Krankenhäusern oder von Rettungsdiensten verwendet werden, wird der ICD direkt unter die Haut implantiert und funktioniert autonom, ohne dass ein Eingreifen von außen erforderlich ist.

Die implantierbaren automatischen Defibrillatoren der neuesten Generation verfügen ebenfalls über intelligente Funktionen. Neben der Abgabe von Elektroschocks können diese Geräte auch sanftere Impulse abgeben, um bestimmte Arrhythmien zu behandeln, ohne auf Schocks zurückgreifen zu müssen. Dies erhöht den Komfort für den Patienten, da Schocks als traumatisch empfunden werden können. Der ICD überwacht außerdem die Herzaktivität in Echtzeit und zeichnet alle Daten über Arrhythmie-Episoden auf, so dass Kardiologen den Krankheitsverlauf beurteilen und die Auslöser von Anfällen besser verstehen können.

Intelligente implantierbare Geräte sind auch in der Lage, über integrierte telemedizinische Systeme **aus** der **Ferne mit dem medizinischen Team zu kommunizieren.** Das bedeutet, dass Herzschrittmacher und ICDs regelmäßig Informationen über den Gesundheitszustand des Patienten, die ordnungsgemäße Funktion des Geräts und erkannte kardiale Ereignisse übermitteln können, ohne dass der Patient für häufige Kontrollen ins Krankenhaus gehen muss. Die Geräte sind mit Fernüberwachungssystemen ausgestattet, die es ermöglichen, Anomalien frühzeitig zu erkennen und schwere Komplikationen zu verhindern, bevor sie sich in Symptomen äußern. Für das Pflegepersonal bietet dies einen erheblichen Vorteil bei der Nachsorge: Helfer und Krankenschwestern können bei Fehlfunktionen oder kritischen Herzepisoden in Echtzeit Warnungen erhalten und bei Bedarf schnell eingreifen.

Eine der Herausforderungen für Patienten mit diesen implantierbaren Geräten besteht darin, **den täglichen Umgang mit ihnen zu verstehen und sich an sie anzupassen.** Obwohl moderne Herzschrittmacher und ICDs immer kleiner und unauffälliger werden, erfordern sie immer noch eine regelmäßige Überwachung und Wachsamkeit. Beispielsweise müssen die

Patienten über Vorsichtsmaßnahmen bezüglich der Exposition gegenüber elektromagnetischen Feldern informiert werden, die die Funktion des Geräts beeinträchtigen könnten. Betreuer und Krankenschwestern spielen eine Schlüsselrolle bei der Aufklärung der Patienten, indem sie ihnen erklären, wie sie ihr Gerät pflegen, wie sie Warnzeichen (wie Schwindel oder Herzklopfen) erkennen und wie sie im Falle von Problemen reagieren sollen. Diese Aufklärung ermöglicht es den Patienten, gelassen mit ihrem Gerät zu leben und sich die richtigen Vorgehensweisen anzueignen, um eine reibungslose Funktion des Geräts zu gewährleisten.

Die Entwicklung hin zu implantierbaren Geräten ohne Sonde ist ein weiterer wichtiger Fortschritt in diesem Bereich. Sondenlose Herzschrittmacher beispielsweise sind miniaturisierte Geräte, die direkt in das Herz implantiert werden können, ohne die herkömmlichen Sonden zu benötigen, die den Schrittmacher mit dem Organ verbinden. Diese Schrittmacher verringern das Risiko von Infektionen oder Komplikationen, die mit Sonden verbunden sind, und der Eingriff zur Implantation ist weniger invasiv. Darüber hinaus haben diese sondenlosen Herzschrittmacher eine längere Lebensdauer und sind einfacher zu überwachen, was einen erheblichen Fortschritt in Bezug auf Patientenkomfort und Sicherheit darstellt.

Neben Herzschrittmachern und automatischen Defibrillatoren werden zunehmend auch andere implantierbare Geräte, wie **Herzschrittmacher bei Herzinsuffizienz**, eingesetzt. Diese Geräte, die als biventrikuläre Schrittmacher oder Geräte zur kardialen Resynchronisationstherapie (CRT) bezeichnet werden, sollen bei Patienten mit fortgeschrittener Herzinsuffizienz dazu beitragen, dass das Herz synchroner schlägt. Durch die gleichzeitige Stimulation der beiden Herzkammern verbessern diese Geräte die Effizienz jeder einzelnen Herzkontraktion und verringern so die Symptome der Herzinsuffizienz wie Kurzatmigkeit und Müdigkeit. Dadurch können die Patienten körperliche Anstrengungen besser tolerieren und eine höhere Lebensqualität erlangen.

◦ Innovationen in der Pflegetechnik: Herzkatheter, robotergestützte Chirurgie

Innovationen bei den Behandlungstechniken in der Kardiologie, wie z. B. Herzkatheterisierung und Roboterchirurgie, stellen eine echte Revolution in der Behandlung von Herz-Kreislauf-Erkrankungen dar. Diese technologischen Fortschritte ermöglichen weniger invasive, präzisere und sicherere Eingriffe, die den Patienten kürzere Erholungszeiten, ein geringeres Komplikationsrisiko und optimierte Behandlungsergebnisse bieten. Diese Innovationen haben nicht nur die Art und Weise verändert, wie Eingriffe durchgeführt werden, sondern auch die Behandlungsmöglichkeiten für Patienten erweitert, die früher aufgrund ihres Gesundheitszustands nicht von einer chirurgischen Behandlung hätten profitieren können.

Die Herzkatheteruntersuchung ist eine der markantesten Techniken in der interventionellen Kardiologie. Es handelt sich um ein minimalinvasives Verfahren, mit dem verschiedene Herzerkrankungen diagnostiziert und behandelt werden können, darunter die koronare Herzkrankheit, Herzklappenfehler und bestimmte Herzfehler. Bei der Katheterisierung wird ein dünner, flexibler Schlauch, der sogenannte Katheter, in ein Blutgefäß eingeführt, in der Regel über die Femoralarterie (in der Leiste) oder die Radialarterie (im Handgelenk). Dieser Katheter wird dann unter Röntgenkontrolle zum Herzen geführt, sodass Kardiologen das Innere der Koronararterien untersuchen, Anomalien sichtbar machen und bei Bedarf direkt eingreifen können.

Einer der Hauptvorteile der Herzkatheteruntersuchung ist, dass sie sowohl ein Diagnoseinstrument als auch ein therapeutisches Verfahren sein kann. **Bei der Koronarangioplastie**, einem häufig durchgeführten Katheterverfahren, wird eine durch atherosklerotische Plaques verengte Koronararterie erweitert, wodurch der Blutfluss zum Herzen wiederhergestellt wird. In vielen Fällen wird ein Stent (eine kleine Metallprothese) in die Arterie eingesetzt, um die Öffnung aufrechtzuerhalten und eine erneute Verstopfung zu verhindern. Dadurch kann eine aufwändigere Operation wie eine koronare Bypass-Operation vermieden werden, wobei die Ergebnisse hinsichtlich der Wiederherstellung des Blutflusses vergleichbar sind. Die Katheterisierung wird auch für den perkutanen Herzklappenersatz verwendet, eine Alternative zur Operation am offenen Herzen, um eine defekte Herzklappe zu ersetzen, insbesondere bei älteren Patienten oder Patienten mit hohem Risiko.

Für die Patienten hat die Herzkatheteruntersuchung viele Vorteile. **Die minimalinvasive Natur des** Verfahrensbedeutet, dass es weniger Schmerzen, Narben und Infektionsrisiken mit sich bringt als herkömmliche Operationen. Außerdem ist die Genesung viel schneller: Die Patienten können das Krankenhaus in der Regel nach einem kurzen Aufenthalt verlassen und ihre normalen Aktivitäten innerhalb weniger Tage wieder aufnehmen. Dies steht in starkem Kontrast zu den längeren Genesungszeiten und den erhöhten Risiken, die mit Operationen am offenen Herzen verbunden sind. Für das Pflegepersonal ist die Nachsorge nach der Operation ebenfalls einfacher, da Komplikationen seltener auftreten und sich die postoperative Pflege häufig auf die Überwachung des Schnitts und die Überwachung der Vitalfunktionen beschränkt.

Die Roboterchirurgie hingegen stellt einen weiteren großen Fortschritt im Bereich der Kardiologie und Herzchirurgie dar. Diese innovative Technik ermöglicht es Chirurgen, Eingriffe mit beispielloser Präzision durchzuführen, indem sie Roboterarme verwenden, die von einer Konsole aus ferngesteuert werden. Eines der bekanntesten Systeme ist der Da-Vinci-Roboter, der häufig für verschiedene Herzoperationen eingesetzt wurde, darunter Mitralklappenreparaturen, koronare Bypass-Operationen und sogar die Korrektur angeborener Herzfehler. Die Roboterchirurgie bietet eine höhere Präzision, da sie das natürliche Zittern der menschlichen Hand eliminiert und feinere, kontrolliertere Bewegungen ermöglicht.

Einer der Hauptvorteile der Roboterchirurgie liegt in ihrer Fähigkeit, **die Invasivität von Eingriffen** zu **verringern**. Im

Gegensatz zu herkömmlichen Herzoperationen, bei denen häufig eine vollständige Öffnung des Brustkorbs (Sternotomie) erforderlich ist, wird die Roboterchirurgie in der Regel über kleine Einschnitte durchgeführt, durch die die Roboterarme eingeführt werden. Dies minimiert das Trauma für den Patienten, reduziert die postoperativen Schmerzen erheblich und verringert das Risiko von Infektionen oder anderen Komplikationen. Darüber hinaus erholen sich die Patienten deutlich schneller, mit kürzeren Krankenhausaufenthalten und kürzeren Genesungszeiten.

Ein weiterer großer Vorteil der Roboterchirurgie besteht darin, dass die Chirurgen Zugang zu Bereichen des Herzens erhalten, die mit herkömmlichen Methoden nur schwer zu erreichen sind. Die von Robotersystemen gebotene hochauflösende 3D-Vision ermöglicht eine sehr genaue Darstellung der Herzstrukturen und erleichtert so komplexe Eingriffe. Bei **Herzklappenreparaturen** beispielsweise ermöglicht die Roboterchirurgie die Rekonstruktion einer beschädigten Klappe mit äußerster Präzision, was die Erfolgsaussichten des Eingriffs verbessert und die Notwendigkeit künstlicher Herzklappenprothesen verringert. Dies ist besonders für jüngere Patienten von Vorteil, da durch den Erhalt der natürlichen Klappen einige der langfristigen Risiken von Prothesen vermieden werden können.

Die Auswirkungen der robotergestützten Chirurgie auf die Lebensqualität der Patienten sind unbestritten. Neben den Vorteilen, die sich aus der Reduzierung von Narben und Schmerzen ergeben, verbessert die Präzision dieser Technik häufig auch die chirurgischen Ergebnisse. Für Patienten mit komplexen Herzerkrankungen bietet die Roboterchirurgie eine weniger invasive Lösung, die jedoch genauso effektiv ist wie herkömmliche Operationstechniken. Sie eröffnet auch Perspektiven für Patienten, die mit herkömmlichen Methoden aufgrund ihrer Gebrechlichkeit oder komplexen Erkrankung als inoperabel gelten.

Pfleger und Pflegehelfer spielen eine entscheidende Rolle bei der postoperativen Nachsorge dieser Innovationen, sei es Herzkatheterisierung oder Roboterchirurgie. Obwohl diese Techniken den Bedarf an längerer Intensivpflege verringern, erfordern sie eine strenge Überwachung der Vitalzeichen und ein besonderes Augenmerk auf mögliche Komplikationen wie Infektionen der Inzisionsstelle oder innere Blutungen. Krankenpflegehelfer sorgen für eine gute Erholung der Patienten, begleiten sie in den ersten Tagen nach dem Eingriff und sorgen dafür, dass ihre Genesung reibungslos verläuft. Ihre Rolle ist auch entscheidend bei der Aufklärung der Patienten über die Pflege zu Hause, die Schmerzbehandlung und die Vorsichtsmaßnahmen zur Vermeidung von Komplikationen.

Die Zukunft dieser Technologien sieht vielversprechend aus, da noch viele Fortschritte zu erwarten **sind**. Zum Beispiel werden die Operationsroboter immer ausgefeilter, mit dünneren und beweglicheren Armen, die noch filigranere Eingriffe ermöglichen. Die Entwicklung neuer Kathetertechniken, wie z. B. vollständig perkutane Verfahren zur Reparatur von Herzklappen, verspricht, diese Eingriffe einer größeren Anzahl von Patienten zugänglich zu machen, selbst solchen mit hohen Operationsrisiken. Darüber hinaus eröffnet die zunehmende Integration von künstlicher Intelligenz in die Roboterchirurgie den Weg zu noch präziseren und personalisierten Eingriffen, bei denen jede Bewegung des Roboters auf der Grundlage der spezifischen Merkmale des Patienten optimiert werden könnte.

◦ Neu aufkommende Behandlungen und ihre Auswirkungen auf die Pflege

Aufstrebende Behandlungsmethoden in der Kardiologie eröffnen neue Perspektiven für die Behandlung von Herz-Kreislauf-Erkrankungen, insbesondere in Fällen, in denen herkömmliche Behandlungsmethoden nur begrenzt oder unzureichend wirken. Diese neuen Ansätze, seien es pharmakologische Therapien, innovative Medizinprodukte oder biologische Behandlungen, verändern nicht nur die Art und Weise, wie Herzerkrankungen behandelt werden, sondern definieren auch die Rolle des Pflegepersonals bei der Verwaltung dieser Pflege neu. Die Integration dieser Innovationen in die klinische Praxis verbessert die Behandlungsergebnisse, erweitert die Optionen für Hochrisikopatienten und ermöglicht eine gezieltere und personalisierte Behandlung.

Neue Medikamentenklassen spielen bei diesen Fortschritten eine entscheidende Rolle. Eine der vielversprechendsten aufkommenden Therapien ist der Einsatz von SGLT2-Inhibitoren (Natrium-Glukose-Cotransporter vom Typ 2) bei der Behandlung von Herzinsuffizienz. Diese Medikamente, die ursprünglich zur Behandlung von Typ-2-Diabetes entwickelt wurden, haben signifikante Vorteile bei der Verringerung der Krankenhauseinweisungen wegen Herzinsuffizienz und der kardiovaskulären Mortalität gezeigt. Sie wirken, indem sie die Ausscheidung von Glukose über die Nieren verbessern, aber ihre Wirkung geht weit über die Kontrolle des Blutzuckerspiegels hinaus. Sie reduzieren auch die Arbeitsbelastung des Herzens, indem sie die Natrium- und Wassereinlagerungen verringern und so den Druck auf die Herzwände mindern. Für das Pflegepersonal stellen diese Behandlungen eine wichtige Entwicklung dar, da sie nicht nur die Entwicklung der Herzfunktion des Patienten überwachen müssen, sondern auch die potenziellen Nebenwirkungen, die mit dieser Art von Therapie verbunden sind, wie Harnwegsinfektionen oder Dehydrierung.

Parallel dazu haben **PCSK9-Inhibitoren**, eine neue Klasse von lipidsenkenden Medikamenten, die Behandlung hoher Cholesterinwerte bei Patienten mit hohem kardiovaskulärem Risiko erheblich verbessert. Diese monoklonalen Antikörper senken den LDL-Cholesterinspiegel (das "schlechte" Cholesterin) wesentlich effektiver als Statine, insbesondere bei Patienten, bei denen diese nicht ausreichen oder schlecht vertragen werden. Indem sie den Abbau der LDL-Rezeptoren in der Leber verhindern, sorgen diese Hemmstoffe für einen besseren Abbau des zirkulierenden Cholesterins, wodurch das Risiko schwerer kardialer Ereignisse wie Herzinfarkt oder Schlaganfall verringert wird. Diese Behandlungen erfordern eine besondere Überwachung, da sie alle zwei bis vier Wochen als subkutane Injektion verabreicht werden. Dies erfordert eine Aufklärung der Patienten und eine erhöhte Wachsamkeit des Pflegepersonals, um die Einhaltung der Behandlung zu überprüfen.

Die Stammzellentherapie und die Gentherapie sind ebenfalls vielversprechende Forschungsrichtungen bei der Behandlung von Herz-Kreislauf-Erkrankungen. Diese Ansätze zielen auf die Regeneration von geschädigtem Herzgewebe ab, insbesondere nach einem Herzinfarkt, bei dem ein Teil des Herzmuskels infolge von Sauerstoffmangel abstirbt. Herzstammzellen oder sogar induzierte pluripotente Stammzellen können potenziell das nekrotische Gewebe reparieren und die Herzfunktion wiederherstellen. Die klinischen Versuche befinden sich noch in einem frühen Stadium, aber die Ergebnisse sind ermutigend. Die Gentherapie wiederum zielt auf spezifische Mutationen ab, die für bestimmte genetisch bedingte Kardiomyopathien verantwortlich sind. Durch die Injektion von Korrekturgenen in die Herzzellen kann das Fortschreiten der Krankheit verhindert und sogar die normale Herzfunktion wiederhergestellt werden. Diese Behandlungen stellen einen Bruch mit den herkömmlichen Therapien dar, da sie auf die Behandlung der eigentlichen Krankheitsursachen und nicht der Symptome abzielen. Für das Pflegepersonal besteht die Herausforderung darin, diese Patienten genau zu überwachen, um die langfristigen Auswirkungen dieser Therapien zu beobachten und gleichzeitig auf mögliche immunologische Komplikationen oder Abstoßungsreaktionen zu achten.

Innovationen bei implantierbaren medizinischen Geräten, wie z. B. sondenlose Herzschrittmacher oder miniaturisierte Herzpumpen, verändern auch die Ansätze zur Versorgung von Patienten mit fortgeschrittenen Herzerkrankungen. Beispielsweise können linksventrikuläre Stützvorrichtungen (LVAD), die zunehmend als vorübergehende oder dauerhafte Lösung für Patienten mit terminaler Herzinsuffizienz eingesetzt werden, das Leben erheblich verlängern und gleichzeitig eine verbesserte

Lebensqualität bieten. Diese Geräte werden in den Brustkorb implantiert und unterstützen die Pumpfunktion der linken Herzkammer, sodass das Herz die Organe besser durchbluten kann. Die Pflege rund um diese Patienten ist komplex, da sie eine ständige Überwachung der Vitalparameter, die Verwaltung von Antikoagulanzien zur Vermeidung von Thrombosen und die Vermeidung von Infektionen durch die externen Systeme des Geräts erfordert.

Transkatheter-Herzklappen, wie die TAVI-Klappen (Transcatheter Aortic Valve Implantation), stellen eine weitere Schlüsselinnovation bei der Behandlung von Herzklappenerkrankungen dar, insbesondere bei älteren Patienten oder Patienten mit hohem Risiko. Der Ersatz defekter Aortenklappen durch prothetische Klappen über eine einfache Punktion der Femoralarterie (ohne Öffnung des Brustkorbs) bietet eine weniger invasive Alternative zur Operation am offenen Herzen. Dadurch können Patienten, die früher als inoperabel galten, eine wirksame Behandlung erhalten und ihre Lebenserwartung erheblich verbessert werden. Für die Pflegekräfte bedeutet die Betreuung von Patienten, die diese Eingriffe erhalten haben, eine sorgfältige Überwachung auf postoperative Komplikationen wie Blutungen, Schlaganfälle oder Infektionen.

Diese neuen Behandlungsmethoden haben zahlreiche **Auswirkungen auf die Pflege**. Zunächst einmal erfordern sie eine Anpassung der Kompetenzen des Pflegepersonals. Der Umgang mit Patienten, die komplexe Behandlungen wie Biotherapien oder implantierbare Geräte erhalten, erfordert eine ständige Weiterbildung, um die Wirkungsmechanismen der neuen Therapien, die einzurichtenden Überwachungen und die speziellen Protokolle zur Vermeidung von Komplikationen zu verstehen. Darüber hinaus muss das Pflegepersonal eine Schlüsselrolle bei der Aufklärung der Patienten spielen. Viele dieser innovativen Therapien, wie PCSK9-Inhibitoren oder Herzpumpen, erfordern eine strenge Compliance und ein gutes Verständnis der täglichen Handlungen, die zur Vermeidung von

Komplikationen durchgeführt werden müssen. Die Begleitung der Patienten durch klare Erklärungen und eine regelmäßige Nachsorge wird daher von entscheidender Bedeutung, um den Erfolg der Behandlung zu gewährleisten.

Darüber hinaus verändern diese therapeutischen Innovationen auch **die Rolle des Pflegepersonals bei der Personalisierung der Pflege**. Da die Behandlungen immer zielgerichteter und an die genetischen oder biologischen Merkmale der Patienten angepasst werden, wird es immer wichtiger, den Krankheitsverlauf individuell zu überwachen. Das Pflegepersonal, das in direktem Kontakt mit den Patienten steht, muss in der Lage sein, Anzeichen für ein Ansprechen oder Versagen der Behandlung sowie potenzielle Nebenwirkungen schnell zu erkennen. Dies erfordert eine genauere Überwachung und eine enge Zusammenarbeit mit den medizinischen Teams, um die Behandlungen in Echtzeit anzupassen.

Schließlich **bieten aufkommende Behandlungsmethoden in der Kardiologie die Möglichkeit, Krankenhausaufenthalte zu reduzieren und die Lebensqualität der Patienten zu verbessern**. Dank minimalinvasiver Geräte oder wirksamerer medikamentöser Therapien können viele Patienten nun eine qualitativ hochwertige Versorgung zu Hause oder in ambulanten Nachsorgeeinrichtungen erhalten, wodurch die Belastung durch lange und schwere Krankenhausaufenthalte verringert wird. Pflegekräfte, insbesondere Pflegehelfer, spielen bei diesem Übergang zu einer eigenständigeren Pflege eine entscheidende Rolle, indem sie den Patienten dabei helfen, ihre Behandlung zu Hause zu verwalten, auf Warnzeichen zu achten und bei Bedarf schnell einzugreifen.

Ethik und Verantwortung bei der Nutzung neuer Technologien

◦ Vertraulichkeit der Daten und Schutz der Privatsphäre der Patienten

Die Vertraulichkeit von Daten und der Schutz der Privatsphäre von Patienten sind grundlegende Prinzipien im Gesundheitswesen, insbesondere in einem Umfeld, in dem der Einsatz digitaler Technologien und von Werkzeugen zur Verwaltung medizinischer Informationen ständig zunimmt. Die Erfassung, Speicherung und Übertragung medizinischer Patientendaten muss mit äußerster Sorgfalt erfolgen, um sicherzustellen, dass diese sensiblen Informationen vor unbefugtem Zugriff, Missbrauch oder Verletzung der Privatsphäre geschützt sind. Die Wahrung der Vertraulichkeit ist nicht nur eine bloße gesetzliche Verpflichtung, sondern stellt eine wesentliche ethische Dimension in der Vertrauensbeziehung zwischen Patient und medizinischem Fachpersonal dar.

Aufgrund der Art der Gesundheitsdaten ist diese Frage besonders heikel. Zu den persönlichen Gesundheitsdaten gehören nicht nur die Krankengeschichte, Diagnosen und Behandlungen, sondern auch Dinge wie genetische Daten, Untersuchungsergebnisse, psychologische oder psychiatrische Konsultationen und Informationen über das Privatleben des Patienten. Diese Daten gehören zu den sensibelsten, da sie intime Aspekte des Lebens einer Person offenbaren können, die nicht nur ihre körperliche Gesundheit, sondern auch ihr psychologisches und soziales Wohlbefinden beeinträchtigen. Jede Verletzung der Vertraulichkeit dieser Informationen kann schwerwiegende Folgen für die Patienten haben, die von sozialer Stigmatisierung bis hin zu Diskriminierung bei der Beschäftigung oder bei Versicherungen reichen können.

Die Wahrung der Vertraulichkeit beruht auf mehreren Grundprinzipien. Zunächst einmal sind alle Angehörigen der Gesundheitsberufe, einschließlich der Pflegekräfte, zur Einhaltung der ärztlichen Schweigepflicht verpflichtet. Dies ist eine gesetzliche und ethische Verpflichtung, die die Weitergabe medizinischer Informationen ohne die informierte Zustimmung des Patienten verbietet. Das bedeutet, dass alle Informationen, die der Patient mitteilt oder die er während seiner Behandlung beobachtet, geschützt werden müssen und nur die Personen, die direkt an seiner Behandlung beteiligt sind, Zugang zu diesen Informationen haben dürfen. Wenn beispielsweise ein Patient im Krankenhaus Einzelheiten über seinen Gesundheitszustand oder seine Vorgeschichte mit einem Pfleger teilt, ist dieser verpflichtet, diese Informationen nicht ohne seine Erlaubnis an andere Kollegen, die nicht direkt an der Betreuung des Patienten beteiligt sind, oder an Außenstehende wie Freunde oder die Familie des Patienten weiterzugeben.

Der zunehmende Einsatz digitaler Technologien bei der medizinischen Betreuung hat dem Umgang mit **der** Privatsphäre eine komplexe Dimension hinzugefügt. Elektronische Patientenakten (EPA), telemedizinische Systeme und vernetzte Geräte ermöglichen es, Gesundheitsdaten zu zentralisieren, ihren Austausch zwischen den Angehörigen der Gesundheitsberufe zu erleichtern und die Koordination der Gesundheitsversorgung zu verbessern. Diese Technologien bergen jedoch auch Risiken in Bezug auf die Datensicherheit. Elektronisch gespeicherte Informationen können anfällig für Cyberangriffe, unberechtigten Zugriff oder menschliche Fehler bei der Verwaltung der Datenbanken sein. Daher ist es von entscheidender Bedeutung, dass Gesundheitseinrichtungen strenge Protokolle einführen, um die Sicherheit medizinischer Daten zu gewährleisten. Dazu gehören die Verschlüsselung von Daten, die Verwendung von verstärkten Authentifizierungssystemen und ein eingeschränkter Zugriff auf elektronische Akten entsprechend den Rollen und Zuständigkeiten des Pflegepersonals.

Für Pflegekräfte ist **die Wahrung der Vertraulichkeit bei der Nutzung digitaler Hilfsmittel von** entscheidender Bedeutung. Wenn sie beispielsweise über eine medizinische Software oder eine Anwendung zur Nachsorge auf Informationen über einen Patienten zugreifen, müssen sie sicherstellen, dass dies in einem sicheren Rahmen geschieht und dass nur befugte Personen diese Daten einsehen können. Es ist auch wichtig, darauf zu achten, dass Computerbildschirme oder Dokumente mit medizinischen Informationen nicht für Unbeteiligte sichtbar sind, und sich nach der Nutzung von Computersystemen abzumelden, um unbefugten Zugriff zu verhindern. Wenn sie Informationen an andere Mitglieder des Behandlungsteams weitergeben müssen, sollten sie außerdem sicherstellen, dass dieser Austausch in sicheren Umgebungen stattfindet, z. B. über verschlüsselte Plattformen oder in geschlossenen Sitzungen.

Die informierte Zustimmung der Patienten ist ein weiterer Schlüsselaspekt des Datenschutzes und der Wahrung der Privatsphäre. Bevor medizinische Informationen mit anderen Angehörigen der Gesundheitsberufe ausgetauscht oder bestimmte Technologien zur Fernüberwachung eingesetzt werden, muss der Patient unbedingt darüber informiert werden, wie seine Daten verwendet, gespeichert und weitergegeben werden. Der Patient muss die Möglichkeit haben, seine Einwilligung zu erteilen, aber auch zu widerrufen, wenn er dies wünscht. Diese Zustimmung muss ausdrücklich sein und auf einem klaren Verständnis der Auswirkungen beruhen, was häufig erfordert, dass sich das Pflegepersonal die Zeit nimmt, den Patienten zu erklären, was bei der Verwaltung von Gesundheitsdaten auf dem Spiel steht. Beispielsweise ist es im Rahmen der Telemedizin oder der Überwachung über verbundene Geräte wichtig, dass die Patienten wissen, wer Zugang zu ihren Daten hat, wie diese geschützt werden und unter welchen Bedingungen sie weitergegeben werden könnten.

Die Wahrung der Vertraulichkeit erstreckt sich auch auf die täglichen Interaktionen mit den Patienten. Gespräche über ihren Gesundheitszustand sollten in Räumen stattfinden, in denen die Privatsphäre geschützt ist, wie z. B. in geschlossenen Zimmern oder Behandlungsräumen. Gespräche über den Gesundheitszustand eines Patienten auf einem Flur oder in einem öffentlichen Bereich des Krankenhauses können die Privatsphäre gefährden, auch wenn sie mit guten Absichten geführt werden.

Dasselbe gilt für die Kommunikation mit den Angehörigen des Patienten: Das Pflegepersonal sollte darauf achten, dass es die Zustimmung des Patienten einholt, bevor es Informationen an Familie oder Freunde weitergibt, es sei denn, es handelt sich um eine Notfallsituation, die eine Ausnahme von der ärztlichen Schweigepflicht rechtfertigt.

Neben dem Schutz medizinischer Daten **erstreckt sich die Achtung der Privatsphäre des Patienten** auch **auf seine Würde und seine körperliche Intimsphäre.** Wenn beispielsweise ein Pflegehelfer einem Patienten bei der Hygienepflege hilft, muss er unbedingt die Intimsphäre des Patienten respektieren, indem er dafür sorgt, dass die Pflege in einer privaten Umgebung erfolgt, in der sich der Patient wohlfühlt. Die Pflegekraft sollte auch immer die Erlaubnis des Patienten einholen, bevor sie Handlungen vornimmt, die mit Körperkontakt verbunden sind, oder bestimmte Körperteile des Patienten freilegt, um das Gefühl der Würde und der Kontrolle über den eigenen Körper zu bewahren.

Die Vertraulichkeit der Daten und die Wahrung der Privatsphäre sind ebenfalls von zentraler Bedeutung für das Vertrauen zwischen Patient und Pflegekraft. Wenn ein Patient das Gefühl hat, dass seine persönlichen Daten geschützt und seine Privatsphäre respektiert wird, wird er eher bereit sein, wichtige Details über seinen Gesundheitszustand mitzuteilen, was für eine wirksame Behandlung von entscheidender Bedeutung ist. Andererseits kann eine Verletzung der Vertraulichkeit verheerende Folgen für dieses Vertrauensverhältnis und für die Qualität der Versorgung haben. Ein Patient, der sich betrogen oder bloßgestellt fühlt, zögert möglicherweise, entscheidende Informationen zu liefern, was Diagnose und Behandlung beeinträchtigen kann.

- Der Pflegehelfer im Angesicht von KI und Automatisierung der Pflege

Die Einführung von künstlicher Intelligenz (KI) und Automatisierung im Gesundheitswesen, auch in der Kardiologie, markiert einen tiefgreifenden Wandel in der Art und Weise, wie Pflege organisiert und erbracht wird. Die Pflegekraft als wichtiges Mitglied des Pflegeteams sieht sich nun mit diesen Technologien konfrontiert, die einige Aspekte des Berufs umwälzen und gleichzeitig neue Möglichkeiten eröffnen. Anstatt die Rolle der Pflegekräfte zu ersetzen, verändern KI und Automatisierung die Arbeitsweise, indem sie Werkzeuge bereitstellen, die die Pflege ergänzen und verbessern und gleichzeitig mehr Zeit für menschlichere Aufgaben schaffen. Dieser Übergang erfordert jedoch Anpassung, ständige Weiterbildung und eine ethische Reflexion über den Stellenwert von Maschinen in der Patientenversorgung.

Künstliche Intelligenz im Gesundheitswesen wird bereits vielfach eingesetzt, um komplexe Daten zu analysieren, Diagnosen zu stellen, Komplikationen vorherzusagen und Behandlungen zu optimieren. Beispielsweise wird KI in der Kardiologie eingesetzt, um Elektrokardiogramme (EKG) oder Echokardiographiebilder mit höherer Genauigkeit zu analysieren und so subtile Anomalien zu erkennen oder das Risiko eines Herzinfarkts vorherzusagen. Diese Fähigkeit der KI, große Datenmengen schnell zu verarbeiten, hilft dem Gesundheitspersonal, fundiertere Entscheidungen zu treffen und die Patientenversorgung zu verbessern.

Für Pflegekräfte **kann KI einige administrative oder repetitive Aufgaben erleichtern.** Beispielsweise können KI-Systeme eingesetzt werden, um Pflegepläne zu verwalten, die Vitalfunktionen der Patienten in Echtzeit mithilfe von vernetzten Geräten zu überwachen oder automatische Warnmeldungen zu erzeugen, wenn abnormale Parameter wie hoher Blutdruck oder eine abnormale Herzfrequenz festgestellt werden. Dadurch können sich die Pflegekräfte stärker auf die menschliche Interaktion mit den Patienten konzentrieren und weniger Zeit mit der manuellen Datenerfassung oder mit Routineaufgaben verbringen. Ein KI-System kann beispielsweise die Sauerstoffsättigung kontinuierlich überwachen und einen Alarm senden, wenn ein Patient eine Entsättigung aufweist, so dass der Pfleger schnell eingreifen kann.

Die Automatisierung im Pflegebereich umfasst auch den Einsatz von Robotern für bestimmte Aufgaben. In modernen Krankenhäusern können Roboter zum Transport von Medikamenten, Mahlzeiten oder medizinischen Geräten eingesetzt werden, wodurch die körperliche Belastung von Pflegekräften verringert wird. Einige Roboter können auch bei der Mobilisierung von Patienten, insbesondere von bettlägerigen Patienten, helfen und so das Verletzungsrisiko für das Pflegepersonal verringern. Diese automatisierten Geräte sind eine wertvolle Hilfe bei logistischen Aufgaben und erleichtern die tägliche Organisation der Pflege, während sie gleichzeitig die Sicherheit des Pflegepersonals erhöhen.

KI und Automatisierung können jedoch **nicht das Wesen des** Pflegeberufs **ersetzen**, der in erster Linie auf menschlicher Begleitung, Zuhören, Einfühlungsvermögen und der individuellen Berücksichtigung der Bedürfnisse der Patienten beruht. Technologien können Prozesse verbessern und die Effizienz der Pflege steigern, aber sie können nicht die Fähigkeit eines Pflegers nachahmen, nonverbale Zeichen der Not zu erkennen, emotionalen Trost zu spenden oder die Pflege auf die spezifische Situation eines jeden Patienten abzustimmen. Die Pflegekraft spielt eine zentrale Rolle in der menschlichen Dimension der Pflege, und diese Komponente ist unersetzlich.

Eine der Herausforderungen bei der Einführung von KI und Automatisierung ist die Anpassung an neue Technologien. Pflegekräfte müssen lernen, diese Werkzeuge zu beherrschen, ihre Funktionsweise zu verstehen und sie im Rahmen ihrer täglichen Aufgaben richtig einzusetzen. Dies erfordert eine ständige Weiterbildung, um diese Neuerungen in die Berufspraxis zu integrieren. Beispielsweise erfordert die Verwaltung von Telemonitoring-Systemen zu Hause oder die Koordination mit automatisierten Geräten zur Erfassung von Gesundheitsdaten besondere Fähigkeiten. Die Aneignung dieser

Instrumente durch Pflegehilfskräfte ist entscheidend, um sicherzustellen, dass sie effektiv und sicher eingesetzt werden.

Darüber hinaus **kann Künstliche Intelligenz eine wichtige Rolle bei der Verbesserung der personalisierten Pflege spielen.** Indem sie die Gesundheitsdaten eines Patienten über einen längeren Zeitraum hinweg analysiert, kann KI Behandlungsanpassungen oder eine Pflege vorschlagen, die besser auf die individuellen Bedürfnisse zugeschnitten ist. Dies ist besonders relevant für Patienten mit chronischen Erkrankungen wie Herzinsuffizienz, wo KI dabei helfen kann, die Medikamentendosen an Schwankungen der Vitalparameter anzupassen. Pflegekräfte, die eng mit dem medizinischen Team zusammenarbeiten, können diese Empfehlungen nutzen, um die tägliche Pflege besser anzupassen und Komplikationen vorzubeugen.

Allerdings wirft **die Ethik des Einsatzes von KI und Automatisierung in der Pflege** wichtige Fragen auf. Während diese Technologien unbestreitbare Vorteile in Bezug auf Effizienz und Genauigkeit mit sich bringen, können sie auch Bedenken hinsichtlich einer Entmenschlichung der Pflege wecken. Es ist von entscheidender Bedeutung, ein Gleichgewicht zwischen dem Einsatz von Technologien und der Aufrechterhaltung des menschlichen Kontakts in der Pflege zu finden. Der Pfleger als direkter Vermittler zum Patienten muss sicherstellen, dass die KI als unterstützendes Werkzeug und nicht als Ersatz für die menschliche Interaktion eingesetzt wird. Beispielsweise muss der Pfleger in einem telemedizinischen Kontext, in dem automatisierte Systeme die Vitaldaten des Patienten überwachen, präsent bleiben, um auf die emotionalen Bedürfnisse des Patienten einzugehen, physische und psychologische Unterstützung zu leisten und sicherzustellen, dass die Technologie als Hilfe und nicht als Barriere wahrgenommen wird.

Die Auswirkungen der Automatisierung auf die Arbeitsorganisation sind ebenfalls ein wichtiger Faktor, den es zu berücksichtigen gilt. Während die Automatisierung den

Pflegekräften einige zeitraubende Aufgaben abnehmen kann, kann sie auch die Rollen innerhalb des Pflegeteams neu definieren. Dies könnte zu Anpassungen bei den Zuständigkeiten führen, mit einem Übergang zu komplexeren und menschlicheren Aufgaben. Beispielsweise könnte den Pflegekräften eine zentralere Rolle bei der Begleitung der Patienten im Umgang mit medizinischer Technologie, bei der Gesundheitserziehung und bei der Leitung der häuslichen Pflege zukommen. Diese Entwicklung hin zu mehr technischen Fähigkeiten und einer stärker beziehungsorientierten Rolle wertet den Beruf des Pflegehelfers auf und verleiht ihm eine lohnendere und spezialisiertere Dimension.

○ Die Grenzen der Technologie in der humanisierten Pflege

Die technologischen Fortschritte im Gesundheitswesen, sei es durch künstliche Intelligenz, Robotik oder Fernüberwachungsgeräte, haben die Art und Weise der Pflege grundlegend verändert und die Genauigkeit der Diagnosen, die Wirksamkeit der Behandlungen und den Umgang mit chronischen Krankheiten verbessert. Doch trotz dieser beeindruckenden Fortschritte gibt es **inhärente Grenzen für den Einsatz von Technologie in der humanisierten Pflege** - Grenzen, die daran erinnern, dass die menschliche Dimension der Pflege unersetzlich ist. Die Beziehung zwischen einem Pfleger und einem Patienten beruht auf wesentlichen Elementen wie Einfühlungsvermögen, Zuhören und emotionalem Verständnis - Aspekte, die die Technologie, so fortschrittlich sie auch sein mag, nicht vollständig abbilden kann. Diese Grenzen machen deutlich, wie wichtig es ist, ein Gleichgewicht zwischen technologischer Effizienz und der Notwendigkeit, die Menschlichkeit in der Pflege zu bewahren, zu finden.

Die Technologie kann die Empathie und das aktive Zuhören, die **das** Herzstück der humanisierten Pflege bilden, **nicht ersetzen**. Allein die Tatsache, dass man einem Patienten zuhört, seine Schmerzen, Ängste oder Sorgen erkennt und versteht, ist ein grundlegender Aspekt der Beziehung zwischen Pfleger und

Patient. So spielen beispielsweise Pfleger und Krankenschwestern eine entscheidende Rolle, indem sie anwesend sind, um Trost zu spenden, sich die Zeit nehmen, mit dem Patienten zu sprechen, seine Fragen zu beantworten oder ihn angesichts der Ungewissheit seiner medizinischen Situation zu beruhigen. Maschinen und Systeme mit künstlicher Intelligenz können zwar genaue Daten liefern, aber sie können die menschlichen Emotionen nicht verstehen und ihre Antworten nicht an die emotionalen Bedürfnisse eines Patienten anpassen. Bei schwerkranken oder sterbenden Patienten kann die Anwesenheit eines einfühlsamen Betreuers, der die Person in dieser Lebensphase begleitet, nicht durch einen Roboter oder eine noch so ausgeklügelte Technologie ersetzt werden.

Die menschliche Interaktion ermöglicht auch einen differenzierteren Ansatz in der Pflege, indem sie nonverbale Signale und Empfindungen berücksichtigt, die von der Technologie nicht erfasst werden können. Ein Patient kann manchmal durch seine Körpersprache oder seine Mimik mehr ausdrücken als durch seine Worte. Eine aufmerksame Pflegekraft kann diese Zeichen erkennen und ihr Verhalten oder ihre Pflege entsprechend anpassen, sei es, indem sie eine Position verändert, um Schmerzen zu vermeiden, oder indem sie emotionales Unbehagen erkennt. Maschinen hingegen sind nur darauf programmiert, auf bestimmte Parameter zu reagieren, und können ihr Verhalten nicht so subtil und intuitiv anpassen. Daher kann die KI zwar mithilfe komplexer Algorithmen physiologische Anomalien erkennen, aber sie wird niemals die menschliche Sensibilität ersetzen können, stilles Leiden oder das Bedürfnis nach Aufmerksamkeit wahrzunehmen.

Die Technologie weist auch Grenzen bei der Personalisierung der Pflege auf, trotz ihres Potenzials, Daten in großem Umfang zu verarbeiten. Denn auch wenn Systeme der künstlichen Intelligenz in der Lage sind, auf der Grundlage von Krankengeschichte und Untersuchungsergebnissen personalisierte Behandlungspläne vorzuschlagen, können sie die persönlichen Vorlieben eines Patienten, seinen Lebensstil, seine kulturellen

Überzeugungen oder seine Bereitschaft, eine bestimmte Behandlung einer anderen vorzuziehen, nicht berücksichtigen. Der Pfleger ist durch seine direkte Interaktion mit dem Patienten in der Lage, diese Aspekte zu erfassen, die Pflege auf die spezifischen Bedürfnisse und Erwartungen abzustimmen und einen Kompromiss zwischen medizinischer Wirksamkeit und der Achtung der Individualität des Patienten zu finden. Beispielsweise kann es sein, dass ein älterer Patient trotz der maschinentechnischen Empfehlung keine invasive Operation wünscht und eine palliative Versorgung bevorzugt, die sich mehr auf den Komfort konzentriert. Ein Betreuer kann diese Entscheidung erleichtern, indem er emotionale Unterstützung und Verständnis anbietet, die die Technik allein nicht bieten kann.

Die Gefahr der Entmenschlichung der Pflege ist eine weitere wichtige Grenze der massiven Einführung von Technologie in die Pflegepraxis. Die Automatisierung von Aufgaben, wie das Messen von Vitalwerten über vernetzte Geräte oder der Einsatz von Robotern zur Unterstützung der Mobilität von Patienten, kann die Arbeit des Pflegepersonals erleichtern, aber sie kann auch den menschlichen Kontakt in Momenten, in denen er notwendig ist, reduzieren. Ein Patient, der nur Maschinen sieht, um seinen Blutdruck zu messen, seine Sauerstoffsättigung zu überwachen oder seine Medikamente zu bringen, kann emotionale Distanz und Isolation empfinden. Der Kontakt mit einer Pflegekraft, selbst bei einfachen Aufgaben, kann beruhigend sein, da er dem Patienten das Gefühl vermittelt, dass er von einer Person betreut wird, die seine Bedürfnisse über Zahlen oder Ergebnisse hinaus interpretieren kann. Dieser menschliche Kontakt ist besonders wichtig in Situationen, in denen sich der Patient angesichts seiner Krankheit verletzlich oder ängstlich fühlt.

Darüber hinaus **ist die emotionale Komplexität der Patienten eine Dimension, die von der Technologie nur schwer verstanden und behandelt** werden **kann**. Die Gesundheitsfürsorge besteht nicht nur aus physischen Behandlungen; sie umfasst auch die psychologische und emotionale Unterstützung, die Patienten erwarten. Krankheiten, insbesondere chronische oder schwere Leiden, wirken sich tiefgreifend auf den mentalen Zustand und das emotionale Gleichgewicht eines Menschen aus. Eine Maschine kann die Sorgen eines Patienten über seine Zukunft nicht zerstreuen und ihm nicht das Einfühlungsvermögen und Verständnis entgegenbringen, das er braucht, um mit seinem Zustand umzugehen. Die Rolle der Pflegekräfte, insbesondere der Pflegehelfer, ist entscheidend, um diese Unterstützung zu bieten, zuzuhören, auf Ängste einzugehen und ein Vertrauensverhältnis aufzubauen. Dieses Vertrauensverhältnis trägt nicht nur zum psychischen Wohlbefinden des Patienten bei, sondern auch dazu, dass er sich auf seinen eigenen Heilungsprozess einlässt.

Schließlich können **die inhärenten Verzerrungen** von -KI Systemen und Medizintechnik eine weitere Grenze für die Anwendung dieser Werkzeuge in einer wirklich humanisierten Pflege darstellen. Die Algorithmen, auf denen diese Technologien beruhen, werden häufig anhand großer Datenbanken trainiert, doch diese Datenbanken sind nicht immer repräsentativ für die Vielfalt der Patienten. Patienten aus ethnischen Minderheiten oder mit seltenen Erkrankungen können in diesen Datenbanken unterrepräsentiert sein, was zu Fehldiagnosen oder unangemessenen Behandlungsempfehlungen führen kann. In diesen Fällen bleiben die klinische Intuition und die Erfahrung des Pflegepersonals entscheidend, um die technologischen Empfehlungen zu korrigieren oder anzupassen. Die Automatisierung der Pflege sollte daher mit Vorsicht betrachtet werden und immer von menschlicher Aufsicht begleitet werden, um diese Klippen zu umschiffen.

Kapitel 7

Management komplexer Fälle und Polyvalenz in der Kardiologie

Betreuung von polypathologischen Patienten

° Anpassung der Pflege an Patienten mit Komorbiditäten: Diabetes, Niereninsuffizienz usw.

Die Anpassung der Versorgung von Patienten mit Komorbiditäten wie Diabetes, Niereninsuffizienz oder anderen chronischen Erkrankungen ist eine große Herausforderung für die medizinische Versorgung. Diese Patienten bedürfen besonderer Aufmerksamkeit, da das Nebeneinanderbestehen mehrerer Krankheiten häufig ihren allgemeinen Gesundheitszustand verschlechtert und ihre Behandlung komplexer macht. Jede Erkrankung kann mit anderen interagieren, wodurch sich die Symptome, potenzielle Komplikationen und das Ansprechen auf die Behandlung verändern. Für Pflegehilfskräfte und andere Gesundheitsfachkräfte ist es von entscheidender Bedeutung, einen ganzheitlichen und individuellen Ansatz zu entwickeln, der nicht nur die einzelnen Krankheiten, sondern auch die Wechselwirkungen zwischen ihnen berücksichtigt, um eine optimale und sichere Versorgung zu gewährleisten.

Diabetes und Nierenversagen sind zwei Komorbiditäten, die bei Patienten häufig vorkommen, insbesondere in kardiologischen Abteilungen, wo Herz-Kreislauf-Erkrankungen oft mit diesen Stoffwechselstörungen einhergehen. Diabetes beispielsweise ist nicht nur eine eigenständige chronische Krankheit, sondern erhöht auch das Risiko für Herz-Kreislauf-Erkrankungen und Nierenversagen erheblich. Ein hoher Glukosespiegel im Blut führt nämlich zu langfristigen Schäden an den Blutgefäßen, was sowohl das Herz als auch die Nieren beeinträchtigt. Bei einem Diabetespatienten mit Herzinsuffizienz muss die Pflege daher nicht nur die Kontrolle des Blutzuckers, sondern auch die Behandlung der Herzinsuffizienz und die Vermeidung von Nierenkomplikationen berücksichtigen.

Die Behandlung von Diabetes bei diesen Patienten erfordert eine genaue Überwachung der Blutzuckerwerte und regelmäßige Anpassungen der Behandlung. Pflegekräfte spielen in diesem Prozess eine Schlüsselrolle, indem sie den Patienten bei der

Überwachung des Blutzuckerspiegels helfen, Insulin oder andere Diabetesmedikamente verabreichen und darauf achten, dass die Ernährung den ärztlichen Empfehlungen entspricht. Die Ernährung ist besonders wichtig für Patienten mit Komorbiditäten, da die Ernährung ausgewogen sein muss, um den Blutzuckerspiegel zu kontrollieren, und gleichzeitig an andere Bedingungen angepasst werden muss, wie z. B. Nierenversagen, bei dem möglicherweise die Aufnahme von Protein oder Kalium eingeschränkt werden muss.

Diabetespatienten mit Niereninsuffizienz benötigen spezielle Anpassungen ihrer Behandlung, da **die eingeschränkte Nierenfunktion** die Art und Weise beeinflusst, wie Medikamente im Körper verstoffwechselt und ausgeschieden werden. Beispielsweise können bestimmte orale Antidiabetika wie Metformin bei schwerer Niereninsuffizienz kontraindiziert sein, da sie das Risiko einer Laktatazidose erhöhen. Pflegehilfskräfte sollten in Zusammenarbeit mit Krankenschwestern und Ärzten auf diese Wechselwirkungen achten, auf Anzeichen von Komplikationen achten und ungewöhnliche Symptome wie Übelkeit, Schwäche oder abnormale Atmung melden, die auf eine Stoffwechselstörung hindeuten könnten.

Die Niereninsuffizienz selbst erschwert auch die Behandlung von Herz-Kreislauf-Erkrankungen, da sie die Verwendung einiger häufig verschriebener Herzmedikamente einschränkt. Beispielsweise müssen Diuretika, die häufig zur Behandlung von Herzinsuffizienz eingesetzt werden, indem sie die Wassereinlagerungen reduzieren, entsprechend der Fähigkeit der Nieren, Flüssigkeiten zu filtern, angepasst werden. Eine falsche Dosierung kann zu Dehydrierung oder umgekehrt zu einem Flüssigkeitsüberschuss führen, wodurch sich die Herzinsuffizienz verschlimmert. Darüber hinaus können Patienten mit chronischer Niereninsuffizienz Elektrolytungleichgewichte wie hohe Kaliumwerte (Hyperkaliämie) entwickeln, die das Risiko von Herzrhythmusstörungen erhöhen. Die Überwachung dieser Ungleichgewichte ist von entscheidender Bedeutung, und die

Pflegekräfte sollten auf Symptome wie Muskelschwäche oder Herzklopfen achten.

Die Anpassung der Pflege von Patienten mit Komorbiditäten erfordert auch ein koordiniertes Management der verschiedenen beteiligten medizinischen Teams. Diese Patienten werden oft von mehreren Fachärzten betreut: ein Kardiologe für ihre Herzinsuffizienz, ein Nephrologe für ihre Niereninsuffizienz und ein Diabetologe für ihren Diabetes. Es ist daher von entscheidender Bedeutung, dass die medizinischen Informationen zwischen den verschiedenen Akteuren gut zirkulieren, damit bei jeder Behandlung alle Krankheitsbilder berücksichtigt werden. Pflegekräfte spielen bei dieser Koordination eine entscheidende Rolle, indem sie die Verbindung zwischen den verschiedenen Fachärzten herstellen und dafür sorgen, dass bei der täglichen Pflege die spezifischen Empfehlungen der einzelnen Spezialisten berücksichtigt werden.

Die therapeutische Ausbildung der Patienten ist ein weiterer grundlegender Aspekt der Anpassung der Pflege. Patienten mit Komorbiditäten müssen häufig mehrere Behandlungen selbst verwalten, ihren Lebensstil anpassen und verschiedene Gesundheitsparameter überwachen, was äußerst komplex sein kann. Daher ist es unerlässlich, sie beim Verständnis ihrer Krankheiten und Behandlungen zu begleiten. Pflegekräfte, die täglich mit den Patienten in Kontakt stehen, sind besonders gut in der Lage, ihnen klare Erklärungen zu geben und ihnen zu helfen, die Fähigkeiten zu erwerben, die sie benötigen, um für sich selbst zu sorgen. Beispielsweise können sie erklären, wie wichtig es ist, den Blutzuckerspiegel regelmäßig zu überwachen, die Medikamente richtig einzunehmen und sich an die Ernährungsempfehlungen zu halten, die auf ihre vielfältigen Bedingungen zugeschnitten sind.

Die Behandlung von Schmerzen und Symptomen, **die** mit mehreren Erkrankungen zusammenhängen, ist eine weitere große Herausforderung bei Patienten mit Komorbiditäten. Beispielsweise kann ein Diabetespatient mit Neuropathie

Schmerzen in den Füßen haben, während ein Patient mit Herzinsuffizienz Atembeschwerden aufgrund eines Lungenödems haben kann. Es ist entscheidend, die mit den einzelnen Erkrankungen verbundenen Symptome zu unterscheiden, um die Behandlung anzupassen und eine wirksame Linderung zu bieten. Pflegehilfskräfte müssen darin geschult werden, diese vielfältigen Symptome zu erkennen, sie den medizinischen Teams zu melden und durch tägliche Pflegemaßnahmen wie Dekubitusprophylaxe, angepasste Mobilisierung und Hygienemanagement zur Vermeidung von Infektionen zur Schmerzbekämpfung beizutragen.

Schließlich sollte **die psychologische Betreuung** bei Patienten mit Komorbiditäten nicht vernachlässigt werden. Das Nebeneinanderbestehen mehrerer chronischer Krankheiten kann zu emotionaler Not, Angstzuständen und sogar Depressionen führen. Der gleichzeitige Umgang mit mehreren Behandlungen, die Angst vor Komplikationen und die mit den Erkrankungen verbundene körperliche Erschöpfung können die Moral der Patienten stark belasten. Als Mitglieder des Pflegeteams, die den Patienten am nächsten stehen, haben Pflegehelfer eine Schlüsselrolle bei der Erkennung dieses psychischen Leidens. Sie sollten in der Lage sein, emotionale Unterstützung zu bieten, sich die Sorgen der Patienten anzuhören und sie bei Bedarf an psychologische Hilfsangebote zu verweisen.

○   Koordination mit anderen Fachdiensten
Die Koordination mit anderen Fachabteilungen ist ein grundlegender Pfeiler für eine umfassende und qualitativ hochwertige Patientenversorgung, insbesondere in einem Krankenhausumfeld, in dem die Krankheitsbilder oft komplex und vielfältig sind. Die Vernetzung der Pflege zwischen den verschiedenen medizinischen Disziplinen ermöglicht es, besser auf die Gesamtbedürfnisse des Patienten einzugehen, Fehler zu vermeiden und die Kontinuität der Pflege zu gewährleisten. In diesem Zusammenhang spielt die Pflegekraft eine zentrale Rolle bei dieser Koordination und fungiert als wichtiges Bindeglied

zwischen den Abteilungen und den verschiedenen Fachkräften, die am Behandlungspfad des Patienten beteiligt sind. Die reibungslose Zusammenarbeit ist entscheidend für das Wohlbefinden des Patienten und die Wirksamkeit der Behandlung.

Die Komplexität der multidisziplinären Versorgung liegt darin, dass sich jede Fachabteilung auf einen bestimmten Aspekt der Gesundheit des Patienten konzentriert, aber keine Abteilung völlig isoliert arbeitet. Nehmen wir als Beispiel einen Patienten, der wegen einer schweren Herzinsuffizienz ins Krankenhaus eingeliefert wird und außerdem chronische Nierenprobleme und einen schlecht eingestellten Diabetes hat. Dieser Patient wird wahrscheinlich eine engmaschige kardiologische Überwachung benötigen, aber auch regelmäßige Konsultationen mit einem Nephrologen, um die Niereninsuffizienz in den Griff zu bekommen, sowie eine endokrinologische Überwachung wegen des Diabetes. Die Rolle des Pflegepersonals, insbesondere der Pflegeassistenten, besteht darin, dafür zu sorgen, dass jede Pflege, jede Behandlung und jede Empfehlung reibungslos umgesetzt wird, wobei die besonderen Bedürfnisse der einzelnen Abteilungen berücksichtigt werden müssen.

Die Weitergabe von Informationen zwischen den verschiedenen Abteilungen ist ein entscheidendes Element dieser Koordination. Der Pfleger, der häufig in direktem Kontakt mit dem Patienten steht, ist ein entscheidender Akteur, der dafür sorgt, dass Informationen weitergegeben und verstanden werden. Nachdem ein Kardiologe beispielsweise die Behandlung von Herzinsuffizienz angepasst hat, ist es entscheidend, dass der Nephrologe über die Änderungen informiert wird, da einige Moleküle die Nierenfunktion beeinträchtigen können. Auch wenn eine Diabetestherapie geändert werden muss, ist es wichtig, dass die kardiologische Abteilung weiß, ob die Behandlung mit Herz-Kreislauf-Medikamenten interagieren könnte. Die Pflegehilfskräfte sind an dieser Weitergabe beteiligt, indem sie von den Patienten gesammelte Informationen wie neue Symptome oder Nebenwirkungen weitergeben und mit den

Pflegekräften zusammenarbeiten, um sicherzustellen, dass alle Elemente in der medizinischen Gesamtbetreuung berücksichtigt werden.

Multidisziplinäre Sitzungen sind ein bevorzugter Rahmen für diese dienststellenübergreifende Koordination. Bei diesen Treffen kommen Gesundheitsfachkräfte verschiedener Fachrichtungen - Ärzte, Krankenpfleger, Pflegehelfer, Physiotherapeuten, Ernährungsberater, Psychologen - zusammen, um über die Entwicklung der Patienten, ihre spezifischen Bedürfnisse und die erforderlichen Anpassungen der Behandlungen zu diskutieren. Bei diesen Treffen bringt jede Fachkraft ihr Fachwissen ein, und gemeinsam erstellen sie einen umfassenden Pflegeplan, der die vielfältigen Dimensionen der Gesundheit des Patienten berücksichtigt. Indem sie ihr Wissen über den Alltag der Patienten - ihren Allgemeinzustand, ihre körperlichen Fähigkeiten, ihren Bedarf an Hilfe bei alltäglichen Verrichtungen - mit ihnen teilen, leisten die Pflegekräfte einen wertvollen Beitrag zu diesen Gesprächen. Sie bieten einen praktischen und patientennahen Blickwinkel, der oftmals die Sichtweise der Ärzte ergänzt, die sich auf die technischen Aspekte der Behandlung konzentrieren können.

Die Pflege nach einem Krankenhausaufenthalt ist ein weiterer Bereich, in dem die Koordination zwischen den Diensten von entscheidender Bedeutung ist. Wenn ein Patient nach einer Operation oder einem längeren Krankenhausaufenthalt aus dem Krankenhaus entlassen wird, muss ein Nachsorgeplan erstellt werden, um die weitere Versorgung zu Hause oder in einer Rehabilitationseinrichtung zu gewährleisten. Dies erfordert eine enge Koordination zwischen dem Krankenhaus, den häuslichen Pflegediensten und möglicherweise anderen spezialisierten Einrichtungen. Pflegekräfte sind häufig an diesem Übergang beteiligt und sorgen dafür, dass die Patienten die Entlassungsanweisungen verstehen, die Medikamente richtig eingenommen werden und Folgetermine mit den verschiedenen Spezialisten vereinbart werden. Indem sie für eine nahtlose Überleitung zwischen der Krankenhausversorgung und der ambulanten Versorgung sorgen, tragen Pflegehelfer dazu bei, das Risiko eines Rückfalls oder von Komplikationen nach der Rückkehr nach Hause zu verringern.

Die Verwaltung von medizinischen Geräten und komplexen Behandlungen ist ein weiterer Aspekt der dienststellenübergreifenden Koordination. Patienten, die Geräte wie Herzschrittmacher, Insulinpumpen oder Katheter tragen, benötigen eine besondere Überwachung und eine angepasste Pflege. Diese Geräte erfordern oft das Eingreifen mehrerer Fachabteilungen, und Pflegekräfte spielen eine Rolle bei der Koordinierung dieser Maßnahmen. Beispielsweise kann ein Patient, der wegen Nierenversagens eine Dialyse benötigt, auch eine kardiologische Betreuung benötigen, um sicherzustellen, dass sein Herz die Behandlung gut verträgt. Daher ist es entscheidend, dass die Pflege im Zusammenhang mit der Dialyse, der Verwaltung des Herzschrittmachers und der Anpassung der Medikamente koordiniert wird, um Komplikationen zu vermeiden. Pflegekräfte sollten darin geschult werden, diese Geräte zu überwachen, Warnzeichen zu erkennen und andere Teammitglieder zu informieren, wenn Probleme auftreten.

Auch **die Einbeziehung anderer paramedizinischer Berufe** - wie Physiotherapeuten, Ernährungsberater und Psychologen - in die Behandlung der Patienten erfordert eine gute Koordination. Bei einem Herzpatienten, der sich in der Rehabilitation befindet, ist beispielsweise die Zusammenarbeit zwischen dem Kardiologen und dem Physiotherapeuten entscheidend, um ein geeignetes Übungsprogramm zu erstellen. Wenn dieser Patient auch Diabetiker ist, muss der Ernährungsberater einbezogen werden, um die Ernährung anzupassen, um den Blutzuckerspiegel zu kontrollieren und gleichzeitig die körperliche Rehabilitation zu unterstützen. Die Pflegekräfte sorgen durch die tägliche Befolgung der Empfehlungen dieser verschiedenen Fachleute dafür, dass der Patient seinen Gesamtpflegeplan einhält. Sie können auch wertvolle Rückmeldungen geben, indem sie beobachten, wie der Patient auf bestimmte Übungen oder

Ernährungsumstellungen reagiert, und so den Pflegeplan gegebenenfalls anpassen.

Die Vermeidung von Medikationsfehlern, die bei Patienten, die von mehreren Abteilungen betreut werden, ein häufiges Risiko darstellen, ist ein weiterer Grund, warum eine Koordination unerlässlich ist. Patienten mit Polymedikation, insbesondere solche mit mehreren chronischen Krankheiten, können von verschiedenen Fachärzten verschrieben werden, und es ist von entscheidender Bedeutung, dass diese Behandlungen miteinander vereinbar sind und ihre Verabreichung überwacht wird. Pflegekräfte spielen bei dieser Überwachung eine Schlüsselrolle, indem sie dafür sorgen, dass die Patienten ihre Medikamente korrekt erhalten, dass es keine schädlichen Wechselwirkungen zwischen den Behandlungen gibt und dass sie die Verschreibungen genau befolgen. Bei einem Patienten, der beispielsweise wegen einer Herzerkrankung Blutverdünner einnimmt und auch wegen einer Nierenerkrankung behandelt wird, muss besonders auf Dosisanpassungen geachtet werden, um Komplikationen wie Blutungen oder akutes Nierenversagen zu vermeiden.

Schließlich ist **die Koordination mit** Sozialdiensten und häuslichen Hilfsstrukturen von entscheidender Bedeutung für Patienten in gefährdeten Situationen, seien es ältere Menschen, Patienten mit chronischen Krankheiten oder Patienten mit Behinderungen. Die Pflegekräfte können auf nichtmedizinische Bedürfnisse hinweisen, wie z. B. die Anpassung der Wohnung, den Zugang zu finanzieller Unterstützung oder die Begleitung bei Behördengängen. Diese Koordinierungsfunktion ist entscheidend, um sicherzustellen, dass der Patient alle Dienstleistungen und Hilfen erhält, die er benötigt, um nach einem Krankenhausaufenthalt selbstständig und sicher zu leben.

◦ Praktische Fälle: Beispiele für den Umgang mit komplexen Patienten

Der Umgang mit komplexen Patienten ist eine der größten Herausforderungen, mit denen Gesundheitsfachkräfte, darunter auch Pflegekräfte, regelmäßig konfrontiert werden. Patienten mit mehreren chronischen Erkrankungen, Komorbiditäten oder Komplikationen im Zusammenhang mit ihrer Behandlung erfordern einen mehrdimensionalen und koordinierten Ansatz. Anhand von Fallbeispielen wird veranschaulicht, wie die Pflege angepasst werden muss, wie Pflegekräfte zwischen den verschiedenen Bedürfnissen der Patienten navigieren können und wie Interdisziplinarität und Kommunikation zwischen den Teams eine wesentliche Rolle für die Qualität der Pflege spielen.

Fallbeispiel 1: Patient mit Herzinsuffizienz, Diabetes und Niereninsuffizienz

Nehmen wir als Beispiel Herrn D., einen 65-jährigen Patienten, der wegen akuter Herzinsuffizienz ins Krankenhaus eingeliefert wurde und in der Vorgeschichte einen Typ-2-Diabetes und eine chronische Niereninsuffizienz hatte. Die Behandlung dieses Patienten ist komplex, da jede Erkrankung die andere beeinflusst und eine äußerst sorgfältige Überwachung und eine an die jeweilige Situation angepasste Pflege erfordert.

Zunächst einmal erfordert die Herzinsuffizienz von Herrn D. eine Behandlung mit Diuretika, um die überschüssige Flüssigkeit auszuscheiden und die Arbeitsbelastung des Herzens zu verringern. **Die Einnahme von Diuretika muss** jedoch **sorgfältig überwacht werden**, da diese Medikamente die Niereninsuffizienz verschlimmern und zu Dehydrierung oder einem Elektrolytungleichgewicht führen können, insbesondere zu einer Hyperkaliämie, die für das Herz gefährlich ist. In diesem Zusammenhang sollten Pflegekräfte die Diurese (Menge des produzierten Urins) täglich überwachen, signifikante Veränderungen melden und darauf achten, dass die Patienten nicht zu viel Wasser zu sich nehmen.

Die Diabeteserkrankung von Herrn D. erschwert das Pflegemanagement zusätzlich. Die Blutzuckerwerte müssen regelmäßig überwacht werden, da hohe Blutzuckerwerte nicht nur den Zustand der Nieren verschlechtern, sondern auch Wassereinlagerungen begünstigen können, was die Belastung des Herzens erhöht. Außerdem muss die Ernährung des Patienten angepasst werden: **Kohlenhydrate wegen der Diabetes einschränken**, aber auch die Natrium- und Kaliumzufuhr wegen der Herz- und Niereninsuffizienz einschränken. Pflegekräfte spielen eine Schlüsselrolle bei der Verabreichung von Diabetesmedikamenten, der Überwachung des Blutzuckerspiegels und der Kommunikation mit dem Ernährungsberater, um die Mahlzeiten anzupassen.

Die Koordination zwischen den Abteilungen für Kardiologie, Nephrologie und Endokrinologie ist hier von entscheidender Bedeutung. Die Pflegehelfer, die dem Patienten am nächsten sind, sorgen dafür, dass die Informationen zwischen den verschiedenen Spezialisten ausgetauscht werden. Sie melden jede Veränderung im Zustand des Patienten - z. B. eine schnelle Gewichtszunahme, die auf eine Flüssigkeitsretention hindeuten könnte, oder Schwindel, der auf ein Elektrolytungleichgewicht hindeuten könnte - und stellen sicher, dass jeder Aspekt der Behandlung im Hinblick auf andere Erkrankungen angepasst wird. Ihre Rolle geht über die technische Pflege hinaus: Sie bieten Herrn D. auch emotionale Unterstützung, da er sich mit dem Umgang mit mehreren chronischen Krankheiten und den damit verbundenen Ängsten konfrontiert sieht.

Fallbeispiel 2: Ältere Patientin mit Schlaganfall, Unterernährung und kognitiven Beeinträchtigungen

Die 78-jährige Frau L. wurde aufgenommen, nachdem sie einen Schlaganfall erlitten hatte, der erhebliche Folgeschäden hinterlassen hatte, darunter eine teilweise Lähmung der linken Seite und leichte bis mittelschwere kognitive Beeinträchtigungen. Darüber hinaus leidet sie an Unterernährung, da sie aufgrund der Gesichtslähmung und der bei älteren Patienten häufig auftretenden Appetitlosigkeit Schwierigkeiten bei der Nahrungsaufnahme hat. Ihre Betreuung ist multidisziplinär und erfordert die besondere Aufmerksamkeit von Pflegekräften.

Der Schlaganfall von Frau L. bringt besondere Anforderungen an die Rehabilitation und Mobilisierung mit sich. Das Rehabilitationsteam, das aus Physio- und Ergotherapeuten besteht, führt Übungen durch, um die Beweglichkeit der betroffenen Seite wiederherzustellen. In Zusammenarbeit mit diesen Spezialisten unterstützen die Pflegehilfskräfte die Patientin täglich bei sanften Übungen, lagern sie regelmäßig neu, um Druckgeschwüren vorzubeugen, und unterstützen sie bei sicheren Bewegungen.

Die kognitiven Beeinträchtigungen von Frau L. führen zu einer zusätzlichen Komplexität. Ihr Gedächtnis ist beeinträchtigt und sie weist Momente der Verwirrung auf. Diese Situation erfordert eine strukturierte Umgebung und eine Pflege, die ihren Fähigkeiten entspricht. Die Pflegekräfte müssen sicherstellen, dass Anweisungen deutlich wiederholt werden, dass die Pflege zu festen Zeiten erfolgt, um eine Verwirrung der Patientin zu vermeiden, und dass bei jedem Pflegeschritt einfache Erklärungen gegeben werden, damit die Patientin versteht, was vor sich geht. Auch Geduld und Einfühlungsvermögen sind von entscheidender Bedeutung, da kognitive Störungen bei der Patientin zu Unruhe oder Frustration führen können.

Im Hinblick auf Unterernährung erhält Frau L. eine vom Ernährungsberater verordnete angereicherte Diät, hat aber aufgrund der Gesichtslähmung Schwierigkeiten beim Kauen und Schlucken. Die Pflegekräfte, die in Techniken zur Behandlung von Schluckstörungen geschult sind, achten darauf, ihr leicht zu schluckende Nahrungsmittel anzubieten, ihre Nahrungsaufnahme zu überwachen und jeden Gewichtsverlust zu melden. Sie müssen auch dafür sorgen, dass sie ausreichend Flüssigkeit zu sich nimmt, indem sie ihr bei Bedarf regelmäßig angedickte Getränke anbieten. Besondere Aufmerksamkeit gilt den Mahlzeiten, bei denen die Pflegekräfte eine wesentliche Rolle spielen, indem sie die Patientin ermutigen, in kleinen Mengen und in ihrem eigenen Rhythmus zu essen, und gleichzeitig darauf achten, dass das Risiko einer falschen Nahrungsaufnahme vermieden wird.

Fallbeispiel 3: Palliativpatient mit metastasierendem Krebs und chronischen Schmerzen

Herr P., 59 Jahre alt, wird in eine Palliativstation aufgenommen, um chronische Schmerzen im Zusammenhang mit einer metastasierenden Krebserkrankung zu bewältigen. Die Priorität bei der Betreuung dieses Patienten liegt auf dem Komfort, der Schmerzbehandlung und der Begleitung in Richtung Lebensende. Herr P. hat außerdem Atemprobleme und ist körperlich sehr schwach.

Die Schmerzbehandlung steht im Mittelpunkt der Pflege. Herr P. erhält Opioide zur Schmerzlinderung, die jedoch regelmäßig an sein Empfinden und die beobachteten Nebenwirkungen wie Schläfrigkeit oder Verstopfung angepasst werden müssen. Die Pflegekräfte spielen eine Schlüsselrolle bei der kontinuierlichen Beurteilung der Schmerzen von Herrn P., indem sie geeignete Skalen zur Quantifizierung seines Unbehagens verwenden und Änderungen sofort an das medizinische Team melden. Sie sorgen auch für die korrekte Verabreichung von Medikamenten und überwachen unerwünschte Nebenwirkungen.

Neben der **Schmerzbehandlung liegt der Schwerpunkt der Palliativpflege auf der Lebensqualität**. Herr P. leidet an großer Schwäche und die Pfleger helfen ihm täglich beim Waschen, Anziehen und bei der Mundhygiene. Sie achten darauf, dass er bequem in seinem Bett liegt, um Druckgeschwüre zu vermeiden und seine Atmung zu verbessern. Die Pflegehelfer leisten auch psychologische Unterstützung, da Herr P. angesichts des Fortschreitens seiner Krankheit immer wieder Momente der Angst und Furcht durchlebt. Seine Sorgen anzuhören, ihm Momente der Entspannung zu bieten und seine Angehörigen zu ermutigen, anwesend zu sein, sind alles Möglichkeiten, die menschliche Dimension der Palliativpflege zu respektieren.

In diesem Zusammenhang ist die Koordination mit anderen Teammitgliedern wie Ärzten, Psychologen, Schmerzpflegern und Mitgliedern des mobilen Palliativteams entscheidend, um eine umfassende Betreuung von Herrn P. zu gewährleisten. Da die Pflegehelfer die Reaktionen des Patienten genau beobachten, sind sie oft an vorderster Front, um Veränderungen in seinem Zustand oder seinen Bedürfnissen zu erkennen.

Interventionen in kritischen Situationen

    ◦   Der Umgang mit Herzstillstand: Fortgeschrittene Wiederbelebungspraktiken

Die Behandlung eines Herzstillstands ist eine absolute Notfallsituation, in der jede Sekunde zählt, um das Leben des Patienten zu retten und mögliche Folgeerkrankungen zu minimieren. Eine schnelle und effektive Behandlung hängt von gut beherrschten Praktiken der kardiopulmonalen Reanimation (CPR) und dem Einsatz fortschrittlicher Hilfsmittel ab, die sich im Laufe der Jahre erheblich weiterentwickelt haben. In diesem kritischen Umfeld müssen sich Pflegekräfte und andere Angehörige der Gesundheitsberufe eng abstimmen, um standardisierte Protokolle anzuwenden und sich gleichzeitig an jede besondere klinische Situation anzupassen. Fortgeschrittene Wiederbelebungspraktiken, die sowohl manuelle Techniken als auch technische Geräte integrieren, sind darauf ausgelegt, die Überlebenschancen des Patienten zu maximieren und gleichzeitig eine optimale Versorgung vom Zeitpunkt des Herzstillstands bis hin zum Krankenhaus zu gewährleisten.

Die Bedeutung der grundlegenden kardiopulmonalen Reanimation (CPR) steht im Mittelpunkt der Behandlung eines Herzstillstands. Wenn ein Herzstillstand eintritt, besteht das erste Ziel darin, die Blutzirkulation und die Sauerstoffversorgung der lebenswichtigen Organe, insbesondere des Gehirns, wiederherzustellen. Dies wird durch die sofortige Durchführung einer externen Thoraxkompression erreicht. Eine wirksame HLW beinhaltet eine feste und schnelle Kompression in der Mitte des Brustkorbs mit einer Frequenz von 100 bis 120 Kompressionen pro Minute und einer Tiefe von 5 bis 6 Zentimetern bei Erwachsenen. Die Helfer, die oft an vorderster Front stehen, müssen in der Lage sein, diese Kompressionen sofort zu beginnen, noch bevor ärztliche Verstärkung eintrifft, um die Perfusion der lebenswichtigen Organe aufrechtzuerhalten.

Ein weiterer grundlegender Aspekt der grundlegenden HLW ist **die Bedeutung der künstlichen Beatmung,** die die Lunge des Patienten mit Sauerstoff versorgt. In einem Krankenhaus kann die Sauerstoffzufuhr über manuelle Beatmungsgeräte wie einen selbstfüllenden Ballon (oder Ambu) erfolgen. Die Helfer müssen diese Technik beherrschen, um sicherzustellen, dass die Luft richtig in die Lungen gelangt, ohne dass es zu Hyperventilation oder Magenüberdehnung kommt - Fehler, die die Wirksamkeit der Thoraxkompressionen beeinträchtigen und das Risiko von Komplikationen erhöhen können.

Der automatisierte externe Defibrillator (AED) ist ein Schlüsselinstrument bei der fortgeschrittenen Behandlung von Herzstillständen, insbesondere bei plötzlichen Herzstillständen, die durch Kammerflimmern oder pulslose ventrikuläre Tachykardie verursacht werden. Diese schweren Arrhythmien hindern das Herz daran, das Blut effizient zu pumpen, und die Defibrillation ist oft die einzige Methode, um einen normalen Herzrhythmus wiederherzustellen. In der Verwendung von AEDs geschulte Helfer können die Elektroden schnell auf dem Brustkorb des Patienten anbringen und dabei den Sprachanweisungen des Geräts folgen, das den Herzrhythmus analysiert und bei Bedarf einen Schock abgibt. Die Zeit zwischen dem Herzstillstand und der Defibrillation ist entscheidend für das Überleben: Jede Minute Verzögerung verringert die Überlebenschancen um 7 bis 10 %. Die Fähigkeit des Pflegepersonals, dieses Gerät effektiv einzusetzen, kann daher über Leben und Tod entscheiden.

Fortgeschrittene Wiederbelebungspraktiken, die von spezialisierten medizinischen Teams durchgeführt werden, ergänzen die grundlegenden Maßnahmen. Dazu gehören der Einsatz von Medikamenten und andere Maßnahmen, die den Patienten stabilisieren sollen, nachdem der Puls wieder da ist oder wenn die ersten Wiederbelebungsversuche fehlschlagen. Zu den wichtigsten Medikamenten gehören Adrenalin, das verabreicht wird, um bei einem längeren Herzstillstand die Durchblutung der lebenswichtigen Organe zu erhöhen, und Amiodaron, das zur Behandlung von defibrillationsrefraktären Arrhythmien eingesetzt wird. Krankenpflegehelfer sind zwar nicht für die Verabreichung dieser Medikamente verantwortlich, spielen aber eine entscheidende Rolle bei der Überwachung der Vitalparameter des Patienten und bei der Vorbereitung der Geräte, die das Ärzteteam benötigt.

Neben der Herzdruckmassage und der Defibrillation sind manchmal auch **erweiterte Beatmungsgeräte** erforderlich, insbesondere bei Patienten, denen es nicht gelingt, wieder spontan zu atmen. Mithilfe der trachealen Intubation können die Atemwege gesichert und eine ausreichende Beatmung gewährleistet werden. Obwohl diese Technik spezialisierten Ärzten oder Pflegekräften vorbehalten ist, beteiligen sich Pflegehilfskräfte an der Vorbereitung des Materials, sorgen für die richtige Lage des Patienten und überwachen den Tubus, um unbeabsichtigte Verlegungen zu verhindern, und überwachen die Sauerstoffversorgung des Patienten.

In einem Krankenhaus ist **die Koordination zwischen den verschiedenen medizinischen Teams** von entscheidender Bedeutung, um die Erfolgsaussichten zu maximieren. Jedes Mitglied des Reanimationsteams hat eine bestimmte Rolle, und eine reibungslose Kommunikation ist von entscheidender Bedeutung. Als direkte Assistenten müssen die Pflegekräfte in der Lage sein, sich schnell an die Bedürfnisse des Teams anzupassen: Vorbereitung der Reanimationsausrüstung, Sauerstoffmanagement, Überwachung der Vitalzeichen und gleichzeitig die Befolgung der Anweisungen des überweisenden Arztes sicherstellen.

Ein weiterer Aspekt der fortgeschrittenen Wiederbelebungspraktiken betrifft **die Überwachung** nach **der** Reanimation, die für die Stabilisierung des Patienten nach Wiederherstellung des Pulses von entscheidender Bedeutung ist. Die Wiederherstellung des Blutkreislaufs ist nur der erste Schritt, und nach einem Herzstillstand können zahlreiche Komplikationen auftreten. Die Patienten müssen engmaschig auf Anzeichen einer Verschlechterung überwacht werden, z. B. Herzrhythmusstörungen, hypoxiebedingte Hirnschäden oder Multiorganversagen. Pflegekräfte spielen in dieser Phase nach dem Herzstillstand eine Schlüsselrolle, indem sie die Vitalwerte (Herzfrequenz, Sauerstoffsättigung, Blutdruck) genau überwachen und dem medizinischen Team jede Unregelmäßigkeit melden.

Therapeutische Hypothermieprotokolle, die häufig nach einer erfolgreichen Reanimation eingesetzt werden, zielen darauf ab, neurologische Schäden zu verringern, indem die Körpertemperatur des Patienten gesenkt wird. Diese Protokolle beinhalten fortgeschrittene Techniken des Temperaturmanagements, wie z. B. die Verwendung von Kühldecken oder Infusionen mit kalten Seren. Die Pflegekräfte müssen in diesen Verfahren geschult werden, um sicherzustellen, dass die Kühlung auf kontrollierte und sichere Weise erfolgt, während sie gleichzeitig auf mögliche Nebenwirkungen wie Elektrolytstörungen oder kälteinduzierte Arrhythmien achten.

Schließlich darf **der psychologische und ethische Aspekt der Reanimation** nicht vernachlässigt werden. Die Bewältigung eines Herzstillstands ist eine intensive Prüfung, sowohl für die medizinischen Teams als auch für die Angehörigen des Patienten. Sobald sich die Situation stabilisiert hat, kann es sein, dass das Pflegepersonal emotionale Unterstützung für die Familien leisten muss, die unter Umständen unter Schock stehen. Es ist entscheidend, ihnen klar und einfühlsam zu erklären, was passiert ist, und sie gleichzeitig bei anstehenden Entscheidungen zu begleiten, insbesondere wenn bei einer ungünstigen neurologischen Prognose eine Therapiebegrenzung in Betracht gezogen wird.

- Behandlung von Patienten mit kardiogenem Schock

Die Behandlung von Patienten mit kardiogenem Schock ist eine komplexe und heikle Notfallsituation, die eine schnelle und koordinierte Reaktion erfordert, um eine Verschlimmerung des lebensbedrohlichen Versagens zu verhindern. Ein kardiogener Schock tritt in der Regel nach einem massiven Myokardinfarkt oder einer schweren Dekompensation der Herzinsuffizienz auf, wenn das Herz nicht mehr in der Lage ist, genügend Blut zu pumpen, um eine ausreichende Perfusion der Organe zu gewährleisten. Dies führt zu einer Kaskade von Komplikationen: allgemeine Hypoxie, Multiviszeralversagen und ohne rasches Eingreifen zum Tod des Patienten. Die Behandlung des kardiogenen Schocks beruht daher auf einer sofortigen Beurteilung, einer intensiven hämodynamischen Unterstützung und häufig auf dem Einsatz mechanischer Geräte zur Unterstützung der Herzfunktion.

Die Diagnose und das sofortige Erkennen eines kardiogenen Schocks sind entscheidend, um eine schnelle Behandlung einzuleiten. Die ersten Anzeichen sind häufig ein plötzlicher Abfall des Blutdrucks (schwere Hypotonie), verbunden mit Anzeichen einer schlechten Organperfusion wie geistige Verwirrung, kalte und feuchte Haut, Zyanose und Oligurie (verminderte Urinproduktion). Auch Dyspnoe (Atemnot) ist häufig, da die Unfähigkeit des Herzens, das Blut richtig zu pumpen, dazu führt, dass sich Flüssigkeit in der Lunge ansammelt, was ein Lungenödem verursacht. Bei diesen ersten Anzeichen sollten Pflegehilfskräfte und andere Mitglieder des Pflegeteams sofort die Ärzte alarmieren und den Patienten auf eine Behandlung auf der Intensivstation vorbereiten.

Die Erstversorgung von Patienten mit kardiogenem Schock beruht auf mehreren Säulen. Zunächst einmal ist es von entscheidender Bedeutung, eine angemessene Sauerstoffversorgung des Patienten sicherzustellen. Die Einleitung einer Sauerstofftherapie und ggf. einer Beatmungsunterstützung durch Intubation ist entscheidend, um die Atemfunktion zu stabilisieren und eine Verschlechterung der Hypoxie zu verhindern. Pflegekräfte spielen in dieser Phase eine Schlüsselrolle, indem sie für die Installation von Sauerstoff sorgen, die Sauerstoffsättigung des Patienten überwachen und Pflegekräfte und Ärzte bei der Vorbereitung auf eine Intubation unterstützen, falls eine solche erforderlich ist.

Die hämodynamische Unterstützung ist dann eine Priorität bei der Behandlung des kardiogenen Schocks. Da das Herz nicht in der Lage ist, ein ausreichendes Herzminutenvolumen zu gewährleisten, müssen häufig inotrope Medikamente zur Verstärkung der Herzkontraktion wie Dobutamin oder Adrenalin sowie Vasopressoren wie Noradrenalin zur Aufrechterhaltung eines akzeptablen Blutdrucks eingesetzt werden. Diese Medikamente werden unter strenger Aufsicht verabreicht, in der Regel als Dauerinfusion. Die Pflegehilfskräfte sind zwar nicht direkt an der Verwaltung komplexer Infusionen beteiligt, überwachen aber aufmerksam die Vitalfunktionen und melden jede Veränderung des Blutdrucks, der Herzfrequenz oder der Sauerstoffsättigung. Sie achten auch auf die korrekte Anlage der peripheren Venenkanäle, die für die Infusion von Medikamenten verwendet werden, und überwachen den Bewusstseinszustand des Patienten, der auf eine Verbesserung oder Verschlechterung der Hirndurchblutung hindeuten kann.

Ein weiterer grundlegender Aspekt der Behandlung ist **das Flüssigkeitsmanagement**. Patienten mit kardiogenem Schock weisen häufig einen Zustand der Flüssigkeitsüberladung auf, insbesondere aufgrund eines Lungenödems, aber es ist auch möglich, dass sie sich in einer relativen Hypovolämie (Mangel an zirkulierendem Blutvolumen) befinden. Das Gleichgewicht ist daher heikel: Manchmal müssen mäßige Flüssigkeitsmengen infundiert werden, um die Gewebedurchblutung aufrechtzuerhalten, während gleichzeitig Diuretika eingesetzt werden müssen, um eine Flüssigkeitsüberlastung zu vermeiden, die das Lungenödem verschlimmern würde. Das Pflegepersonal überwacht die Diurese des Patienten genau und meldet jede verminderte oder fehlende Urinproduktion (Oligurie oder Anurie), die Anzeichen für eine schlechte Nierenperfusion sind. Diese Überwachung ist wichtig, um die vom medizinischen Team vorgenommenen Therapieanpassungen zu steuern.

Die Verwendung von Geräten zur mechanischen Kreislaufunterstützung stellt einen großen Fortschritt bei der Behandlung des kardiogenen Schocks dar, vor allem in Fällen, in denen die pharmakologische Behandlung nicht ausreicht, um eine angemessene Herzfunktion wiederherzustellen. Eines der gängigsten dieser Geräte ist die intraaortale Ballonpumpe (IABP), die dazu beiträgt, die Arbeitsbelastung des Herzens zu verringern, indem sie den Blutfluss zu den Organen während der Diastole (der Entspannungsphase des Herzens) erhöht. Die Implantation von fortschrittlicheren Geräten wie linksventrikulären Unterstützungsgeräten (LVAD) ermöglicht eine mechanische Unterstützung des Herzens, wenn dieses stark versagt. Pflegekräfte sind an der Überwachung von Patienten mit diesen Geräten beteiligt, indem sie sicherstellen, dass die Pumpen ordnungsgemäß funktionieren und dass keine mechanischen oder infektiösen Komplikationen auftreten. Ihre Rolle ist auch entscheidend, wenn es darum geht, Anzeichen für eine Verbesserung oder Verschlechterung des Patienten zu beobachten, wie z. B. eine bessere periphere Durchblutung oder Veränderungen in der Pulsqualität.

Eine schnelle Revaskularisierung ist in Fällen, in denen der kardiogene Schock durch einen Myokardinfarkt verursacht wird, von entscheidender Bedeutung für die Verbesserung der Prognose des Patienten. Durch Angioplastieverfahren mit Stenteinlage oder in einigen Fällen durch koronare Bypass-Operationen wird der Blutfluss zu den sauerstoffarmen Bereichen des Herzens wiederhergestellt. Während diese Eingriffe vorbereitet werden, spielen Pflegehilfskräfte eine Schlüsselrolle bei der Stabilisierung des Patienten, der Vorbereitung auf das Katheterlabor und der Betreuung vor und nach dem Eingriff. Nach einer erfolgreichen Revaskularisation müssen die hämodynamische Stabilisierung und die Behandlung von Komplikationen weiterhin Priorität haben.

Die engmaschige Überwachung eines Patienten mit kardiogenem Schock beschränkt sich nicht auf die hämodynamischen Parameter. Entscheidend ist auch die Überwachung der Anzeichen eines Versagens anderer Organe, insbesondere der Nieren und der Leber, die durch die fehlende Infusion schnell beeinträchtigt werden. Ein kardiogener Schock kann zu akutem Nierenversagen (ARI) führen, weshalb eine regelmäßige Überwachung der Elektrolyte sowie der Nierenfunktion unerlässlich ist. Die Pflegekräfte helfen bei der Entnahme von Proben für Bluttests und achten auf die Überwachung der Urinproduktion, die ein Schlüsselindikator für die Nierenfunktion ist. Auch Anzeichen einer Leberdekompensation, wie Gelbsucht oder Bewusstseinsstörungen, müssen überwacht und sofort gemeldet werden.

Die psychologische Betreuung und die emotionale Unterstützung der Patienten und ihrer Familien sind ebenfalls wichtige Aspekte bei der Behandlung des kardiogenen Schocks. Diese ernste medizinische Situation verursacht große Ängste bei den Patienten, die sich möglicherweise der Schwere ihres Zustands bewusst sind, und bei ihren Angehörigen, die mit der ungewissen Prognose konfrontiert sind. Pflegekräfte sind aufgrund ihrer Nähe zu den Patienten oft die ersten, die diese Sorgen auffangen, und spielen eine Schlüsselrolle bei der Beruhigung, indem sie die Verfahren auf einfache und beruhigende Weise erklären und regelmäßigen Kontakt mit den Angehörigen halten, um sie über die Entwicklung der Situation auf dem Laufenden zu halten.

- Palliativmedizinische Betreuung in der Kardiologie: Begleitung von Patienten am Lebensende

Die Palliativmedizin in der Kardiologie ist ein grundlegender Aspekt der Betreuung von Patienten am Lebensende, insbesondere von Patienten mit fortgeschrittenen und unheilbaren Herzerkrankungen wie Herzinsuffizienz im Endstadium, schweren Kardiomyopathien oder irreversiblen Komplikationen eines Herzinfarkts. Ziel dieser Versorgung ist nicht mehr die Heilung oder Lebensverlängerung um jeden Preis, sondern eine umfassende Betreuung des Patienten, die darauf abzielt, Symptome zu lindern, die Würde des Patienten zu wahren und die Qualität seiner letzten Momente so weit wie möglich zu verbessern. Der palliative Ansatz konzentriert sich auf das Wohlbefinden, indem er die körperliche, emotionale, soziale und spirituelle Dimension des Patienten berücksichtigt und die Familie aktiv in den Begleitungsprozess einbezieht.

Der Umgang mit körperlichen Symptomen ist eine der ersten Herausforderungen der Palliativmedizin in der Kardiologie. Patienten mit fortgeschrittener Herzinsuffizienz leiden beispielsweise häufig unter schweren Symptomen wie Dyspnoe (Atemnot), Ödemen (Flüssigkeitsansammlungen im Gewebe) und starker Müdigkeit. Die Bewältigung der Dyspnoe, die für Patienten am Lebensende ein besonders quälendes Symptom ist, erfordert den Einsatz palliativer Behandlungsmethoden wie Sauerstofftherapie zur Verbesserung der Atmung, die Verabreichung von Morphin in geringen Dosen zur Verringerung des Gefühls der Kurzatmigkeit und die Verwendung von Diuretika zur Ausscheidung überschüssiger Flüssigkeit. Pflegekräfte spielen in dieser Phase eine entscheidende Rolle, indem sie die Atmung des Patienten überwachen, die Sauerstoffgeräte anpassen und für das allgemeine Wohlbefinden des Patienten sorgen.

Neben Atemnot **ist Schmerz ein weiterer Schwerpunkt in der Palliativmedizin**. Patienten mit Herzerkrankungen im Endstadium können unter Brustschmerzen oder Angina pectoris leiden. Zur Linderung dieser Schmerzen werden Opioide eingesetzt, häufig in Kombination mit anderen Analgetika. Die Pflegekräfte, die in direktem Kontakt mit den Patienten stehen, müssen darin geschult werden, die Schmerzintensität regelmäßig anhand spezieller Skalen zu beurteilen und die Pflege so anzupassen, dass die körperlichen Beschwerden so gering wie möglich gehalten werden. Sie überwachen auch die Nebenwirkungen der medikamentösen Behandlung, wie übermäßige Schläfrigkeit oder Verstopfung, und sorgen dafür, dass das allgemeine Wohlbefinden des Patienten erhalten bleibt.

Die emotionale und psychologische Begleitung von Palliativpatienten ist ein weiterer grundlegender Bestandteil des palliativen Ansatzes. Das Lebensende ist eine Zeit, die von tiefen Ängsten geprägt ist, insbesondere angesichts der Ungewissheit, der Schmerzen oder des Todes selbst. Patienten mit fortgeschrittenen Herzerkrankungen können auch mit einem Gefühl des allmählichen Verfalls, des Autonomieverlusts und der Abhängigkeit von anderen konfrontiert werden, was zu Gefühlen der Frustration, Traurigkeit oder Hilflosigkeit führen kann. Pflegekräfte sind durch ihre ständige Präsenz oft die ersten, die diese Gefühle auffangen, und ihre Aufgabe besteht darin, ein offenes Ohr zu bieten, auf die Sorgen des Patienten einzugehen und eine ruhige und beruhigende Umgebung zu schaffen. Durch regelmäßigen, auch informellen Austausch können Ängste abgebaut und ein gewisser innerer Frieden wiederhergestellt werden.

Die emotionale Begleitung beschränkt sich nicht auf den Patienten selbst. **Die Unterstützung der Familie** ist eine Schlüsselkomponente der palliativen Versorgung in der Kardiologie. Angehörige sind oft mit schwierigen emotionalen Dilemmas konfrontiert, z. B. ob sie den nahenden Tod akzeptieren oder sich auf den Verlust eines geliebten Menschen vorbereiten sollen. Sie können auch Unsicherheit oder Schuldgefühle in Bezug auf die Entscheidungen, die sie in Bezug auf die Pflege getroffen haben, empfinden. In diesem Zusammenhang übernehmen Pflegekräfte eine Vermittlerrolle, indem sie die

Kommunikation zwischen dem medizinischen Team und der Familie fördern, Behandlungen erklären und die Fragen der Angehörigen beantworten. Sie helfen auch dabei, ein Klima zu schaffen, in dem Emotionen ausgedrückt werden können, indem sie intime Momente zwischen dem Patienten und seiner Familie anbieten und gleichzeitig die Angehörigen in ihrem antizipierten Trauerprozess unterstützen.

Die Berücksichtigung der spirituellen Bedürfnisse des Patienten ist ein weiterer wesentlicher Aspekt der Palliativmedizin. Für manche Patienten ist das Lebensende eine Zeit, in der sie tief über den Sinn des Lebens, den Tod und das, was danach kommen könnte, nachdenken. Die spirituellen Bedürfnisse können von Mensch zu Mensch sehr unterschiedlich sein und reichen vom Bedürfnis nach religiösem Trost bis hin zu einer eher philosophischen Sinnsuche. Pflegende können unter Beachtung der individuellen Überzeugungen und Wünsche den Zugang zu angemessener spiritueller Unterstützung erleichtern, sei es durch die Anwesenheit eines Seelsorgers, durch Gebetszeiten oder einfach durch Gespräche, die von Respekt und Einfühlungsvermögen geprägt sind. Diese spirituelle Dimension ist für eine umfassende Betreuung von entscheidender Bedeutung, da sie die Intimsphäre des Patienten und seine Einstellung zum Lebensende berührt.

Die palliativmedizinische Betreuung in der Kardiologie erfordert einen interdisziplinären Ansatz, bei dem jedes Mitglied des Betreuungsteams - Ärzte, Krankenschwestern, Pfleger, Psychologen und spirituelle Betreuer - zusammenarbeiten, um den Bedürfnissen des Patienten gerecht zu werden. Durch diese Zusammenarbeit wird sichergestellt, dass alle Aspekte der Pflege abgedeckt werden, von der Behandlung körperlicher Symptome bis hin zu psychologischen und spirituellen Aspekten. Da sie täglich mit den Patienten in Kontakt stehen, sind Pflegekräfte oft wertvolle Beobachter, die subtile Veränderungen im körperlichen oder emotionalen Zustand des Patienten erkennen und diese Beobachtungen dem medizinischen Team melden können. Ihre Rolle geht über die technische Pflege hinaus: Sie leisten auch menschliche Unterstützung, indem sie einfache, aber wesentliche Gesten ausführen, z. B. eine Decke zurechtrücken, ein Glas Wasser anbieten oder einfach in schwierigen Momenten bei dem Patienten bleiben.

In Situationen mit besonders schlechter Prognose sollten **ethische Entscheidungen über das Lebensende** gemeinsam mit dem Patienten, seiner Familie und dem medizinischen Team getroffen werden. Dabei kann es sich um die Diskussion über den Abbruch invasiver Behandlungen, die Einschränkung der Intensivpflege oder die Erstellung einer Patientenverfügung handeln. Diese oft komplexen und emotional folgenschweren Entscheidungen erfordern einen sensiblen und wohlwollenden Umgang. Pflegekräfte können durch ihre enge Beziehung zum Patienten und seiner Familie dazu beitragen, diese Diskussionen zu erleichtern, indem sie emotionale Unterstützung leisten und für eine reibungslose Kommunikation zwischen allen Beteiligten sorgen.

Schließlich ist **die Würde des Patienten** ein Grundwert, der im Mittelpunkt der palliativmedizinischen Versorgung in der Kardiologie stehen muss. Es ist von entscheidender Bedeutung, darauf zu achten, dass jeder Handgriff, jede Entscheidung mit Respekt vor der Person, ihren Entscheidungen, Überzeugungen und ihrer Lebensgeschichte erfolgt. Das bedeutet beispielsweise, den Rhythmus des Patienten zu respektieren, unnötige Eingriffe zu vermeiden, die das Leiden ohne echten Nutzen verlängern könnten, und dafür zu sorgen, dass sich die Pflege auf Komfort und Lebensqualität konzentriert. Indem sie dem Patienten in diesen intimen Momenten nahe sind, spielen Pflegekräfte eine Schlüsselrolle bei der Wahrung dieser Würde. Sie tun dies durch ihre sanften Bewegungen, ihre Aufmerksamkeit für Details und ihre Fähigkeit, die Pflege an die individuellen Bedürfnisse anzupassen.

Vielseitigkeit der Pflegekraft : Sich an verschiedene Kontexte anpassen

⚬ In verschiedenen Arten von Abteilungen arbeiten (z. B. USC, Intensivstation, Notaufnahme)

Die Arbeit auf verschiedenen Arten von Stationen, wie z. B. der Intensivstation (Continuous Care Unit, CCU), der Intensivstation oder der Notaufnahme, erfordert ein hohes Maß an Flexibilität, spezifischem Fachwissen und die Fähigkeit, sich an die einzigartigen Bedürfnisse der jeweiligen Umgebung anzupassen. Jede Station hat ihre eigene Dynamik, klinische und organisatorische Besonderheiten sowie unterschiedliche Anforderungen an die Patientenversorgung. Pflegehilfskräfte spielen als wichtige Mitglieder von Pflegeteams eine grundlegende Rolle in diesen vielfältigen Umgebungen. Sie müssen ihren Ansatz an die Besonderheiten der einzelnen Stationen anpassen und gleichzeitig eine qualitativ hochwertige Pflegekontinuität gewährleisten und auf die unterschiedlichen Bedürfnisse der Patienten in oftmals kritischen Situationen eingehen.

Die Arbeit auf einer Intensivstation (Continuous Care Unit, **CCU)** erfordert ständige Wachsamkeit und eine verstärkte Überwachung von Patienten, die sich nach einer kritischen Phase zwar stabilisiert haben, aber immer noch eine engmaschige Betreuung benötigen. Diese Patienten können aus der Intensivpflege entlassen werden, benötigen aber weiterhin eine engmaschige Überwachung, insbesondere aufgrund der Schwere ihres Zustands oder des Risikos von Komplikationen. Auf der Intensivstation spielen die Pflegehelfer eine wesentliche Rolle bei der Betreuung der Patienten in dieser Übergangsphase. Ihre Aufgabe besteht darin, die Vitalparameter (wie Herzfrequenz, Blutdruck oder Sauerstoffsättigung) regelmäßig zu überwachen, auf Anzeichen einer Verschlechterung des klinischen Zustands zu achten und dem medizinischen Team jede Anomalie sofort zu melden. Pflegehilfskräfte müssen auch mit speziellen Geräten wie Kathetern, Drainagen oder Sonden umgehen und gleichzeitig dafür sorgen, dass Hygiene, Ernährung und Komfort in einer sicheren und respektvollen Umgebung gewährleistet sind.

Auf der Intensivstation befinden sich die Patienten häufig in der Erholungsphase nach einem komplexen chirurgischen Eingriff oder einer akuten medizinischen Episode, wie z. B. einem Herzinfarkt. **Die Begleitung auf dem Weg zur schrittweisen Selbstständigkeit** ist ein wesentlicher Bestandteil der Arbeit der Pflegekräfte. Sie helfen den Patienten, ihre motorischen Fähigkeiten wiederzuerlangen und einfache Aktivitäten wie selbstständiges Gehen oder Essen wieder aufzunehmen, während sie gleichzeitig überwachen, um Stürze oder andere Unfälle zu vermeiden. Diese Unterstützung ist entscheidend, um die Rückkehr auf eine konventionelle Station oder nach Hause vorzubereiten.

Die Intensivstation (ICU) hingegen ist eine Umgebung, die von hoher Intensität und ständiger Überwachung geprägt ist. Hier befinden sich die Patienten oft in einem kritischen Zustand und benötigen eine fortgeschrittene Lebenshilfe mit Geräten wie Beatmungsgeräten, Kreislaufunterstützungsgeräten oder auch komplexen Herzmonitoren. Die Pflegekräfte, die in dieser Station arbeiten, müssen mit der Bedienung dieser Geräte vertraut sein und ein klares Verständnis der zu überwachenden Vitalzeichen haben, da die kleinste Veränderung auf eine schnelle Veränderung des Zustands des Patienten hindeuten kann. Beispielsweise könnte eine Veränderung der Atemfrequenz oder ein Abfall der Sauerstoffsättigung ein sofortiges Eingreifen erfordern.

In der Intensivpflege ist **die Arbeit in multidisziplinären Teams** besonders entscheidend. Jede Fachkraft hat eine festgelegte Rolle, aber alle müssen äußerst koordiniert arbeiten, um die Sicherheit des Patienten zu gewährleisten. Pflegekräfte sind in diesem Zusammenhang die Augen und Ohren der Krankenschwestern und Ärzte: Sie verbringen die meiste Zeit am Krankenbett und sind oft die Ersten, die subtile Veränderungen im Zustand des Patienten erkennen. Sie müssen daher in der Lage sein, effektiv mit dem Pflegeteam zu kommunizieren, genaue Beobachtungen zu melden und sich aktiv an der Überwachung komplexer Behandlungen zu beteiligen.

Im Gegensatz dazu zeichnen sich **Notaufnahmen** durch eine große Vielfalt an klinischen Fällen und ein hohes Arbeitstempo aus. Jeder Patient, der in die Notaufnahme kommt, kann ein ganz unterschiedliches Krankheitsbild aufweisen: von einem älteren Menschen mit einer akuten Atemwegsinfektion über einen Herzinfarkt oder eine Bagatellverletzung bis hin zu einem Opfer eines Verkehrsunfalls. Pflegehelfer in Notaufnahmen müssen daher äußerst vielseitig sein, schnell von einer Situation in die andere wechseln und mit Unvorhergesehenem umgehen können. Häufig sind sie an **der Aufnahme der Patienten und der anfänglichen Triage** beteiligt, indem sie den Krankenpfleger bei der schnellen Beurteilung der Vitalzeichen unterstützen und den Dringlichkeitsgrad der jeweiligen Situation bestimmen. Dies erfordert ein hohes Maß an Reaktionsfähigkeit und die Fähigkeit, unter Druck ruhig zu bleiben, da die in der Notaufnahme getroffenen Entscheidungen unmittelbare Auswirkungen auf das Überleben des Patienten haben können.

In der Notaufnahme können innen/Krankenpflegehelfer mit der Erstversorgung betraut sein, z. B. mit dem Anlegen von Verbänden, der Unterstützung bei Immobilisierungstechniken bei Knochenbrüchen oder der Hilfe bei der Wiederbelebung eines Patienten mit Herzstillstand. Ihre Rolle ist entscheidend, um den kontinuierlichen Patientenstrom zu unterstützen und den medizinischen Teams die Möglichkeit zu geben, sich auf kritische Eingriffe zu konzentrieren. **Der Umgang mit Stress und Emotionen** ist ein nicht zu unterschätzender Aspekt der Arbeit in der Notaufnahme. Die Helfer, die mit manchmal traumatischen oder sehr dringenden Situationen konfrontiert sind, müssen einen kühlen Kopf bewahren und konzentriert bleiben, während sie gleichzeitig in der Lage sind, Patienten und ihren Familien in Zeiten extremer Angst psychologische Unterstützung zu bieten.

Auch **auf der Intensivstation**, wo sich die Patienten in einem kritischen Zustand befinden und häufig lebensrettende

Maßnahmen benötigen, stehen Pflegehilfskräfte an vorderster Front. Die Patienten auf dieser Station, die häufig intubiert und beatmet werden, benötigen eine komplexe technische Pflege und müssen ständig überwacht werden. Die Pflegehilfskräfte müssen nicht nur die Hygiene- und Komfortpflege sicherstellen, sondern auch an der Verwaltung der medizinischen Geräte mitwirken. Sie achten auf die richtige Lagerung des Patienten, um Druckgeschwüre zu vermeiden, sorgen für eine regelmäßige Mobilisierung, um Komplikationen bei längerer Bettlägerigkeit vorzubeugen, und achten auf Anzeichen von Verfall. Die Kommunikation mit dem Patienten, auch wenn dieser sediert ist, bleibt von entscheidender Bedeutung: Mit dem Patienten zu sprechen, ihn über die durchgeführten Maßnahmen zu informieren und eine menschliche Beziehung aufrechtzuerhalten, ermöglicht es, seine Würde zu wahren und ihm Trost zu spenden, auch wenn er sich in einem veränderten Bewusstseinszustand befindet.

In all diesen Arten von Einheiten ist **die Anpassungsfähigkeit** eine der wertvollsten Eigenschaften von Pflegekräften. Jede Station hat ihren eigenen Rhythmus, ihre eigenen Anforderungen und ihre eigenen Herausforderungen. Die Arbeit in so unterschiedlichen Umgebungen erfordert Flexibilität, die Beherrschung technischer Handgriffe und eine gute Beobachtungsgabe. Pflegehilfskräfte müssen sich auch an die verschiedenen Kommunikations- und Koordinationsinstrumente in multidisziplinären Teams anpassen können. Die Weitergabe von Informationen ist von entscheidender Bedeutung, sei es bei Schichtwechseln oder beim Austausch mit Ärzten. Ihre Reaktionsfähigkeit, ihre genaue Beobachtung der klinischen Zeichen und ihre Fähigkeit, mit Notfällen und Krisen umzugehen, machen sie zu unverzichtbaren Akteuren in der Patientenversorgung, unabhängig von der Abteilung, in der sie arbeiten.

○ Verwaltung von Verlegungen zwischen Abteilungen und Krankenhäusern

Die Verwaltung von Verlegungen zwischen Abteilungen und Krankenhäusern ist ein wesentlicher Bestandteil der Versorgung von Krankenhauspatienten, insbesondere in Fällen, in denen ihr Zustand Fachwissen oder Spezialausrüstung erfordert, die in der ursprünglichen Abteilung oder im ursprünglichen Krankenhaus nicht verfügbar sind. Verlegungen, ob intern oder extern, müssen mit absoluter Gründlichkeit und einer reibungslosen Koordination zwischen allen beteiligten Teams durchgeführt werden. Für die Pflegekräfte bedeutet dieser Prozess nicht nur eine gut geölte Logistik, sondern auch eine aufmerksame Begleitung des Patienten während des gesamten Transfers unter optimalen Sicherheits- und Komfortbedingungen.

Eine abteilungsübergreifende Verlegung innerhalb einer Einrichtung ist häufig erforderlich, wenn sich der Zustand des Patienten ändert und er in einer für seinen klinischen Zustand geeigneteren Einheit behandelt werden muss. Beispielsweise kann ein Patient, der in der Allgemeinmedizin hospitalisiert ist, auf die Intensivstation verlegt werden, wenn sich sein Zustand verschlechtert, oder umgekehrt kann ein Patient, der ursprünglich auf der Intensivstation aufgenommen wurde, auf eine Einheit für kontinuierliche Pflege (Continuous Care Unit, CCU) verlegt werden, wenn er stabilisiert ist. Diese Art der Verlegung erfordert eine sorgfältige Beurteilung des Zustands des Patienten, eine logistische Vorbereitung und eine gute Kommunikation zwischen den verschiedenen Abteilungen.

Die Koordination zwischen den medizinischen Teams ist bei dieser Art von Verlegung von größter Bedeutung. Zunächst findet eine Beratung zwischen den Ärzten der beiden betroffenen Abteilungen statt, um die klinischen Bedürfnisse des Patienten, die Gründe für die Verlegung und die Modalitäten der künftigen Betreuung festzulegen. Die Pflegekräfte spielen ihrerseits eine Schlüsselrolle bei der Vorbereitung des Patienten. Dazu gehört die Überprüfung, ob alle medizinischen Geräte funktionstüchtig und transportbereit sind (z. B. Infusionen, Sonden oder Drainagen), die Stabilisierung des Patienten vor der Verlegung und die Vorbereitung einer aktuellen Krankenakte, die an die neue Abteilung weitergeleitet werden muss.

Die Sicherheit des Patienten während des Transfers hat oberste Priorität. Es ist von entscheidender Bedeutung, dass alle Geräte, die zur Aufrechterhaltung der Stabilität des Patienten erforderlich sind, vorhanden und im Notfall einsatzbereit sind. Die Betreuer sorgen in Zusammenarbeit mit den Krankenschwestern und -pflegern dafür, dass die Vitalfunktionen des Patienten während des gesamten Prozesses genau überwacht werden. Wenn der Patient beatmet, mit Infusionen versorgt oder mit anderen komplexen medizinischen Geräten ausgestattet ist, stellen sie sicher, dass diese Systeme während des gesamten Transfers kontinuierlich funktionieren. Die Mobilisierung des Patienten muss sorgfältig erfolgen, insbesondere wenn er Verletzungen aufweist oder mit empfindlich zu handhabenden Geräten ausgestattet ist.

Eine Verlegung zwischen Krankenhäusern ist dagegen häufig komplexer und kommt dann zum Tragen, wenn der Patient eine Versorgung benötigt, die in der Einrichtung, in der er ursprünglich versorgt wurde, nicht geleistet werden kann. Dies kann bei hochspezialisierten chirurgischen Eingriffen oder Behandlungen auf dem neuesten Stand der Technik der Fall sein oder auch, um Zugang zu einer besser ausgestatteten Intensivstation in einem Referenzkrankenhaus zu erhalten. Interhospitaltransfers werden in der Regel als Notfälle oder in kritischen Situationen organisiert, was ihre Verwaltung umso schwieriger macht.

Die Verlegung zwischen Krankenhäusern erfordert eine straffe Organisation, die eine **Koordination zwischen zwei verschiedenen Einrichtungen** beinhaltet. Zunächst müssen die Ärzteteams des entsendenden Krankenhauses die Zustimmung des Empfängerkrankenhauses einholen, wo ein Stationsplatz für den Patienten garantiert werden muss. Diesem Prozess folgt die Übermittlung der wichtigsten medizinischen Informationen: Krankengeschichte des Patienten, Diagnose, laufende

Behandlungen und die Ergebnisse der jüngsten Untersuchungen. In diesem Rahmen sind die Pflegeassistenten an der Sammlung dieser Informationen beteiligt, indem sie die Krankenakte des Patienten vorbereiten und sicherstellen, dass alle notwendigen Elemente (Untersuchungen, biologische Ergebnisse, bildgebende Verfahren) enthalten sind.

Bei Verlegungen zwischen Krankenhäusern ist häufig **ein medizinisch betreuter Transport** erforderlich, insbesondere wenn der Zustand des Patienten kritisch ist. Ein solcher Transport kann je nach Dringlichkeit und Entfernung mit einem Krankenwagen, Hubschrauber oder einem anderen medizinisch betreuten Fahrzeug durchgeführt werden. Pflegehelfer/innen spielen bei der Vorbereitung des Patienten auf diesen Transport eine entscheidende Rolle: Sie sorgen dafür, dass der Patient vor der Abfahrt stabil ist, dass alle notwendigen Geräte vorhanden sind (Sauerstoff, Infusionen, Atemhilfsgeräte) und dass der Patient bequem sitzt. Sie arbeiten eng mit den medizinischen Transportteams zusammen, die die Überwachung des Patienten während des Transfers übernehmen. Eine effektive Kommunikation ist entscheidend, um sicherzustellen, dass das Transportteam alle Informationen über den Zustand des Patienten, die laufenden Behandlungen und die speziellen Anweisungen, die während der Fahrt befolgt werden müssen, erhält.

Die psychologische Vorbereitung des Patienten ist ein weiterer wichtiger Aspekt bei Verlegungen, sowohl zwischen Abteilungen als auch zwischen Krankenhäusern. Patienten können angesichts einer Verlegung Angst empfinden, insbesondere wenn ihr Gesundheitszustand kritisch ist oder wenn die Verlegung eine Entfernung von ihren Angehörigen bedeutet. Pflegekräfte spielen als erste Ansprechpartner der Patienten eine wesentliche Rolle in dieser menschlichen Dimension. Sie können den Patienten beruhigen, indem sie ihm die Gründe für die Verlegung erläutern, seine Fragen beantworten und ihm emotionale Unterstützung bieten. Sie können auch dafür sorgen, dass die Angehörigen des Patienten über die Verlegung informiert werden und was sie tun können, um den Kontakt mit dem Patienten aufrechtzuerhalten.

Das Notfallmanagement während einer Verlegung ist eine Situation, die Pflegehilfskräfte antizipieren müssen. Wenn sich der Zustand des Patienten verschlechtert, müssen sie in der Lage sein, schnell zu reagieren, indem sie mit den zuständigen medizinischen Teams kommunizieren, unabhängig davon, ob es sich um eine innerklinische oder eine interklinische Verlegung handelt. In manchen Fällen kann eine sofortige Versorgung erforderlich sein, und Pflegehilfskräfte müssen darauf vorbereitet sein, Krankenpflegern oder Ärzten bei Notfallmaßnahmen wie der Verabreichung von Medikamenten oder der Anpassung von medizinischen Geräten zu assistieren. Ihre Ausbildung und Reaktionsfähigkeit sind daher von größter Bedeutung, um die Sicherheit des Patienten zu gewährleisten.

Auch **die Betreuung nach der Verlegung** ist von entscheidender Bedeutung. Sobald der Patient in die neue Abteilung oder das neue Krankenhaus verlegt wurde, müssen die Pflegekräfte sicherstellen, dass alle notwendigen Informationen korrekt weitergegeben wurden und die Kontinuität der Pflege ohne Unterbrechung gewährleistet ist. Die Teams der aufnehmenden Station müssen über die Besonderheiten des Patientenfalls und seinen aktuellen klinischen Zustand umfassend informiert sein, damit die Pflege sofort und wirksam angepasst werden kann.

   °   Sonderfälle: Pädiatrie in der Kardiologie, Pflege von älteren Menschen

Die kardiologische Versorgung in der Pädiatrie und bei älteren Menschen stellt zwei sehr unterschiedliche Welten dar, jede mit ihren eigenen Bedürfnissen und Herausforderungen. Beide Populationen erfordern einen unterschiedlichen Ansatz, sowohl in medizinischer Hinsicht als auch in Bezug auf die Beziehungsebene. In der Pädiatrie geht es darum, auf die Bedürfnisse gefährdeter Kinder einzugehen, die häufig an angeborenen Herzfehlern leiden, und gleichzeitig ihre Eltern zu beruhigen und einzubinden. In der Geriatrie besteht die Herausforderung darin, ältere Menschen, die oft gebrechlich sind und Komorbiditäten aufweisen, vor dem Hintergrund der

Alterung und des Funktionsverlusts zu betreuen. In beiden Fällen muss der Ansatz der kardiologischen Versorgung umfassend, empathisch und an die Besonderheiten der jeweiligen Altersgruppe angepasst sein.

Pädiatrie in der Kardiologie: Sich um die Jüngsten kümmern

Die Kinderkardiologie unterscheidet sich von der Erwachsenenkardiologie durch die Art der behandelten Erkrankungen, bei denen es sich häufig um angeborene Herzfehler oder Herzanomalien handelt, die von Geburt an auftreten. Kinder mit solchen Erkrankungen müssen komplexe chirurgische Eingriffe, eine strenge medizinische Überwachung und manchmal eine Behandlung über mehrere Jahre hinweg über sich ergehen lassen. Die Behandlung dieser jungen Patienten erfordert spezielle Fachkenntnisse und viel Feingefühl im Umgang mit ihnen und ihren Familien.

Die Beziehung zum Kind ist ein Schlüsselelement in der Pädiatrie. Im Gegensatz zu Erwachsenen haben Kinder oft kein klares Verständnis von ihrer Krankheit und können Angst vor dem Krankenhaus, der Pflege oder den Schmerzen haben. Die Pflegehelfer, die im Mittelpunkt des Pflegealltags stehen, müssen zu diesen jungen Patienten ein Vertrauensverhältnis aufbauen. Dies geschieht durch beruhigende Gesten, eine ihrem Verständnisniveau angepasste Sprache und die Schaffung einer ruhigen und sicheren Umgebung. Mit dem Kind zu spielen, seine Fragen auf einfache Weise zu beantworten und dafür zu sorgen, dass es sich in jeder Phase seiner Behandlung begleitet fühlt, sind grundlegende Aspekte dieser Betreuung.

Auch **die Einbeziehung der Eltern** ist **von** entscheidender Bedeutung. Die Eltern eines Kindes, das wegen einer Herzerkrankung ins Krankenhaus eingeliefert wird, erleben eine psychologisch schwierige Zeit, die von Sorgen und Ängsten geprägt ist. Die Pflegekräfte übernehmen eine Vermittlerrolle zwischen dem medizinischen Team und der Familie, indem sie den Ablauf der Behandlung erklären und die Fragen der Eltern mit Geduld und Einfühlungsvermögen beantworten. Sie sollten die Eltern auch dazu ermutigen, sich nach Möglichkeit an der täglichen zu Pflege beteiligen, damit sich das Kind umsorgt fühlt und die Eltern das Gefühl der Kontrolle und Beteiligung am Heilungsprozess behalten. Die psychologische Unterstützung der Eltern ist ebenso entscheidend wie die des Kindes, denn ihr emotionales Wohlbefinden wirkt sich direkt auf die Fähigkeit des Kindes aus, sich sicher zu fühlen.

Die postoperative Pflege nach einer Herzoperation ist ebenfalls ein kritischer Moment in der pädiatrischen Betreuung. Die Kinder benötigen eine genaue Überwachung ihrer Vitalfunktionen, der Schmerzbehandlung sowie eine strenge Überwachung der Wundheilung. Das Pflegepersonal spielt in dieser Phase eine wichtige Rolle, indem es für das Wohlbefinden des Kindes sorgt, auf Anzeichen einer Infektion oder Komplikationen achtet und mit dem Ärzteteam zusammenarbeitet, um die Behandlung an die Entwicklung des klinischen Zustands anzupassen. Wundhygiene, sanfte Mobilisierung und Schmerzmanagement sind integrale Bestandteile der Pflege, wobei ein besonderes Augenmerk auf die Verträglichkeit der Behandlungen und die allmähliche Wiederaufnahme der Aktivitäten gelegt wird.

Auch bei der Behandlung von Kindern mit chronischen Herzerkrankungen nimmt **die therapeutische Erziehung** einen wichtigen Platz ein. Die Kinder müssen nach und nach lernen, ihre Krankheit zu kennen, bestimmte Lebensregeln einzuhalten und an ihrer Behandlung teilzunehmen. Die Pflegehilfskräfte beteiligen sich in Zusammenarbeit mit Krankenpflegern und Ärzten an dieser Erziehung, indem sie auf spielerische und angemessene Weise die Behandlung, die zu treffenden Vorsichtsmaßnahmen oder auch die Einschränkungen der körperlichen Belastung erklären. Die Begleitung bei dieser Erziehung ermöglicht es, das Kind darauf vorzubereiten, mit seiner Krankheit aufzuwachsen und dabei ein möglichst normales Leben zu führen.

Pflege von älteren Menschen : Gebrechlichkeit mit Respekt begleiten

Bei der kardiologischen Versorgung älterer Menschen besteht die Herausforderung oft darin, Patienten zu betreuen, die neben ihren Herzproblemen noch mehrere andere Erkrankungen aufweisen. Herzinsuffizienz, Rhythmusstörungen oder koronare Herzerkrankungen sind bei älteren Menschen häufig anzutreffen, oft in Verbindung mit Erkrankungen wie Diabetes, Bluthochdruck oder Nierenerkrankungen. Das Altern verstärkt die Anfälligkeit des Herz-Kreislauf-Systems, und die Pflege muss auf diese Anfälligkeit abgestimmt sein.

Eine umfassende Betreuung älterer Menschen bedeutet, dass nicht nur ihre Herzerkrankung, sondern auch ihre Komorbiditäten und ihre funktionellen Bedürfnisse behandelt werden müssen. Ältere Menschen, die in der Kardiologie hospitalisiert sind, können Schwierigkeiten haben, sich zu mobilisieren, zu essen oder zu trinken. Im Mittelpunkt ihres Alltags stehen die Pflegekräfte, die die Hygienepflege übernehmen, auf die Ernährung achten und sicherstellen, dass die Patienten eine angemessene Hydratation aufrechterhalten, während sie auf Anzeichen einer kardialen Dekompensation oder eines Elektrolytungleichgewichts achten. Außerdem müssen sie bei diesen häufig bettlägerigen Patienten besonders auf die Vermeidung von Druckgeschwüren achten, indem sie regelmäßige Positionswechsel durchführen und geeignete Vorrichtungen zur Dekubitusprophylaxe verwenden.

Der Umgang mit Polymedikation ist ein weiterer grundlegender Aspekt der Pflege älterer Menschen. Diese Patienten nehmen oft mehrere Medikamente zur Behandlung ihrer verschiedenen Beschwerden ein, und das Risiko von Arzneimittelwechselwirkungen ist hoch. Pflegekräfte müssen bei der Verabreichung von Medikamenten besonders wachsam sein, auf mögliche Nebenwirkungen achten und verdächtige Symptome dem medizinischen Team melden. Ältere Menschen sind oft anfälliger für unerwünschte Nebenwirkungen von Behandlungen und es ist von entscheidender Bedeutung, dass die Verträglichkeit von Medikamenten im Alltag gut eingeschätzt wird.

Die Rehabilitation nach einem kardialen Ereignis bei älteren Menschen ist ein heikler, aber entscheidender Schritt. Diese Patienten benötigen eine angepasste Betreuung, um ein akzeptables Maß an funktioneller Autonomie wiederzuerlangen. Pflegekräfte spielen bei der Begleitung dieser Rehabilitation eine wesentliche Rolle, indem sie eine sanfte Mobilisierung fördern, den Patienten bei einfachen Handgriffen helfen und sich an den Rehabilitationsübungen beteiligen. Ziel ist es, einen weiteren Verlust der Selbstständigkeit zu vermeiden und Komplikationen vorzubeugen, die mit längerer Bettlägerigkeit verbunden sind, wie z. B. Lungeninfektionen oder Thrombosen.

Die Kommunikation mit älteren Menschen, die durch ihre Krankheit oft psychisch geschwächt und manchmal sozial isoliert sind, erfordert ein hohes Maß an Einfühlungsvermögen. Manche Patienten sind verwirrt oder leiden unter alters- oder gesundheitsbedingten kognitiven Beeinträchtigungen, die die Kommunikation erschweren. Die Pflegekräfte müssen Geduld aufbringen, eine klare und angemessene Sprache verwenden und sicherstellen, dass der Patient die Pflege, die er erhält, versteht. Die Achtung der Würde und Individualität des Patienten ist in dieser Beziehung von entscheidender Bedeutung: Jeder Handgriff muss erklärt werden und die Autonomie des Patienten sollte so weit wie möglich gewahrt werden.

Emotionale Unterstützung ist bei der Pflege älterer Menschen besonders wichtig. Viele von ihnen, die mit chronischen Krankheiten, zunehmenden körperlichen Einschränkungen und dem Verlust der Selbstständigkeit konfrontiert sind, können Angstzustände oder Depressionen empfinden. Durch ihre tägliche Nähe zu diesen Patienten spielen Pflegekräfte eine Schlüsselrolle bei der Erkennung dieser Gefühlszustände und bei der psychologischen Betreuung. Ein Lächeln, ein Gespräch, ein Moment des Zuhörens können für diese Patienten einen bedeutenden Unterschied machen, indem sie ihnen in einem Moment der Zerbrechlichkeit Trost spenden.

Kapitel 8

Rechtliche und ethische Aspekte der Arbeit in der Kardiologie

Rechtliche Verantwortlichkeiten der Pflegekraft

○   Rechtlicher Rahmen für den Beruf des Pflegehelfers

Der rechtliche Rahmen für den Beruf des Pflegehelfers ist eine Reihe von Regeln und Normen, die die Rechte, Pflichten und Verantwortlichkeiten dieses wichtigen Berufs im Gesundheitssektor festlegen. Es handelt sich um einen Rahmen, der nicht nur die Ausbildung, die Berufsausübung und die Berufsethik regelt, sondern auch den Schutz der Patienten und der Angehörigen der Gesundheitsberufe. Die Pflegekraft spielt eine grundlegende Rolle im Gesundheitssystem, indem sie den Patienten nahe ist, wesentliche Unterstützungsaufgaben in der Krankenpflege und der medizinischen Versorgung übernimmt und für ihr tägliches Wohlbefinden sorgt. Die Ausübung dieses Berufs unterliegt jedoch einem strengen gesetzlichen Rahmen, um die Sicherheit der Pflege, die Qualität der Praxis und den Schutz der Patientenrechte zu gewährleisten.

Ausbildung und gesetzliche Anerkennung des Berufs

Der Weg zum Beruf des Krankenpflegehelfers ist durch genaue Normen geregelt. Das Staatsdiplom für Krankenpflegehelfer (DEAS) ist die Zertifizierung, die es ermöglicht, diesen Beruf in Frankreich legal auszuüben. Dieses Diplom wird nach einer speziellen Ausbildung erworben, die in anerkannten Ausbildungsinstituten wie den Instituts de Formation d'Aides-Soignants (IFAS) stattfindet. Die Ausbildungsdauer beträgt 10 bis 12 Monate und umfasst theoretischen und praktischen Unterricht sowie Praktika in Krankenhäusern oder Pflegeeinrichtungen.

Die Ausbildung umfasst verschiedene Bereiche wie Hygiene- und Komfortpflege, Kommunikation mit den Patienten, Infektionsmanagement, Umgang mit gefährdeten Personen und das Erlernen von Erste-Hilfe-Maßnahmen. Der gesetzliche Rahmen schreibt vor, dass die Ausbildung mit dem Erwerb des staatlichen Diploms abgeschlossen werden muss, das eine Grundvoraussetzung für die Ausübung des Berufs ist. Dadurch wird sichergestellt, dass Pflegehilfskräfte nach einem genauen Kompetenzrahmen ausgebildet werden, der es ihnen ermöglicht, in verschiedenen Situationen zu arbeiten, sei es in Krankenhäusern, Altenheimen oder in der häuslichen Pflege.

Der Zuständigkeitsbereich der Pflegekraft

Der Zuständigkeitsbereich der Krankenpflegehelferin ist in Gesetzestexten festgelegt, insbesondere im **Gesetzbuch über** das **öffentliche Gesundheitswesen.** Der Krankenpflegehelfer arbeitet unter der Verantwortung einer Pflegekraft und nach strengen berufsethischen Regeln. Ihre Aufgabe ist es, die Grund- und Komfortpflege durchzuführen, wie z. B. Hilfe bei der Körperpflege, beim Ankleiden, bei der Nahrungsaufnahme, Überwachung des Allgemeinzustands und Unterstützung bei den Aktivitäten des täglichen Lebens der Patienten. Pflegeassistenten dürfen keine Diagnosen stellen oder medikamentöse Behandlungen durchführen, da diese Handlungen ausschließlich in den Zuständigkeitsbereich von Ärzten und Krankenschwestern fallen.

Es kann jedoch sein, dass die Krankenpflegehelferin bei bestimmten Maßnahmen eng mit der Krankenschwester zusammenarbeiten muss, z. B. beim Messen der Vitalfunktionen (Temperatur, Blutdruck, Atemfrequenz), bei der Unterstützung der Lagerung des Patienten oder bei der Überwachung klinischer Anzeichen, die auf eine Verschlechterung des Gesundheitszustands hindeuten können. Bei Bedarf muss die Pflegekraft in der Lage sein, das Pflegepersonal oder den Arzt für eine spezifischere Behandlung zu alarmieren. Der rechtliche Rahmen schreibt vor, dass diese Aufgaben unter Einhaltung der geltenden Pflegeprotokolle und innerhalb der Grenzen des Kompetenzbereichs der Pflegekraft durchgeführt werden müssen.

Die berufliche Verantwortung der Pflegekraft

Als Angehöriger der Gesundheitsberufe unterliegt der Pflegehelfer rechtlichen, standesrechtlichen und ethischen

Verantwortungspflichten. Er muss die Grundprinzipien beachten, die die Beziehung zwischen Pfleger und Patient bestimmen, insbesondere die Achtung der Menschenwürde, die Vertraulichkeit medizinischer Informationen und das Recht der Patienten auf Autonomie und informierte Entscheidungen über ihre eigene Gesundheit.

Das Berufsgeheimnis ist eines der Kardinalprinzipien des Berufs. Der Krankenpflegehelfer ist wie alle anderen Angehörigen der Gesundheitsberufe an die ärztliche Schweigepflicht gebunden, die die Weitergabe von persönlichen und medizinischen Informationen über Patienten verbietet. Diese Pflicht, die durch das Strafgesetzbuch und das Gesetz über das öffentliche Gesundheitswesen geregelt ist, gilt für alles, was der Pflegehelfer im Rahmen seiner Tätigkeit sieht, hört oder erfährt. Ein Verstoß gegen das Berufsgeheimnis kann disziplinarische, zivil- und strafrechtliche Sanktionen nach sich ziehen, die vom Entzug der Zulassung bis hin zu Geld- und Gefängnisstrafen reichen. Die Wahrung des Berufsgeheimnisses ist von entscheidender Bedeutung, um das Vertrauen der Patienten in das Gesundheitssystem zu gewährleisten.

Die zivil- und strafrechtliche Haftung des Pflegehelfers ist ebenfalls gesetzlich geregelt. Bei Fehlern oder Nachlässigkeit bei der Ausführung ihrer Aufgaben kann die Pflegekraft für Schäden an Patienten haftbar gemacht werden. Dies kann Fehler bei der Pflege, Versäumnisse bei der Überwachung oder auch die Vernachlässigung der Patientensicherheit betreffen. Wenn ein Pflegehelfer beispielsweise ein Pflegeprotokoll nicht einhält und dadurch eine nosokomiale Infektion bei einem Patienten verursacht, kann er dafür haftbar gemacht werden. Der rechtliche Rahmen schreibt daher vor, dass sich Pflegehelfer an die geltenden Regeln und Protokolle halten müssen, um das Risiko eines Schadens zu minimieren.

Auch im Bereich der **Patientenrechte** muss der Pflegehelfer wesentliche gesetzliche Grundsätze beachten. Jeder Patient hat das Recht auf eine qualitativ hochwertige Pflege, eine respektvolle Behandlung und Würde. Der Pflegende muss sicherstellen, dass der Patient klar und deutlich über seine Pflege informiert wird und in der Lage ist, seine informierte Zustimmung zu geben. Diese Achtung der Patientenautonomie ist Teil des Gesetzes über die Rechte der Kranken und die Qualität des Gesundheitssystems, des sogenannten Kouchner-Gesetzes (2002). So muss der Pflegehelfer stets sicherstellen, dass die von ihm geleistete Pflege unter Beachtung des Patientenwillens erfolgt, es sei denn, der Gesundheitszustand des Patienten lässt einen solchen Dialog nicht zu.

Der Schutz von Pflegekräften

Der rechtliche Rahmen für den Beruf des Pflegehelfers beschränkt sich nicht auf Berufspflichten: Er umfasst auch Schutzmaßnahmen für die Pflegekräfte selbst. Denn Pflegekräfte, die bei der Ausübung ihrer Tätigkeit körperlichen, emotionalen und gesundheitlichen Risiken ausgesetzt sind, genießen einen besonderen Schutz, insbesondere im Bereich der Gesundheit am Arbeitsplatz.

Berufsbedingte Risiken wie Muskel-Skelett-Erkrankungen, nosokomiale Infektionen oder Stress am Arbeitsplatz werden in der Gesetzgebung zum Gesundheitsschutz am Arbeitsplatz berücksichtigt. Gesundheitseinrichtungen sind verpflichtet, Präventionsmaßnahmen zur Begrenzung dieser Risiken einzuführen, z. B. Ergonomieschulungen, um Verletzungen bei der Mobilisierung von Patienten zu verringern, Zugang zu persönlicher Schutzausrüstung (PSA) oder strenge Hygieneprotokolle zur Vermeidung von Kontaminationen.

Darüber hinaus haben Pflegehilfskräfte das **Recht, sich zurückzuziehen**, wenn eine ernste und unmittelbare Gefahr für ihre Gesundheit oder Sicherheit besteht. Dies ermöglicht es ihnen, ihre Tätigkeit ohne Sanktionen einzustellen, wenn die Arbeitsbedingungen ein erhebliches Risiko darstellen, vorausgesetzt, dieses Recht wird innerhalb des gesetzlich festgelegten Rahmens ausgeübt. Wie alle Beschäftigten im Gesundheitswesen können auch Pflegehilfskräfte psychologische Unterstützung in Anspruch nehmen, wenn sie durch schwerwiegende Ereignisse in ihrer Praxis, insbesondere in Intensiv- oder Notfallstationen, traumatisiert sind.

Entwicklungen des Rechtsrahmens

Schließlich entwickelt sich der rechtliche Rahmen für den Beruf des Pflegehelfers ständig weiter, um sich den Realitäten der Praxis und den neuen Herausforderungen des Gesundheitssystems anzupassen. Die jüngsten Reformen zielen darauf ab, die Kompetenzen der Pflegekräfte zu erweitern, insbesondere im Zusammenhang mit der Betreuung von Pflegebedürftigen aufgrund der Alterung der Bevölkerung und der häuslichen Pflege. Die Gesetzgebung tendiert auch dazu, die Anerkennung dieses Berufs sowohl in Bezug auf die Kompetenzen als auch auf die Arbeitsbedingungen zu stärken, wobei regelmäßig Diskussionen über die Vergütung, die Aufwertung der Kompetenzen und die Möglichkeiten der beruflichen Entwicklung geführt werden.

- ○ Begriffe wie Delegation von Aufgaben und geteilte Verantwortung

Das Konzept der Delegation von Aufgaben und der geteilten Verantwortung steht im Mittelpunkt der Organisation der Gesundheitsversorgung in Gesundheitseinrichtungen. Es spiegelt die Notwendigkeit einer engen Zusammenarbeit zwischen den verschiedenen Gesundheitsfachkräften wider, wobei die Sicherheit der Patienten und die Qualität der Versorgung gewährleistet werden müssen. In einem Krankenhaus oder in der häuslichen Pflege hat jeder Akteur - Arzt, Krankenpfleger, Pfleger - eine klar definierte Rolle, aber durch Delegation können bestimmte Aufgaben verteilt werden, um die Effizienz der Pflege zu verbessern, wobei der Kompetenzbereich jeder Fachkraft gewahrt bleibt. Die Delegation von Aufgaben setzt also einen strengen Rahmen voraus, in dem die Verantwortlichkeiten zwischen den verschiedenen Teammitgliedern geteilt, aber nicht verwässert werden.

Was ist die Delegation von Aufgaben?

Bei der Delegation von Aufgaben überträgt ein Angehöriger der Gesundheitsberufe unter bestimmten Bedingungen Handlungen, die ursprünglich in seinen eigenen Zuständigkeitsbereich fielen, an einen anderen. In den meisten Fällen geschieht dies zwischen einer Krankenschwester und einem Pflegehelfer, da der Pflegehelfer unter der Verantwortung der Krankenschwester handelt. Es kann aber auch in Teams vorkommen, in denen ein Arzt bestimmte Aufgaben an eine Krankenschwester delegiert, oder auch zwischen einer Pflegekraft und jüngeren Pflegekräften. Die Delegation ist eine Handlung, die im **Gesundheitsgesetzbuch** geregelt ist, das die Bedingungen festlegt, unter denen sie stattfinden kann.

Delegation ist keine einfache Aufgabenverteilung: Sie ist das Ergebnis einer durchdachten und begleiteten Entscheidung. Denn **eine Delegation ist nur dann möglich, wenn die betreffende Handlung Kompetenzen entspricht, die der Delegierte** entsprechend seiner Ausbildung und seinem Tätigkeitsfeld **beherrschen kann**. Außerdem muss sie stets im Interesse des Patienten erfolgen und darf die Qualität oder Sicherheit der Versorgung keinesfalls gefährden. Der Delegierende, im Falle von Pflegehelfern häufig die Krankenschwester, bleibt für die Überwachung und die Qualität der durchgeführten Handlung verantwortlich. Die Delegation von Aufgaben beruht also auf gegenseitigem Vertrauen, geteilten Kompetenzen und einer reibungslosen Kommunikation zwischen den verschiedenen Berufsgruppen.

Handlungen, die delegiert werden können

In ihrer Rolle als Unterstützung der Krankenpflege können Pflegeassistenten verschiedene Arten von Aufgaben übertragen werden. Diese Aufgaben betreffen vor allem die **Grund- und Komfortpflege**, wie z. B. das Waschen, die Hilfe beim Anziehen, die Essensausgabe und die Begleitung der Patienten bei alltäglichen Verrichtungen. Im Rahmen der Delegation können sie aber auch mit technisch anspruchsvolleren Tätigkeiten betraut werden, wie dem **Messen von Vitalwerten** (Blutdruck, Temperatur, Atemfrequenz), **der Überwachung von Infusionen** oder der Unterstützung bei der Verwaltung von medizinischen Geräten (Sonden, Drainagen, Katheter).

Einige Handlungen bleiben jedoch **nicht delegierbar**. Beispielsweise sind Handlungen, die eine Diagnose oder klinische Interpretation erfordern oder sehr spezifische Fähigkeiten voraussetzen, Ärzten oder Pflegekräften vorbehalten. Das Anlegen einer Infusion, die Verabreichung injizierbarer Medikamente oder die Beurteilung von Schmerzen auf einem komplexen Niveau sind Beispiele für Handlungen, die nicht an eine Pflegekraft delegiert werden können. Dadurch wird sichergestellt, dass medizinische Handlungen, die fortgeschrittene klinische Fachkenntnisse erfordern, nur von den am besten qualifizierten Fachkräften durchgeführt werden, wodurch die Sicherheit der Patienten gewährleistet wird.

Die Bedingungen der Delegation

Damit die Delegation legitim und wirksam ist, müssen mehrere Bedingungen erfüllt sein. **Die erste Voraussetzung ist die Beurteilung der Kompetenz des Delegatars.** Die Pflegekraft, die eine Aufgabe an eine Pflegekraft delegiert, muss sich vergewissern, dass die Pflegekraft über die notwendigen Kenntnisse und die Praxis verfügt, um die Handlung sicher durchzuführen. Dies kann eine spezifische Ausbildung oder eine praktische Bewertung umfassen, insbesondere bei technischen

Handlungen wie dem Messen von Vitalfunktionen oder der Überwachung eines Patienten, der ein bestimmtes medizinisches Gerät trägt.

Die zweite Voraussetzung ist die Beaufsichtigung des Delegierenden. Der delegierende Berufsangehörige bleibt für die Handlung, die er einem anderen anvertraut, verantwortlich. In diesem Rahmen muss er sicherstellen, dass die Handlung ordnungsgemäß durchgeführt wird und dass es keine Komplikationen für den Patienten gibt. Diese Aufsicht kann verschiedene Formen annehmen: Sie kann direkt sein, mit einer Überwachung der Handlung in Echtzeit, oder indirekt, mit einer nachträglichen Kontrolle der Qualität der Pflege. Die Pflegekraft muss beispielsweise die von der Pflegekraft gemessenen Vitalwerte überprüfen und sicherstellen, dass diese korrekt erhoben und in der Krankenakte vermerkt werden.

Die dritte Voraussetzung ist die Information des Patienten. Die Delegation einer Handlung muss immer mit Respekt vor dem Patienten und seinen Rechten erfolgen. Der Patient muss darüber informiert werden, welche Pflegekraft die Pflege durchführt und wer welche Verantwortung trägt. Dies ist Teil der Achtung der Autonomie des Patienten und seines Rechts, von kompetenten Fachkräften gepflegt zu werden.

Geteilte Verantwortung

Bei der Delegation **wird** die **Verantwortung zwischen dem Delegierenden und dem Delegatar geteilt**, ist aber klar definiert. Der Delegierende, in der Regel eine Krankenschwester oder ein Gesundheitsmanager, bleibt für die Gesamthandlung verantwortlich, auch wenn er die Handlung nicht direkt durchgeführt hat. Er muss dafür sorgen, dass die Handlung korrekt ausgeführt wird, dass die Kompetenzen des Delegierenden angemessen sind und dass der Patient sicher ist. Wenn also infolge der Delegation ein Problem auftritt, kann der Delegierende für eine falsche Einschätzung der Kompetenzen oder eine mangelnde Aufsicht verantwortlich gemacht werden.

Der Delegierte hingegen ist **für die von ihm durchgeführte Handlung verantwortlich**. Wenn er eine Delegation akzeptiert, muss er darauf achten, dass er sich an bewährte Praktiken hält und die geltenden Protokolle befolgt. Wenn der Helfer eine Aufgabe übernimmt, für die er sich nicht kompetent fühlt, oder wenn er die Handlung schlecht ausführt, weil er die Verfahren vernachlässigt, kann er individuell haftbar gemacht werden. Es ist daher von entscheidender Bedeutung, dass der Delegierende sich sicher und ausgebildet fühlt, um eine Delegation zu akzeptieren.

Diese **geteilte Verantwortung** bedeutet nicht, dass sich die Rollen vermischen. Jede Fachkraft bleibt in ihrem Zuständigkeitsbereich, und die Delegation soll den Pflegefluss verbessern, ohne die Qualität der Pflege zu beeinträchtigen. Delegation ist keine Übertragung von Verantwortung, sondern eine gemeinsame Betreuung, bei der jeder für seinen Teil der Arbeit verantwortlich bleibt.

Die Delegation von Aufgaben im multidisziplinären Rahmen

In einem multidisziplinären Team kommt die Delegation von Aufgaben voll zum Tragen. Sie ermöglicht es, **die Arbeitslast besser auf** die Teammitglieder zu **verteilen** und die Zeit und die Kompetenzen jedes Einzelnen zu optimieren. So kann eine Pflegekraft bestimmte Überwachungs- oder Komfortpflegeaufgaben an eine Pflegekraft delegieren, um sich auf technisch anspruchsvollere und komplexere medizinische Handlungen zu konzentrieren. Dies ermöglicht eine bessere Pflegequalität, da sichergestellt ist, dass jede Fachkraft im Rahmen ihrer Kompetenzen tätig wird.

Darüber hinaus stärkt die Delegation von Aufgaben **das Vertrauen und die Zusammenarbeit innerhalb der Teams**. Sie beinhaltet den gegenseitigen Respekt für die Kompetenzen jedes Einzelnen und die Anerkennung der Bedeutung der verschiedenen Rollen in der Gesamtversorgung der Patienten. Delegieren zeigt eine Anerkennung der Kompetenzen des anderen und ein gemeinsames Engagement für die Qualität der Pflege.

◦   Die Grenzen der Interventionen der Pflegekraft
Die Interventionen der Pflegekraft sind für das reibungslose Funktionieren des Pflegesystems von entscheidender Bedeutung, aber sie sind durch gesetzliche, ethische und praktische Grenzen klar abgegrenzt. Die Pflegekraft spielt zwar eine Schlüsselrolle bei der Betreuung der Patienten und der Durchführung der Grundpflege, darf aber nur innerhalb eines gesetzlich streng definierten Rahmens und unter der Verantwortung der Krankenschwester oder des Arztes tätig werden. Diese Grenzen sollen die Sicherheit der Patienten gewährleisten, medizinische Fehler vermeiden und sicherstellen, dass jede Gesundheitsfachkraft entsprechend ihrer Kompetenzen und ihres Ausbildungsniveaus tätig wird. Indem die Pflegekraft diese Grenzen versteht und respektiert, trägt sie zur Qualität der Pflege bei und gewährleistet gleichzeitig die Kohärenz und Sicherheit der Betreuung.

Der rechtliche Rahmen und der Zuständigkeitsbereich

Eine der Grundlagen für die Grenzen der Interventionen der Pflegekraft ist der **gesetzliche Rahmen** und ihr **Kompetenzbereich**, der im **Gesetzbuch über** das **öffentliche Gesundheitswesen** klar definiert ist. Dieser Rahmen legt fest, welche Handlungen der Pflegehelfer durchführen darf und welche ausschließlich in den Zuständigkeitsbereich anderer Gesundheitsberufe, insbesondere von Ärzten und Krankenpflegern, fallen.

Die Aufgaben der Pflegehilfe betreffen hauptsächlich die **Hygiene- und Komfortpflege**, wie z. B. Hilfe bei der **Körperpflege**, beim Anziehen, beim Essen und bei der Mobilisierung der Patienten, um Druckgeschwüren vorzubeugen oder die Fortbewegung zu erleichtern. Diese Pflege ist zwar wesentlich, bleibt aber eine Handlung, die weder eine medizinische Diagnose noch eine komplexe therapeutische Behandlung beinhaltet.

Die Pflegekraft darf auch einige **einfache Überwachungen** durchführen, z. B. Temperatur messen, den Blutdruck messen oder den Allgemeinzustand des Patienten überwachen (Veränderung der Hautfarbe, Unruhe, Anzeichen von Schmerzen). Diese Überwachungen müssen jedoch dem Pflegepersonal oder dem Arzt gemeldet werden, der für die Interpretation der Daten und die klinische Entscheidung verantwortlich ist.

Medizinische Handlungen: eine unüberwindbare Grenze

Die Pflegekraft **darf keine** Diagnosen stellen, **keine** Medikamente verschreiben und keine medizinischen Maßnahmen durchführen, die klinisches Fachwissen erfordern. So fallen beispielsweise das **Anlegen einer Infusion**, die Verabreichung intravenöser Medikamente oder die Intubation eines Patienten mit Atemnot ausschließlich in den Zuständigkeitsbereich der Krankenschwester oder des Arztes. Auch die klinische Beurteilung von Anzeichen einer schweren Beeinträchtigung wie einem akuten Lungenödem oder einem Herzinfarkt kann nicht von der Pflegekraft durchgeführt werden.

Diese Einschränkungen sind gerechtfertigt, da die Gesundheit der Patienten geschützt werden muss und sichergestellt werden muss, dass die komplexesten Handlungen von Fachkräften durchgeführt werden, die über eine gründliche Ausbildung verfügen und in der Lage sind, auf kritische Situationen zu reagieren. **Die gesetzliche Haftung** für Versäumnisse oder Fehler bei medizinischen Handlungen ist schwerwiegend, und die Pflegekraft kann, wenn sie ihre Kompetenzen überschreitet, für Schäden am Patienten haftbar gemacht werden.

Die Delegation unter Aufsicht

Zwar können bestimmte Handlungen von einer Krankenschwester oder einem Arzt an die **Pflegekraft** delegiert werden, dies geschieht jedoch nur, wenn diese Handlungen in den **Kompetenzbereich der Pflegekraft** fallen. Beispielsweise kann eine Krankenschwester eine Pflegekraft anweisen, den Zustand eines Patienten nach einer Operation zu überwachen, seine Temperatur zu überprüfen oder Verbände zu wechseln. Die Krankenschwester bleibt jedoch dafür verantwortlich, diese Handlungen zu überwachen und den Zustand des Patienten zu beurteilen. Die Pflegekraft darf keine klinischen Entscheidungen auf der Grundlage ihrer Beobachtungen treffen, sondern muss alle Anomalien oder Veränderungen des Zustands den zuständigen Fachkräften melden.

Darüber hinaus ist es wichtig, daran zu erinnern, dass **der Helfer eine Aufgabe ablehnen kann**, **wenn sie seine Fähigkeiten übersteigt** oder wenn er der Meinung ist, dass er nicht ausreichend ausgebildet ist, um die **Aufgabe** sicher auszuführen. Diese Fähigkeit, eine als ungeeignet oder gefährlich eingestufte Aufgabe abzulehnen, ist entscheidend, um Fehler zu vermeiden und sowohl den Patienten als auch die Pflegekraft selbst vor möglichen rechtlichen Konsequenzen zu schützen.

Umgang mit Notsituationen

Im Rahmen ihrer Tätigkeit kann die Pflegekraft mit Notfallsituationen wie Herzstillstand, epileptischen Anfällen oder Blutungen konfrontiert werden. In solchen Fällen ist es entscheidend zu verstehen, dass der Pflegehelfer nicht **direkt mit fachärztlicher Versorgung eingreifen** kann, aber er kann Erste Hilfe leisten, bis das Ärzteteam **eingreift**.

Bei einem Herzstillstand kann die Pflegekraft beispielsweise Erste-Hilfe-Maßnahmen wie die Herz-Lungen-Wiederbelebung (HLW) und die Verwendung eines automatisierten externen Defibrillators (AED) einleiten, sofern entsprechende Geräte zur

Verfügung stehen. Die Verabreichung von Medikamenten oder die Intubation des Patienten sind jedoch medizinische Maßnahmen, die Krankenpflegern oder Ärzten vorbehalten sind.

Bei **Atemnot** kann die Pflegekraft bei der Repositionierung des Patienten helfen und unter Aufsicht einer Pflegekraft Sauerstoff verabreichen, aber sie kann nicht allein über die Verabreichung einer bestimmten Behandlung oder die Anwendung invasiver Techniken entscheiden.

Diese Notfallsituationen machen eine weitere wesentliche Einschränkung der Interventionen von Pflegekräften deutlich: Obwohl sie oft an vorderster Front stehen, wenn es darum geht, Probleme zu erkennen, **können sie nicht über ihre Ausbildung hinaus eingreifen**, sondern müssen schnell qualifizierte Fachkräfte alarmieren, um die Situation optimal zu bewältigen.

Beziehungs- und ethische Aspekte

Die Grenzen der Interventionen der Pflegekraft beziehen sich nicht nur auf technische Handlungen, sondern auch auf **Beziehungsaspekte**. In der Beziehung zum Patienten muss der Pflegehelfer darauf achten, dass er dessen Intimsphäre, Würde und Autonomie respektiert. Er darf z. B. einen Patienten nicht dazu zwingen, eine Behandlung zu akzeptieren, oder Entscheidungen anstelle des Patienten oder seiner Familie treffen. Alle Schritte müssen unter Wahrung der Rechte des Patienten erfolgen, einschließlich seines Rechts, bestimmte Behandlungen abzulehnen.

Eine weitere wichtige Einschränkung ist **das Berufsgeheimnis**. Die Pflegekraft ist an die absolute Einhaltung der ärztlichen Schweigepflicht gebunden und darf unter keinen Umständen Informationen über den Gesundheitszustand eines Patienten weitergeben, außer an die direkt an der Pflege beteiligten Fachkräfte. Ein Verstoß gegen diese Regel kann zu straf- und disziplinarrechtlichen Sanktionen führen. Darüber hinaus darf der Pflegehelfer selbst in Situationen, in denen Angehörige um

Informationen bitten, keine Einzelheiten über die Gesundheit des Patienten ohne dessen ausdrückliche Zustimmung oder die Genehmigung der Ärzte preisgeben.

Die Entwicklung von Kompetenzen und neue Herausforderungen

Obwohl der Rahmen für den Einsatz von Pflegehelfern klar definiert ist, ist es wichtig zu betonen, dass **sich** die **Kompetenzen dieser Berufsgruppe** im Laufe der Zeit **weiterentwickeln**. Da die Bevölkerung immer älter und die Pflege immer komplexer wird, werden Pflegehilfskräfte immer häufiger gebeten, komplexe Situationen zu bewältigen, insbesondere bei der Pflege zu Hause oder in Pflegeheimen.

So gibt es heute Überlegungen, die Kompetenzen von Pflegehelfern zu erweitern, insbesondere durch Weiterbildung und spezielle Zertifizierungen, die es ihnen ermöglichen würden, unter der Aufsicht von Krankenpflegern zusätzliche technische Handlungen zu übernehmen, vor allem in den Bereichen **Gerontologie** oder **Palliativpflege**. Jede Erweiterung dieser Kompetenzen muss jedoch stets in einem strengen gesetzlichen Rahmen erfolgen, der gewährleistet, dass die Sicherheit der Patienten oberste Priorität hat.

Pflegeethik in der Kardiologie

- ° Häufige ethische Dilemmata in der Kardiologie: Therapeutische Überforderung, Verweigerung der Behandlung usw.

Ethische Dilemmata in der Kardiologie sind komplexe Situationen, in denen grundlegende Pflegeprinzipien wie die Achtung vor dem Leben, die Würde, die Autonomie der Patienten und die ärztliche Verantwortung in einem Spannungsverhältnis zueinander stehen. Diese Dilemmata treten häufig im

Zusammenhang mit schweren und chronischen Erkrankungen auf, bei denen therapeutische Entscheidungen weitreichende physische und psychologische Folgen für die Patienten und ihre Familien haben können. Zu den heikelsten Fragen gehören die nach therapeutischer Härte, Behandlungsverweigerung, Betreuung am Lebensende oder auch Patientenverfügungen. Diese Situationen werfen Fragen über die Grenzen der medizinischen Behandlung und den Stellenwert der Patientenwünsche bei der Entscheidungsfindung auf.

Therapeutische Acharnement: Wo ist die Grenze der Fürsorge zu ziehen?

Die therapeutische Hartnäckigkeit, manchmal auch als unvernünftige Hartnäckigkeit bezeichnet, ist eine der wichtigsten ethischen Fragen, die im Zusammenhang mit der Kardiologie auftauchen, insbesondere wenn es sich um Patienten am Lebensende oder um Patienten mit chronischen Krankheiten handelt, die zu schweren Behinderungen führen. Therapeutische Acharnement bezeichnet die Fortsetzung oder Einleitung medizinischer Behandlungen, die im Vergleich zum Zustand des Patienten als unverhältnismäßig angesehen werden und bei denen wenig oder keine Hoffnung auf Besserung oder Genesung besteht, während gleichzeitig unnötiges Leiden verlängert wird.

In der Kardiologie tritt diese Situation häufig bei älteren Patienten mit terminaler Herzinsuffizienz oder schweren Herzerkrankungen auf. Bei diesen Patienten können schwere Behandlungen wie invasive chirurgische Eingriffe, Herzunterstützungsgeräte oder wiederholte Krankenhausaufenthalte auf der Intensivstation durchgeführt werden, ohne dass sich ihre Lebensqualität dadurch wirklich verbessern würde. Dabei stellt sich die ethische Frage: Wie weit soll man gehen, um das Leben zu erhalten, und wann muss man erkennen, dass die Fortsetzung der Pflege zu einer Form der therapeutischen Schinderei wird, die das biologische Leben auf Kosten des allgemeinen Wohlbefindens des Patienten verlängert?

Für Angehörige der Gesundheitsberufe ist die Trennlinie zwischen legitimer Behandlung und therapeutischer Harmlosigkeit oft fließend. Das **Leonetti-Claeys-Gesetz** in Frankreich legt fest, dass die Behandlung nicht fortgesetzt werden darf, wenn sie unvernünftig ist und dem Patienten keinen Nutzen in Bezug auf die Lebensqualität bringt. Außerdem führt sie das Recht auf eine tiefe und kontinuierliche Sedierung am Lebensende ein, um unnötiges Leiden zu vermeiden. Dennoch bleibt die Anwendung dieser Grundsätze in der täglichen Praxis schwierig. Die Pflegeteams müssen die Erwartungen der Familien berücksichtigen, denen es möglicherweise schwerfällt, das bevorstehende Lebensende zu akzeptieren, und gleichzeitig den Willen der Patienten selbst respektieren. Der Pfleger, der eine enge Beziehung zu den Patienten pflegt, kann manchmal Zeuge dieser Spannungen werden und sich Fragen über die Angemessenheit der verabreichten Pflege stellen.

Behandlungsverweigerung: Achtung der Autonomie des Patienten

Ein weiteres großes ethisches Dilemma in der Kardiologie ist die Behandlungsverweigerung. Sie tritt auf, wenn ein Patient, der über seinen Gesundheitszustand und die verfügbaren Behandlungsmöglichkeiten informiert ist, sich gegen die vorgeschlagene Behandlung entscheidet, auch wenn diese Weigerung schwerwiegende oder sogar tödliche Folgen haben kann. In der Kardiologie kann sich dies in der Ablehnung einer Herzoperation, einer medikamentösen Behandlung einer Herzinsuffizienz oder auch in der Ablehnung eines zur Stabilisierung seines Zustands notwendigen Krankenhausaufenthalts äußern.

Das **Recht der Patienten auf Autonomie** ist ein Grundprinzip der medizinischen Ethik und ist gesetzlich verankert. Jeder Patient hat das Recht, Entscheidungen über seinen eigenen Körper und seine Pflege zu treffen, auch wenn diese Entscheidungen den Empfehlungen der Angehörigen der

Gesundheitsberufe widersprechen. Diese Autonomie muss jedoch aufgeklärt sein: Ärzte und Pflegepersonal sind verpflichtet, den Patienten klar und umfassend über die Risiken aufzuklären, die mit einer Verweigerung der Behandlung einhergehen. Wenn der Patient versteht, was auf dem Spiel steht, aber auf seiner Entscheidung beharrt, steht der Pfleger vor einem moralischen Dilemma: Er muss die Entscheidung des Patienten respektieren, obwohl er weiß, dass sie zu einer raschen Verschlechterung seines Zustands oder sogar zu seinem Tod führen kann.

Dieses Dilemma kann noch komplexer sein, wenn der Patient kognitive Störungen oder ein beeinträchtigtes Urteilsvermögen aufweist. Ein älterer Patient mit Demenz kann beispielsweise grundlegende Pflegeleistungen verweigern, ohne die Folgen seiner Entscheidung vollständig zu verstehen. In diesem Fall wird die Rolle der Pflegenden und der Familie entscheidend, aber die Frage, wie weit der Wille des Patienten respektiert werden soll, bleibt offen.

Für Pflegehelfer, die häufig in direktem und längerem Kontakt mit den Patienten stehen, kann es schwierig sein, mit der Verweigerung von Pflegeleistungen umzugehen. Die enge Beziehung, die sie zum Patienten haben, kann zu einem Gefühl der Hilflosigkeit gegenüber der Verweigerung führen, insbesondere wenn der Patient Schmerzen oder Unwohlsein äußert und gleichzeitig die ihm angebotene Hilfe ablehnt. Die Rolle der Pflegekraft in solchen Situationen besteht darin, den Patienten zu unterstützen, indem sie seine Entscheidungen respektiert und gleichzeitig die wichtigsten Informationen an das medizinische Team weiterleitet, damit der Dialog mit dem Patienten offen bleibt.

Die Betreuung am Lebensende: Linderung ohne Verlängerung

Das Lebensende in der Kardiologie ist ein weiterer Bereich, in dem viele ethische Dilemmas auftauchen. Bei Patienten mit fortgeschrittenen Herzerkrankungen wie refraktärer

Herzinsuffizienz oder komplexen koronaren Herzerkrankungen stellt sich häufig die Frage, wann die kurativen Behandlungen eingestellt werden sollen, um sich ausschließlich auf die palliative Pflege zu konzentrieren. Diese Pflege zielt darauf ab, die Schmerzen zu lindern und die Lebensqualität des Patienten zu verbessern, ohne zu versuchen, sein Leben künstlich zu verlängern.

Der Übergang zur Palliativmedizin kann für die Familien schwer zu akzeptieren sein, da sie diese Entscheidung als Vernachlässigung empfinden können. Dennoch ist es oft der beste Weg, die Würde des Patienten zu wahren, indem eine therapeutische Verbissenheit vermieden wird. Die Palliativmedizin ermöglicht es, Symptome wie Brustschmerzen, Atemnot oder Angstzustände in den Griff zu bekommen, ohne auf invasive Behandlungen zurückgreifen zu müssen, die das Leiden nur verlängern würden.

Pflegekräfte spielen in dieser Phase eine entscheidende Rolle, da sie oft diejenigen sind, die den Patienten in seinen letzten Lebensmomenten begleiten. Sie müssen dafür sorgen, dass der Patient sich wohlfühlt, indem sie auf die Flüssigkeitszufuhr, die Schmerzbehandlung und das allgemeine Wohlbefinden achten. Sie sind auch da, um sowohl dem Patienten als auch seiner Familie emotionale und psychologische Unterstützung zu bieten, indem sie ihnen helfen, diese schwierige Zeit zu überstehen. Das ethische Dilemma für Pfleger kann entstehen, wenn sie akzeptieren müssen, dass der Tod des Patienten trotz ihrer Bemühungen unvermeidlich ist und dass es manchmal besser ist, die Qualität des Lebensendes zu bevorzugen als die Verlängerung des Lebens um jeden Preis.

Patientenverfügung und gemeinsame Entscheidung

Patientenverfügungen sind eine Möglichkeit für Patienten, ihren Willen bezüglich ihres Lebensendes zu äußern, insbesondere im Falle eines Bewusstseinsverlusts oder einer Kommunikationsunfähigkeit. In der Kardiologie kann der Patient mithilfe dieser Richtlinien im Voraus festlegen, ob er bestimmte Behandlungen wie Wiederbelebung-Lungen-Herz, Intubation oder die Verwendung von Herzunterstützungsgeräten wünscht oder nicht.

Wenn die Patientenverfügung klar und in der Krankenakte vorhanden ist, kann sie einige ethische Dilemmas lösen, indem sie verhindert, dass Pfleger und Familien schwierige Entscheidungen treffen müssen, ohne den Willen des Patienten zu kennen. In vielen Fällen werden solche Verfügungen jedoch nicht verfasst oder decken nicht alle möglichen Situationen ab. Dies lässt die medizinischen Teams und die Familie im Ungewissen und zwingt sie dazu, Entscheidungen in Echtzeit zu treffen, oft unter emotional belastenden Bedingungen.

Das **Prinzip der gemeinsamen Entscheidungsfindung** zielt darauf ab, den Patienten, wenn er noch dazu in der Lage ist, in die Diskussion über seine Versorgung einzubeziehen. Es geht darum, ein Gleichgewicht zwischen den medizinischen Empfehlungen und den Wünschen des Patienten zu finden und dabei sowohl seine Autonomie als auch das Prinzip der Wohltätigkeit zu respektieren, das die Pflegekräfte dazu veranlasst, zum Wohle des Patienten zu handeln. Dieser Ansatz führt häufig zu einer Klärung der Prioritäten: Linderung von Leiden, Erhaltung einer gewissen Lebensqualität oder in manchen Fällen die Akzeptanz, dass der Tod Teil des natürlichen Prozesses ist.

○   Die Beziehung zwischen Pflegekraft und Patient: Respekt, Würde und Autonomie

Die Beziehung zwischen Pflegekraft und Patient ist das Herzstück der Pflegepraxis und beruht auf grundlegenden Werten wie Respekt, Würde und Förderung der Autonomie. Diese Beziehung ist besonders einzigartig, da sie in einer täglichen Nähe zum Patienten stattfindet, einem direkten und längeren Kontakt, der weit über die bloße Durchführung technischer Pflegemaßnahmen hinausgeht. Der Pflegehelfer ist oft derjenige, der den Patienten bei den intimsten Gesten des Alltags begleitet und dabei auf

Komfort, Wohlbefinden und Würde achtet. In dieser Beziehung sind der Respekt vor der Person, die Aufmerksamkeit für ihre Bedürfnisse und der Wille, ihre Autonomie zu bewahren, grundlegende Prinzipien, an denen sich die Pflegetätigkeit orientiert.

Respekt im Zentrum der Beziehung

Respekt ist die unverzichtbare Grundlage jeder Beziehung zwischen Pflegekraft und Patient. Er bedeutet, jeden Patienten als vollwertiges Individuum mit eigenen Bedürfnissen, Wünschen, Überzeugungen und Lebensgeschichten zu behandeln. Für die Pflegekraft bedeutet dies, besonders darauf zu achten, wie sie mit dem Patienten interagiert, seine Vorlieben respektiert und auf seine Emotionen und Schwächen eingeht. Respekt zeigt sich in einfachen, aber wesentlichen Gesten: Anklopfen, bevor man das Zimmer betritt, einen angemessenen Tonfall verwenden, den Patienten mit seinem Namen ansprechen und vor allem seinen Bedürfnissen zuhören, ohne zu urteilen.

In der täglichen Praxis zeigt sich dieser Respekt auch in der pflegerischen Haltung bei Pflegehandlungen. Wenn der Pflegende beispielsweise einem Patienten beim Waschen oder Anziehen hilft, muss er darauf achten, die Intimsphäre des Patienten zu respektieren, indem er für die nötige Diskretion sorgt. Es ist wichtig, dafür zu sorgen, dass sich der Patient nicht infantilisiert oder auf seine medizinischen Bedürfnisse reduziert fühlt. Durch diese respektvolle Herangehensweise wird ein Klima des Vertrauens und der Sicherheit geschaffen, in dem sich der Patient als Person wertgeschätzt fühlt.

Respekt beinhaltet auch, den **Rhythmus** des Patienten zu respektieren. Jeder Mensch hat seinen eigenen Rhythmus, sei es beim Aufstehen, beim Essen oder bei der Körperpflege. Der Pflegehelfer muss, obwohl er in einem oft zeitlich eingeschränkten Umfeld arbeitet, in der Lage sein, sich diesem Rhythmus anzupassen, indem er sich die Zeit nimmt, die er braucht, um die Pflege auf ruhige und beruhigende Weise durchzuführen. Indem er diese Aspekte beachtet, zeigt der Pflegehelfer, dass er den Patienten in seiner Gesamtheit betrachtet und nicht nur als einen zu behandelnden Kranken.

Würde: Die Menschlichkeit des Patienten bewahren

Die Wahrung der Würde des Patienten ist ein weiterer grundlegender Pfeiler der Helfer-Patient-Beziehung. Die Menschenwürde ist ein unveräußerliches Recht und darf niemals beeinträchtigt werden, auch nicht in Situationen, in denen der Patient stark abhängig oder verletzlich ist. In Krankenhäusern oder Pflegeeinrichtungen sind Patienten häufig mit Kontrollverlusten über ihren Körper, ihre Gesundheit und manchmal auch über ihr tägliches Leben konfrontiert. Dies kann zu einem Verlust des Selbstwertgefühls und zu großer emotionaler Anfälligkeit führen.

In diesem Zusammenhang kommt der Pflegekraft eine entscheidende Rolle zu, wenn es darum geht, dabei zu helfen, die Würde des Patienten zu wahren. Dies geschieht in erster Linie durch die **Beachtung der Intimsphäre**. Wenn eine Intimpflege erforderlich ist, achtet der Pflegende darauf, dass der Patient nicht unnötig bloßgestellt wird, verwendet Paravents oder Bettlaken, um seine Scham zu wahren, und erklärt jeden Handgriff vor der Durchführung, damit der Patient versteht, was passieren wird, und sich nicht objektiviert fühlt. Es ist auch wesentlich, dass die Pflegekraft die Gefühle des Patienten berücksichtigt und seine Grenzen respektiert: Wenn ein Patient bei einer Pflegemaßnahme Unbehagen oder Unwohlsein äußert, muss diese angepasst werden, um eine Demütigung zu vermeiden.

Zur Würde des Patienten gehört auch, dass **sein Wort** und seine Entscheidungen **respektiert** werden. Selbst in Situationen großer Abhängigkeit muss der Patient konsultiert und über das Geschehen informiert werden, und seine Stimme muss gehört werden. Das bedeutet, dass der Pfleger die Pflege, die er leistet, erklären und sich vergewissern muss, dass der Patient damit einverstanden ist. Handelt es sich beispielsweise um eine

Toilettenpflege, sollte der Patient die Möglichkeit haben, selbst zu entscheiden, ob er sich jetzt oder später waschen möchte oder auf welche Weise ihm geholfen werden soll. Diese Achtung der Würde des Patienten ermöglicht es ihm, auch in einer Krankheitssituation ein gewisses Maß an Kontrolle und Autonomie über sein eigenes Leben zu behalten.

Selbstständigkeit: ermutigen und begleiten

Eines der grundlegenden Ziele der Beziehung zwischen **Pflegekraft** und Patient ist es, **die Autonomie des Patienten zu fördern und zu erhalten**, soweit dies möglich ist. Autonomie ist die Fähigkeit jedes Einzelnen, informierte Entscheidungen zu treffen und die Handlungen des täglichen Lebens unabhängig auszuführen. Krankheit, Alterung oder Krankenhausaufenthalt können diese Autonomie einschränken, aber die Pflegekraft spielt eine wichtige Rolle bei der Begleitung des Patienten, um ihm zu helfen, eine gewisse Unabhängigkeit zu bewahren oder sogar wiederzuerlangen.

Die Autonomie zu fördern bedeutet zunächst, den Patienten zu ermutigen, das zu tun, was er allein tun kann, auch wenn dies Zeit oder Beaufsichtigung erfordert. Ein frisch operierter Patient kann beispielsweise in der Lage sein, sich teilweise allein zu waschen oder sich mit begrenzter Hilfe fortzubewegen. Die Pflegekraft sollte ihn dann dazu ermutigen, diese Dinge selbst zu tun, während sie an seiner Seite bleibt, um ihm bei Bedarf zu helfen. Dadurch wird nicht nur ein weiterer Verlust an Autonomie verhindert, sondern auch das Vertrauen des Patienten in seine eigenen Fähigkeiten wiederhergestellt.

In manchen Fällen wird die Selbstständigkeit durch Krankheit oder Alter stark eingeschränkt. In diesem Zusammenhang ist es von entscheidender Bedeutung, dass die Pflegekraft ihre Pflege an die verbleibenden Fähigkeiten des Patienten anpasst, ihm aber niemals eine übermäßige Hilfe auferlegt, die ihn seiner Verantwortung entheben könnte. Die **Teamarbeit** mit Krankengymnasten oder Ergotherapeuten ist hier entscheidend, um die funktionelle Rehabilitation und die allmähliche Selbstständigkeit des Patienten zu fördern.

Autonomie bezieht sich auch auf die Fähigkeit des Patienten, sich aktiv an seiner Pflege und an medizinischen Entscheidungen zu beteiligen. Der Pflegende sollte in Verbindung mit dem medizinischen Team dafür sorgen, dass der Patient klar und angemessen über seinen Gesundheitszustand und die Pflege, die er erhält, informiert wird. Der Patient sollte ermutigt werden, Fragen zu stellen, seine Vorlieben zu äußern und sich an der Erstellung seines Pflegeplans zu beteiligen. Auf diese Weise respektiert der Pflegende die Würde des Patienten, indem er ihm ermöglicht, eine aktive Rolle in seiner Pflege zu spielen, und gleichzeitig das Gefühl von Autonomie und Kontrolle stärkt.

    ◦   Gewissensfälle: Praktische Beispiele und ethische Lösungen

Gewissenskonflikte im medizinischen Bereich und insbesondere im Alltag von Pflegekräften entstehen, wenn Entscheidungen in Situationen getroffen werden müssen, in denen verschiedene ethische Grundsätze aufeinanderprallen. Solche Situationen können die Respektierung der Wünsche des Patienten, das Dilemma zwischen Lebensverlängerung um jeden Preis oder Linderung von Leiden oder die Frage betreffen, wie berufliche Zwänge mit der für die Pflege notwendigen Menschlichkeit in Einklang gebracht werden können. Jede Gewissensfrage erfordert eine tiefgehende ethische Reflexion, bei der die ideale Lösung nicht immer offensichtlich ist. Im Folgenden werden einige praktische Beispiele aufgeführt, die diese Dilemmasituationen und die zu ihrer Überwindung in Betracht gezogenen ethischen Lösungen veranschaulichen.

Gewissensfall 1: Der Patient verweigert die Behandlung

Ein klassisches Beispiel für eine Gewissensfrage ist die Verweigerung von Pflegeleistungen durch einen Patienten. Stellen wir uns einen älteren Patienten mit Herzinsuffizienz vor, der systematisch die vom Pflegeteam angebotene Körperpflege und die tägliche Begleitung verweigert. Er gibt an, dass er nicht gestört werden möchte, aber seine Pflegeverweigerung kann zu medizinischen Komplikationen führen, insbesondere zu Hautinfektionen oder Druckgeschwüren. Für den Pfleger wird die Situation heikel: Soll er die Entscheidung des Patienten respektieren und damit seine Gesundheit gefährden, oder soll er trotz der Weigerung auf der Pflege bestehen?

Ethische Lösung: Der erste Schritt zur Lösung dieses Dilemmas besteht darin, das Recht des Patienten auf Autonomie zu respektieren. Die Ablehnung der Pflege muss angehört werden, was jedoch nicht bedeutet, dass die Pflegekräfte aufgeben sollten. Die Lösung besteht darin, mit dem Patienten in einen Dialog zu treten, um die tieferen Gründe für seine Ablehnung zu verstehen. Schämt er sich wegen des Verlusts der Intimsphäre, den die Pflege mit sich bringt? Hat er Angst vor Schmerzen oder Abhängigkeit? Wenn der Pflegende die Gründe für die Ablehnung erkennt, kann er seine Vorgehensweise anpassen, Alternativen vorschlagen (Pflege später, leichte Pflege usw.) und den Patienten in Bezug auf seine Ängste beruhigen.

Wenn der Patient die Behandlung dennoch weiterhin ablehnt, muss unbedingt darauf hingewiesen werden, dass die Entscheidung des Patienten außer in Fällen ernsthafter Gefährdung respektiert werden muss. Die Situation muss jedoch dem medizinischen Team zur Gesamtbeurteilung gemeldet werden, und es muss eine Nachsorge aufrechterhalten werden, um die schwerwiegenden Folgen einer längeren Weigerung zu vermeiden.

Gewissensfall 2: Schmerz am Lebensende

Eine weitere häufig anzutreffende Gewissensfrage betrifft die Schmerzbehandlung bei einem Patienten am Lebensende. Stellen wir uns eine Patientin in der Palliativpflege vor, die an Krebs im Endstadium leidet, große körperliche Schmerzen äußert und das

Pflegepersonal bittet, die Morphindosis zu erhöhen, um ihre Schmerzen zu lindern. Die Erhöhung der Analgetikadosis könnte jedoch zu einer tiefen Sedierung führen und sogar den Tod der Patientin beschleunigen. Der Pfleger, der die Patientin täglich begleitet, steht vor einem Dilemma: Soll er den Wunsch der Patientin nach Linderung respektieren oder befürchten, dass er indirekt zum Ende ihres Lebens beiträgt?

Ethische Lösung: In einer solchen Situation gerät das ethische Prinzip der **Wohltätigkeit**, das die Linderung des Leidens des Patienten beinhaltet, in Konflikt mit dem Prinzip der Nicht-Schädigung, das die Vermeidung von Schaden beinhaltet. Die Lösung liegt in einem Ansatz, der sich auf den Willen des Patienten konzentriert, und im Gesetz über die Palliativmedizin. In Frankreich erlaubt das Leonetti-Claeys-Gesetz die tiefe und kontinuierliche Sedierung am Lebensende in Fällen, in denen das Leiden des Patienten gegenüber Standardbehandlungen refraktär ist.

Der Pflegende muss in Absprache mit dem medizinischen Team dafür sorgen, dass die Patientin über die Folgen einer Erhöhung der Morphindosis aufgeklärt wird und dass sie eine informierte Entscheidung trifft. Es ist auch von entscheidender Bedeutung, die Familie in diese Diskussion einzubeziehen und dabei den Willen der Patientin zu respektieren. Wichtig ist, dass die Lebensqualität und die Würde des Patienten im Mittelpunkt stehen. In diesem Rahmen sollte die Erhöhung der Dosis, wenn sie der Linderung des Leidens dient, nicht als Absicht zur Beschleunigung des Todes verstanden werden, sondern als ein Akt des Mitgefühls und der Achtung der Würde der Patientin.

Gewissenskonflikt 3: Das Leben verlängern oder das Ende akzeptieren

Ein weiterer häufiger Gewissenskonflikt in der Kardiologie sind ältere und gebrechliche Patienten, die sich nach mehreren Krankenhausaufenthalten und Eingriffen in einer Situation extremer Abhängigkeit und körperlicher Erschöpfung befinden.

Stellen wir uns einen Patienten mit fortgeschrittener Herzinsuffizienz vor, der sich bereits mehreren schweren chirurgischen Eingriffen unterzogen hat und der seine Erschöpfung angesichts der Intensivpflege und der invasiven Behandlungen zum Ausdruck bringt. Die Familie ihrerseits besteht auf der Fortsetzung der Pflege und hofft trotz der sehr schlechten Prognose auf eine Besserung. Der Patient, der müde ist und sich seines Zustands bewusst ist, wünscht sich lediglich, dass man die aktiven Behandlungen einstellt und ihn in Würde gehen lässt. Der Pfleger, der diesem Patienten täglich beisteht, spürt das psychische Leiden des Patienten, befindet sich aber angesichts der widersprüchlichen Forderungen zwischen dem Willen des Patienten und dem Druck der Familie in einem Dilemma.

Ethische Lösung: Dieser Fall veranschaulicht den Konflikt zwischen der **Achtung des Patientenwillens** und der Schwierigkeit für die Angehörigen, einen geliebten Menschen gehen zu lassen. Der Pflegende muss in diesem Zusammenhang den Willen des Patienten respektieren, denn das Gesetz räumt jedem Menschen das Recht ein, eine Behandlung abzulehnen, auch eine längere Behandlung auf der Intensivstation. Die Rolle des Pflegers besteht hier darin, wohlwollend zu vermitteln und dabei zu helfen, den Dialog zwischen dem Patienten, dem Behandlungsteam und der Familie zu eröffnen. Er kann zu einer Konsultation mit dem überweisenden Arzt anregen, um die Situation zu klären und zu erklären, dass die Lebensqualität des Patienten Vorrang vor therapeutischer Verbissenheit haben sollte.

In dieser Situation ist die psychologische Begleitung der Familie von entscheidender Bedeutung, damit sie die Entscheidung des Patienten akzeptieren können. Der Pflegende kann durch seine einfühlsame Haltung dazu beitragen, Spannungen abzubauen und ein Klima zu schaffen, in dem die Entscheidung des Patienten gehört und respektiert wird, und gleichzeitig sicherstellen, dass der Patient eine seiner Situation angemessene palliativmedizinische Versorgung erhält.

Gewissensfall 4: Vertraulichkeit im Angesicht des Notfalls

Angenommen, ein Pflegehelfer betreut einen jungen Patienten, der einen Herzinfarkt erlitten hat und auf der Intensivstation eines Krankenhauses liegt. Bei der täglichen Pflege vertraut der Patient dem Pfleger wichtige persönliche Informationen über seine Suchtprobleme an, die zu seinem derzeitigen Zustand beigetragen haben könnten. Er bittet den Pfleger, dies vertraulich zu behandeln. Diese Informationen könnten jedoch entscheidend sein, um die medizinische Behandlung anzupassen und möglichen Komplikationen vorzubeugen. Der Pfleger steht nun vor dem Dilemma, ob er die Schweigepflicht und die Vertraulichkeit der vertraulichen Informationen des Patienten wahren oder diese Informationen mit dem medizinischen Team teilen soll, um die Gesundheit des Patienten zu schützen.

Ethische Lösung: Die **Schweigepflicht** ist ein Grundprinzip in der Beziehung zwischen Behandler und Patient und es ist von entscheidender Bedeutung, dass der Patient sich anvertrauen kann, ohne befürchten zu müssen, dass seine persönlichen Informationen weitergegeben werden. Die **Fürsorgepflicht** und die Sicherheit des Patienten können jedoch eine teilweise Aufhebung dieser Geheimhaltung rechtfertigen, sofern dies im direkten Interesse des Patienten geschieht.

In diesem Fall kann der Pflegende dem Patienten erklären, dass diese Informationen Auswirkungen auf seine Behandlung haben könnten und dass es von Vorteil wäre, wenn er mit dem medizinischen Team darüber sprechen würde. Er sollte versuchen, die Zustimmung des Patienten einzuholen, bevor er diese Informationen weitergibt. Wenn der Patient dies kategorisch ablehnt, kann der Helfer diskret ein Mitglied des medizinischen Teams, wie einen Arzt oder Psychologen, konsultieren, um die Situation weiter zu beurteilen, ohne das Vertrauen des Patienten zu missbrauchen, aber darauf zu achten, dass seine Gesundheit geschützt wird.

Umgang mit Fehlern und medizinischen Zwischenfällen

∘   Erkennen und Melden von medizinischen Fehlern
Medizinische Fehler zu erkennen und zu melden ist ein entscheidender Aspekt der Pflegepraxis und besonders wichtig im Gesundheitswesen, wo die Sicherheit der Patienten immer an erster Stelle stehen muss. Medizinische Fehler können auf verschiedenen Ebenen des Pflegeprozesses auftreten: Verabreichung von Medikamenten, falsche Identifizierung von Patienten, Dokumentations- oder Kommunikationsfehler oder die Nichteinhaltung von Sicherheitsprotokollen. Obwohl Fehler zum Menschsein gehören, können sie im medizinischen Umfeld schwerwiegende Folgen haben. Daher ist das Erkennen und Melden solcher Fehler von entscheidender Bedeutung, um die Praktiken zu verbessern, das erneute Auftreten solcher Vorfälle zu verhindern und vor allem die Patienten zu schützen.

Arten von medizinischen Fehlern

Medizinische Fehler können viele Formen annehmen. Sie betreffen nicht nur die Handlungen von Ärzten, sondern auch die des gesamten Behandlungsteams, einschließlich der Pflegerinnen und Pfleger. Hier einige häufige Beispiele für medizinische Fehler :

1. **Medikationsfehler**: Hierbei handelt es sich um einen Fehler bei der Verschreibung, Zubereitung oder Verabreichung eines Medikaments. Dies kann eine falsche Dosis, die falsche Form des Medikaments (Tablette statt Lösung) oder die Verabreichung an den falschen Patienten umfassen.

2. **Kommunikationsfehler**: Diese Fehlerkategorie bezieht sich auf Informationen, die zwischen den Mitgliedern des Pflegeteams schlecht übermittelt werden, sei es bei der Weitergabe von Anweisungen zwischen den Teams oder bei der Weitergabe von Informationen an den Patienten. Eine schlechte Kommunikation kann zu Fehlern bei der

Behandlung oder zu Verzögerungen bei der notwendigen Behandlung führen.

3. **Verfahrensfehler**: Dies kann sich auf eine schlecht ausgeführte technische Pflege (z. B. eine falsch angelegte Infusion), die Nichteinhaltung von Hygieneprotokollen oder die Unterlassung bestimmter Überwachungsmaßnahmen beziehen, die Komplikationen beim Patienten verhindern könnten.

4. **Identifikationsfehler**: Dieser Fehler tritt auf, wenn eine Pflegemaßnahme aufgrund einer unzureichenden oder falschen Identifizierung des Patienten an die falsche Person verabreicht wird.

Die Anerkennung von medizinischen Fehlern

Das Erkennen eines medizinischen Fehlers erfordert zunächst eine **ständige Wachsamkeit** und eine feine Beobachtungsgabe. Die Pflegekraft steht durch ihre Nähe zu den Patienten und ihre regelmäßige Präsenz in den Pflegeteams oft an vorderster Front, um Fehler zu erkennen, sei es bei der Verwaltung der Pflege, der Führung der Akten oder der Beobachtung der klinischen Anzeichen des Patienten.

Die klinische Beobachtung ist ein Schlüsselinstrument, um bestimmte Fehler aufzudecken. Wenn ein Patient z. B. nach einer medikamentösen Behandlung Anzeichen einer Verschlechterung zeigt, ist es möglich, dass das Medikament falsch dosiert oder versehentlich verabreicht wurde. Ebenso könnte ein Patient, dessen Zustand sich nach einer technischen Pflege nicht bessert, darauf hinweisen, dass etwas nicht richtig gemacht wurde. In diesem Zusammenhang müssen Pflegehilfskräfte sehr aufmerksam sein und sofort alarmieren, wenn sie eine Abweichung bemerken.

Eine weitere Möglichkeit, Fehler zu verhindern oder zu erkennen, ist **die systematische Überprüfung von Praktiken**. Bevor Sie eine Behandlung durchführen oder einem Patienten beistehen, müssen Sie unbedingt sicherstellen, dass alles den ärztlichen Anweisungen entspricht: Überprüfen Sie die Identität des Patienten, die Art der zu verabreichenden Behandlung und stellen Sie sicher, dass das geltende Protokoll eingehalten wird.

Schließlich ist **das Vertrauen in** Sicherheitsverfahren **und -instrumente** wie Double-Check (Gegenprüfung der Medikamente durch zwei Personen) oder die Verwendung von Armbändern zur Patientenidentifikation grundlegend für die Minimierung des Fehlerrisikos.

Die Meldung von medizinischen Fehlern

Sobald ein Fehler erkannt wurde, ist es unerlässlich, ihn **schnell zu melden**. Diese Meldung mag zwar schwierig oder unbequem erscheinen, ist aber ein wichtiger Schritt, um den Fehler zu beheben, seine Folgen zu begrenzen und zu verhindern, dass er in Zukunft wieder auftritt.

1. **Das Team sofort informieren**: Wenn der Fehler gerade stattfindet oder gerade aufgetreten ist, ist es vorrangig, ihn zu stoppen und die Mitglieder des Behandlungsteams, insbesondere die zuständige Pflegekraft oder den zuständigen Arzt, sofort zu informieren. So können Korrekturmaßnahmen ergriffen werden, z. B. die Verabreichung eines Gegenmittels, die Anpassung der Behandlung oder eine engere Überwachung des Patienten, um mögliche Komplikationen zu verhindern.

2. **Den Fehler dokumentieren**: Die Meldung eines Fehlers sollte auch über eine klare und genaue Dokumentation in der Patientenakte erfolgen. Es ist wichtig, **genau zu dokumentieren, was passiert ist**, ohne zu versuchen, die Fakten zu verharmlosen oder zu beschönigen. Diese Transparenz ermöglicht es anderen Teammitgliedern, die Situation zu verstehen und die Pflege entsprechend anzupassen.

3. **Ausfüllen eines Berichts über einen Vorfall** : Die meisten Gesundheitseinrichtungen haben Systeme zur **Meldung unerwünschter Ereignisse** eingerichtet. Diese Berichte ermöglichen es, Fehler anonym oder nicht anonym zu melden und den Vorfall als Teil eines kontinuierlichen Verbesserungsprozesses zu erfassen. Die Berichterstattung ist von entscheidender Bedeutung, da sie es ermöglicht, Schwachstellen in den bestehenden Praktiken oder Protokollen zu erkennen und diese zu beheben, damit sich der Fehler nicht wiederholt.

4. **Den Patienten informieren** : Der Patient hat das Recht, informiert zu werden, wenn bei seiner Pflege ein Fehler auftritt, insbesondere wenn dies Auswirkungen auf seine Gesundheit hat. Transparenz ist entscheidend, um das Vertrauen zwischen Patienten und Pflegepersonal aufrechtzuerhalten. Wenn möglich, sollten die Informationen vom Arzt oder einer Fachkraft übermittelt werden, die die medizinischen Auswirkungen des Fehlers erklären kann, aber auch der Pfleger kann eine Rolle spielen, indem er dem Patienten nach dem Vorfall einfühlsame Unterstützung bietet.

Hindernisse für die Meldung von Fehlern

Das **Melden von Fehlern** kann manchmal auf psychologische oder organisatorische Hindernisse stoßen. Die Angst vor Disziplinarstrafen, die Furcht vor einem schlechten beruflichen Image oder vor einem Vertrauensverlust bei Kollegen oder Vorgesetzten kann einen Pfleger davon abhalten, einen Fehler zu melden. **Die Kultur der Patientensicherheit** beruht jedoch auf der Idee, dass das Eingestehen von Fehlern, anstatt sie zu verbergen, ein Hebel zur Verbesserung und nicht eine Quelle von Schuldzuweisungen ist.

Um diese Hindernisse zu überwinden, ist es von entscheidender Bedeutung, in Gesundheitseinrichtungen eine **Kultur der Transparenz und Schuldlosigkeit zu** fördern. Es ist von entscheidender Bedeutung, dass sich jedes Teammitglied ermutigt fühlt, Fehler zu melden, ohne negative Auswirkungen befürchten zu müssen. Medizinische Fehler sollten als Chance zum Lernen und zur zukünftigen Prävention gesehen werden und nicht als persönliches Versagen.

Die positiven Folgen der Fehlermeldung

Das Melden von Fehlern hat auf mehreren Ebenen positive Auswirkungen. Zunächst einmal **dient sie dem Schutz des Patienten**, da schnell Korrekturmaßnahmen ergriffen werden **können**. Zweitens bietet sie dem Behandlungsteam die Möglichkeit, aus dem Vorfall zu lernen und die Praktiken zu verbessern, um eine Wiederholung des Fehlers zu vermeiden.

Auf einer breiteren Ebene ermöglichen **Berichte über Vorfälle** Krankenhäusern und Pflegeeinrichtungen, Trends und kritische Punkte in ihren Verfahren zu erkennen. Wenn beispielsweise in einer Abteilung mehrere Medikationsfehler auftreten, kann dies ein Hinweis darauf sein, dass die Verschreibungs- oder Verabreichungspraktiken neu bewertet werden müssen. Dies trägt dazu bei, die Protokolle zu verbessern und die Ausbildung der Pflegeteams zu intensivieren.

Schließlich stärkt **Transparenz** gegenüber Patienten und Familien das Vertrauen in das Pflegesystem. Patienten sind oft verständnisvoller als man denkt, vor allem wenn sie sich auf ehrliche und respektvolle Weise betreut fühlen. Ein proaktiver Ansatz im Umgang mit Fehlern kann sogar die Beziehung zwischen Behandler und Patient verbessern.

       ◦   Wie man auf einen kritischen Vorfall reagiert

Wenn es in einer Pflegeumgebung zu einem kritischen Vorfall kommt, ist die Art und Weise, wie schnell und effektiv reagiert wird, entscheidend für die Sicherheit und das Wohlergehen der Patienten. Ein kritischer Vorfall kann Situationen wie einen Herzstillstand, einen schweren Sturz eines Patienten, eine Blutung oder einen anderen Notfall umfassen, der das Leben oder die Gesundheit des Patienten direkt gefährdet. Angesichts solcher Ereignisse zählt jede Sekunde, und das Pflegepersonal, einschließlich der Pflegeassistenten, muss wissen, wie es koordiniert und ruhig reagieren kann. Es geht nicht nur darum, schnell zu handeln, sondern auch methodisch, indem man sich an die festgelegten Protokolle hält, um die Risiken zu minimieren und die Chancen auf ein Überleben oder eine Stabilisierung des Patienten zu maximieren.

Ruhe bewahren und die Situation einschätzen

Wenn ein kritischer Vorfall eintritt, sollte die erste Reaktion darin bestehen, **Ruhe zu bewahren**. Dies mag angesichts einer Notfallsituation kontraintuitiv erscheinen, aber es ist von entscheidender Bedeutung, Panik zu vermeiden, die eine genaue Einschätzung der Situation beeinträchtigen könnte. Als Pflegekraft ist Geistesgegenwart entscheidend, um effektiv zu handeln. Man muss sich schnell einen **Überblick über** die Situation verschaffen: Was ist das unmittelbare Problem? Ist der Patient bei Bewusstsein? Atmet er/sie? Gibt es eindeutige Anzeichen für eine Verschlechterung, wie Blutungen, Bewusstlosigkeit oder starke Brustschmerzen? Anhand dieser ersten schnellen Einschätzung können Sie ohne Zeitverlust entscheiden, was zu tun ist.

Wenn ein Patient beispielsweise Symptome eines Herzstillstands aufweist (Bewusstlosigkeit, keine Atmung, kein Puls), ist es von größter Wichtigkeit, **sofort** zu **reagieren** und mit Wiederbelebungsmaßnahmen zu beginnen. Handelt es sich bei dem Vorfall hingegen um einen Sturz, muss zunächst beurteilt werden, ob der Patient bei Bewusstsein ist, und es muss geprüft werden, ob schwere Verletzungen vorliegen, bevor die Person bewegt werden kann.

Das medizinische Team alarmieren

Die **schnelle Kommunikation** mit dem medizinischen Team ist einer der ersten Reflexe, die es zu beachten gilt. Nachdem der Pflegehelfer den Ernst der Lage erkannt hat, muss er sofort **das zuständige Personal alarmieren**. Dies bedeutet häufig, dass je nach Schwere des Vorfalls die überweisende Pflegekraft, ein Arzt oder der interne Notfalldienst kontaktiert werden muss. Die Meldung sollte klar und prägnant sein und die Art des Vorfalls sowie den Zustand des Patienten erläutern.

Bei einem Herzstillstand muss der Pflegende beispielsweise unverzüglich melden, dass ein Patient einen Atemstillstand hat und eine Herz-Lungen-Wiederbelebung (HLW) benötigt. Dabei ist es wichtig, wesentliche Details wie die Uhrzeit des Vorfalls und die beobachteten Anzeichen (keine Atmung, Hautverfärbung usw.) zu nennen. Diese Mitteilung ermöglicht es dem medizinischen Team, angemessen zu reagieren und schnell die notwendige Versorgung zu leisten.

Erste-Hilfe-Maßnahmen durchführen

Während der Pflegehelfer die anderen Teammitglieder alarmiert, sollten die **ersten Rettungsmaßnahmen** eingeleitet werden, sofern dies in seinem Zuständigkeitsbereich liegt. Im Falle eines Herzstillstands bedeutet dies, sofort mit der **Herz-Lungen-Wiederbelebung** (HLW) zu beginnen, bis das medizinische Team mit einem Defibrillator eintrifft. Gesundheitshelfer sind in dieser lebensrettenden Technik geschult, und sie rechtzeitig anwenden zu können, kann Leben retten. Es ist entscheidend, die Protokolle der Wiederbelebung zu befolgen: Herzdruckmassage in schneller Folge (100 bis 120 Kompressionen pro Minute), dazwischen möglichst Beatmung.

Bei einem **schweren Sturz** oder einem Vorfall, der ein körperliches Trauma beinhaltet, sollte der Helfer sicherstellen, dass der Patient nicht bewegt wird, bis sein Zustand von qualifizierteren Fachkräften beurteilt wurde, es sei denn, die

Situation stellt eine unmittelbare Gefahr dar (z. B. ein Sturz in einer gefährlichen Umgebung oder ein Brand). Wenn der Patient blutet, besteht **die** erste Maßnahme darin, **den Bereich der Blutung zu komprimieren**, um eine massive Blutung zu verhindern.

In jedem Fall muss die Pflegekraft ihre **Eingriffsgrenzen** kennen und wissen, wann sie eine Handlung abbrechen muss, die ihren Kompetenzbereich überschreitet, um dem medizinischen Team Platz zu machen.

Notfallprotokolle befolgen

Jede Gesundheitseinrichtung verfügt über genaue **Notfallprotokolle**, in denen die Schritte aufgeführt sind, die bei kritischen Zwischenfällen zu befolgen sind. Diese Protokolle wurden entwickelt, um eine koordinierte und effektive Reaktion auf medizinische Notfälle zu organisieren. Als Mitglied des Gesundheitsteams muss die Pflegekraft diese Verfahren gut kennen und sie konsequent anwenden.

Beispielsweise muss im Falle eines Brandes ein Alarm ausgelöst werden, das Personal muss mobilisiert werden, um die Patienten sicher zu evakuieren, und es muss eine wirksame Kommunikation stattfinden, um sicherzustellen, dass alle Teams informiert sind. Ebenso kann das Protokoll bei einem schweren medizinischen Zwischenfall die Anforderung von Verstärkung, die Bereitstellung von Wiederbelebungsmaterial oder die Durchführung von Maßnahmen zur verstärkten Überwachung bis zum Eingreifen spezialisierter Dienste beinhalten.

Im Team arbeiten und andere Pflegekräfte unterstützen

Angesichts eines kritischen Zwischenfalls ist **Teamgeist** von entscheidender Bedeutung. Der Pflegehelfer sollte sich nicht nur auf die unmittelbaren Maßnahmen konzentrieren, die er ergreifen kann, sondern auch bereit sein, die anderen Mitglieder des medizinischen Teams zu unterstützen, sobald sie vor Ort sind. Das kann bedeuten, bei der Vorbereitung der medizinischen Ausrüstung zu helfen, andere Patienten zu überwachen, während das Team eingreift, oder einfach zusätzliche Informationen über den Vorfall zu liefern.

Die **Koordination der Bemühungen** ist von entscheidender Bedeutung, um sicherzustellen, dass die richtige Pflege ohne Verzögerung geleistet wird. Bei einer Reanimation kann ein Team beispielsweise die Aufgaben aufteilen: Während ein Mitglied die Herzdruckmassage durchführt, kann ein anderes Sauerstoff verabreichen, während ein drittes den Defibrillator oder Medikamente vorbereitet.

Die Pflegekraft sollte auch darauf achten, **den Patienten** - sofern er bei Bewusstsein ist - oder die anwesenden Angehörigen **emotional** zu **unterstützen**. In einer Krisensituation kann ein tröstendes Wort oder eine beruhigende Geste dazu beitragen, eine Person in Not zu beruhigen. In manchen Fällen können die Angehörigen verwirrt und panisch sein, und der Pflegende muss mit dieser menschlichen Dimension umgehen, indem er beruhigt und informiert.

Die Zeit nach der Krise bewältigen: Nachbereitung und Dokumentation

Sobald der kritische Zwischenfall unter Kontrolle ist und der Patient von den medizinischen Teams versorgt wird, endet die Rolle der Pflegekraft nicht hier. **Die Nachsorge** nach einem Unfall ist von entscheidender Bedeutung, um die Kontinuität der Pflege zu gewährleisten und möglichen Komplikationen vorzubeugen. Die Pflegekraft muss den Zustand des Patienten weiter beobachten, sicherstellen, dass alle Komfort- und Überwachungsmaßnahmen ergriffen werden, und für eine sichere Umgebung sorgen.

Darüber hinaus ist die **Dokumentation des Vorfalls** ein obligatorischer Schritt. Der Pfleger muss einen Bericht über den Vorfall ausfüllen, in dem genau beschrieben ist, was passiert ist, wie die Situation gehandhabt wurde und welche Maßnahmen ergriffen wurden. Diese Dokumentation ermöglicht es dem Pflegeteam, die Situation zu analysieren, die Ursachen des Vorfalls zu verstehen und, falls nötig, die Protokolle für die Zukunft zu verbessern.

Auch die **Reflexion nach einem Vorfall** ist für die Mitarbeiter wichtig. Es ist sinnvoll, nach einem kritischen Vorfall eine Nachbesprechung durchzuführen, um zu erörtern, welche Interventionen funktioniert haben und was verbessert werden könnte. Dieser Moment der gemeinsamen Reflexion hilft, die Pflegepraktiken zu stärken und eine bessere Vorbereitung auf zukünftige Notfallsituationen zu gewährleisten.

- ○ Kultur der Patientensicherheit : Kontinuierliche Verbesserung der Praktiken

Die Kultur der Patientensicherheit ist ein grundlegendes Prinzip in jedem Gesundheitssystem. Sie soll sicherstellen, dass jeder Patient eine qualitativ hochwertige Versorgung erhält, in einer Umgebung, in der das Risiko von Fehlern, Zwischenfällen oder Komplikationen so weit wie möglich minimiert wird. Diese Kultur beruht auf einer Dynamik der kontinuierlichen Verbesserung der Verfahren, was bedeutet, dass es nicht nur darum geht, Fehler zu verhindern, sondern auch darum, Schwachstellen im System zu erkennen, zu analysieren und zu beheben, um die Sicherheit langfristig zu verbessern. Die Kultur der Patientensicherheit bezieht alle Akteure des Gesundheitssystems ein, von Ärzten über Pfleger und Betreuer bis hin zu Managern, und beruht auf den Werten Transparenz, gemeinsame Verantwortung und Wachsamkeit.

Die Grundlagen einer Kultur der Patientensicherheit

Die **Patientensicherheit** beruht auf der Vorstellung, dass medizinische Fehler nicht nur auf individuelles Fehlverhalten zurückzuführen sind, sondern auch durch Fehler im System entstehen können, z. B. durch schlechte Kommunikation, ungeeignete Protokolle oder ungünstige Arbeitsbedingungen. Daher konzentriert sich der moderne Ansatz zur Patientensicherheit auf die Verbesserung von Prozessen und Strukturen und nicht auf die bloße Benennung individueller Verantwortlichkeiten. Diese systemische Sichtweise ist entscheidend für die Schaffung eines sichereren Umfelds für die Gesundheitsversorgung.

Eines der zentralen Prinzipien ist die Förderung einer **Kultur, in der nicht bestraft** wird. Das bedeutet, dass sich das Pflegepersonal, einschließlich der Pflegehelfer, sicher fühlen muss, Fehler oder Vorfälle zu melden, ohne disziplinarische Konsequenzen befürchten zu müssen. Dieser Ansatz fördert die Transparenz, da Fehler konstruktiv analysiert werden können, sodass das gesamte Team daraus lernen kann. Dieser Rahmen fördert die aktive Beteiligung aller Pflegekräfte an der Identifizierung von Risiken, an Verbesserungsvorschlägen und an der Umsetzung neuer Sicherheitspraktiken.

Die **offene Kommunikation** ist ebenfalls ein Grundpfeiler der Patientensicherheitskultur. Sie bedeutet, dass sich die Mitglieder des Gesundheitsteams frei über erkannte Risiken, begangene Fehler oder zu verbessernde Verfahren austauschen können. Jeder Akteur muss in der Lage sein, seine Beobachtungen mitzuteilen, sei es ein Pfleger, der auf ein potenzielles Risiko hinweist, ein Krankenpfleger, der auf Mängel bei der Weitergabe von Anweisungen hinweist, oder ein Arzt, der die Protokolle überprüft. Dieser offene Dialog ist wichtig, um Probleme frühzeitig zu erkennen und zu beheben, bevor sie sich zu Zwischenfällen entwickeln.

Die tägliche Wachsamkeit: eine Schlüsselrolle für die Pflegekraft

In der täglichen Praxis ist die **Wachsamkeit** von Pflegekräften, insbesondere von Pflegehelfern, entscheidend für die Aufrechterhaltung eines hohen Maßes an Patientensicherheit. Als Akteure an vorderster Front verbringen Pflegehilfskräfte viel Zeit mit den Patienten und können so frühe Anzeichen von Komplikationen oder Anomalien in der verabreichten Pflege erkennen. Ihre Rolle geht über die Hygiene- und Komfortpflege hinaus: Sie sind ständige Beobachter der Entwicklung des Gesundheitszustands des Patienten.

Durch die regelmäßige Überwachung der Vitalfunktionen kann der Pflegehelfer z. B. anormale Schwankungen der Temperatur oder des Blutdrucks erkennen und das Pflegeteam schnell alarmieren. Ebenso kann er unerwartete Nebenwirkungen oder eine Unverträglichkeit des Medikaments erkennen, wenn er auf die Reaktionen des Patienten nach der Verabreichung einer Behandlung achtet. Diese vorbeugende Wachsamkeit ist eine Schlüsselkomponente der Patientensicherheit, da sie eine Verschlechterung des Gesundheitszustands verhindern kann, bevor sie zu einem Notfall wird.

Kontinuierliche Verbesserung der Praktiken

Die kontinuierliche Verbesserung der Praxis beruht auf einem proaktiven Ansatz zur Analyse und Optimierung von Pflegeprozessen. Dieser Ansatz wird häufig durch **interne Audits**, **Morbiditäts- und Mortalitätsüberprüfungen** und die **Analyse von Zwischenfällen** formalisiert. Jeder Vorfall oder Fehler wird als Lernchance und nicht als Misserfolg betrachtet. Wenn es beispielsweise zu einem kritischen Zwischenfall kommt, wird eine gründliche Analyse durchgeführt, um die beitragenden Faktoren (schlechte Kommunikation, unangemessenes Protokoll, Überlastung) zu verstehen und Lösungen zu finden, die verhindern, dass sich der Zwischenfall wiederholt.

In diesem Prozess spielen Pflegehilfskräfte eine Schlüsselrolle, indem sie ihre Erfahrungen weitergeben und Ideen für Verbesserungen einbringen. Durch ihre Nähe zu den Patienten und ihr praktisches Wissen über die Pflege können sie wichtige Einblicke in die Schwierigkeiten liefern, mit denen sie im Alltag konfrontiert sind. Dazu können Vorschläge gehören, wie Hygieneprotokolle verbessert, Medikationsfehler reduziert oder die Kommunikation zwischen Tag- und Nachtschicht erleichtert werden können. Ihr Beitrag ist entscheidend, um die Praktiken an die Gegebenheiten vor Ort anzupassen.

Ein weiterer wichtiger Aspekt der kontinuierlichen Verbesserung ist die **regelmäßige Schulung** des Personals. Da sich die Pflegepraktiken weiterentwickeln, müssen sich Pflegehilfskräfte wie auch das übrige Pflegepersonal über neue Protokolle, aktualisierte Pflegetechniken und die Entwicklungen der Sicherheitsvorschriften auf dem Laufenden halten. Durch die Teilnahme an regelmäßigen Fortbildungsveranstaltungen bleiben die Pflegekräfte auf dem neuesten Stand und stärken ihre Fähigkeit, Fehler zu vermeiden. Dazu gehören **Schulungen** zu **Notfallmaßnahmen**, zum **Umgang mit medizinischen Geräten** oder zur Verwendung **neuer Instrumente zur** Patientenüberwachung.

Die Rolle von Protokollen bei der Patientensicherheit

Pflegeprotokolle spielen eine zentrale Rolle in der Kultur der Patientensicherheit. Sie sollen Praktiken standardisieren und sicherstellen, dass jede Pflegekraft präzise und validierte Schritte befolgt, um das Fehlerrisiko zu minimieren. Diese Protokolle decken viele Aspekte ab, von der Verabreichung von Medikamenten über den Umgang mit nosokomialen Infektionen bis hin zur Vermeidung von Stürzen oder Druckgeschwüren.

Die Pflegekraft muss sich bei ihrer täglichen Arbeit strikt an diese Protokolle halten. Bevor er beispielsweise eine **Pflegemaßnahme** durchführt oder einem Patienten assistiert, muss er systematisch **die Identität des Patienten überprüfen**, sich vergewissern, dass die Behandlung der Verschreibung entspricht, und die im Protokoll angegebenen spezifischen Schritte befolgen. Diese Überprüfungen wiederholen sich zwar, sind aber unerlässlich, um menschliche Fehler zu vermeiden. Darüber hinaus beinhalten Protokolle häufig **Checklisten** oder Verfahren-Augen-Vier, die kritische Schritte wie das Vorbereiten von Medikamenten oder die Pflege gebrechlicher Patienten noch sicherer machen.

Wenn Protokolle existieren, die jedoch nicht auf eine bestimmte Situation zugeschnitten sind oder wenig wirksam erscheinen, ist es wichtig, dass das Pflegepersonal, einschließlich der Pflegehelfer, diese Fehlfunktionen meldet. Dieses Feedback ist entscheidend, um die Protokolle anzupassen und sie relevanter zu machen. Beispielsweise kann ein Pflegehelfer darauf hinweisen, dass ein Hygieneprotokoll aufgrund ungeeigneter Materialien oder zeitlicher Beschränkungen schwer umzusetzen ist. Indem er diese Beobachtungen mitteilt, trägt er zu einer kontinuierlichen Verbesserung der Praktiken bei.

Risiko- und Vorfallsmanagement

Das **Risikomanagement** im Gesundheitswesen ist eine wesentliche Dimension der Patientensicherheitskultur. Es besteht darin, Risikosituationen vorauszusehen und Strategien zu entwickeln, um sie zu verhindern. Dazu gehören die Vermeidung von Infektionen, das Medikamentenmanagement, die Vermeidung von Stürzen und die Optimierung der Patientenüberwachung. Für Pflegehilfskräfte bedeutet dies, sich ständig über potenzielle Risiken im Klaren zu sein und proaktive Verhaltensweisen zu ergreifen, um diese zu vermeiden.

Ein Beispiel für Risikomanagement ist die Vermeidung von **nosokomialen Infektionen**. Die strikte Einhaltung von Hygieneprotokollen, wie Händewaschen oder Desinfektion von Oberflächen und medizinischen Geräten, ist entscheidend, um die Ausbreitung von Infektionen zu verhindern. Die Pflegekräfte müssen nicht nur diese Protokolle einhalten, sondern auch dafür sorgen, dass alle Mitarbeiter und Patienten die gleichen Regeln befolgen.

Wenn ein Vorfall eintritt, ist es vorrangig, sofort zu handeln, um die Folgen zu begrenzen. Anschließend muss der Vorfall **dokumentiert und analysiert** werden, um seine Ursachen zu verstehen und Korrekturmaßnahmen einzuleiten. Dies geschieht durch **Vorfallsberichte**, Nachbesprechungen und Ursachenanalysen. Ziel ist es, zu verstehen, warum der Vorfall aufgetreten ist und welche systemischen Mängel behoben werden müssen.

Kapitel 9

Interprofessionelle Zusammenarbeit und Kommunikation

Teamarbeit in der Kardiologie

        °   Rolle der Pflegekraft im pluridisziplinären Team

Die Rolle des Pflegehelfers im multidisziplinären Team ist für die reibungslose Versorgung der Patienten von entscheidender Bedeutung. Das multidisziplinäre Team setzt sich aus verschiedenen Gesundheitsfachkräften wie Ärzten, Krankenpflegern, Physiotherapeuten, Psychologen, Ergotherapeuten und vielen anderen zusammen, die alle über spezifische Kompetenzen verfügen. In diesem Zusammenhang nimmt der Pflegehelfer aufgrund seiner Nähe zum Patienten, seines täglichen Kontakts und seiner Rolle in der Grundpflege eine einzigartige Stellung ein. Seine Rolle ergänzt die der anderen Gesundheitsfachkräfte und trägt so zu einer umfassenden, kohärenten und bedarfsgerechten Versorgung des Patienten bei.

Ein Schlüsselakteur in der täglichen Betreuung

Die **Pflegekraft** verbringt oft die meiste Zeit mit den Patienten, sorgt für **Hygiene, Komfort und Wohlbefinden und** hat dabei stets ein offenes Ohr **für** deren Bedürfnisse. Diese Nähe ermöglicht es dem Pflegehelfer, ein Vertrauensverhältnis zu den Patienten aufzubauen, die sich dadurch täglich begleitet und unterstützt fühlen. Durch einfache, aber wesentliche Handgriffe wie Hilfe bei der Körperpflege, beim Anziehen oder bei der Mobilität trägt die Pflegekraft direkt zum physischen und psychischen Wohlbefinden der Patienten bei.

Die Rolle des Pflegehelfers in der Grundpflege geht weit über die technischen Aspekte hinaus. Er muss auch die Reaktionen der Patienten, ihr Verhalten und alle Anzeichen, die auf eine Veränderung ihres Gesundheitszustands hindeuten könnten, genau beobachten. Beispielsweise können ein veränderter Appetit, ungewöhnliche Müdigkeit oder vom Patienten geäußerte Schmerzen Warnsignale sein, die der Pflegehelfer als Erstes bemerkt. Durch diese **ständige Überwachung** werden entscheidende Informationen an das Pflegeteam weitergegeben, damit es die Pflege anpassen oder schnell reagieren kann, wenn sich der Zustand des Patienten verschlechtert.

Kommunikation im Zentrum der Zusammenarbeit

In einem multidisziplinären Team ist die **Kommunikation** eine der Grundlagen der Zusammenarbeit. Jede Fachkraft hat eine bestimmte Rolle, doch der Informationsaustausch ist für die Gewährleistung der Kontinuität und Qualität der Pflege von entscheidender Bedeutung. Als privilegierter Beobachter der täglichen Entwicklung der Patienten spielt der **Pflegehelfer** eine entscheidende Rolle als **Informationsübermittler**. Er ist oft der Erste, der eine Veränderung im Zustand des Patienten meldet, sei es Schmerz, Unwohlsein, Schlafstörungen oder Mobilitätsprobleme.

Diese Kommunikation ist nicht auf die Krankenpflege beschränkt. Der Pfleger tauscht sich auch mit anderen Teammitgliedern aus, z. B. mit Physiotherapeuten, um auf Mobilitätsprobleme hinzuweisen, oder mit Psychologen, um Anzeichen von Angst oder Depressionen bei einem Patienten zu melden. Diese Interaktionen sind für eine umfassende Pflege, bei der sowohl die physische als auch die psychologische Pflege in koordinierter Weise berücksichtigt werden, von entscheidender Bedeutung.

Bei den Besprechungen, die häufig in den Krankenhausabteilungen stattfinden, kann die Pflegekraft auch **wertvolle Informationen** über den Alltag des Patienten, seine Reaktion auf die Pflege, seine Fortschritte oder Schwierigkeiten liefern. Dieser Austausch ermöglicht es dem gesamten multidisziplinären Team, die Bedürfnisse des Patienten besser zu verstehen und die Maßnahmen entsprechend anzupassen.

Eine unverzichtbare Unterstützung für das Pflegeteam

Die Pflegekraft arbeitet unter der Verantwortung der Krankenpfleger, und ihre Zusammenarbeit ist ein zentrales Element im Pflegeprozess. Der Krankenpflegehelfer unterstützt die Krankenschwester bei bestimmten technischen Aufgaben, z. B. beim Messen der Vitalwerte, beim Umgang mit medizinischen Geräten (Sonden, Infusionen) oder bei der Beobachtung einfacher klinischer Zeichen (Temperatur, Hautfärbung, Atemfrequenz). Er ist auch ein wichtiger Vermittler bei der Verwaltung der Komfortpflege, so dass sich die Pflegekräfte auf technischere und spezifischere Aufgaben konzentrieren können.

Diese Zusammenarbeit zwischen Krankenpflegehelfer und Krankenpfleger beruht auf **gegenseitigem Vertrauen** und einem guten Verständnis der jeweiligen Rollen. Der Krankenpflegehelfer kann zwar bestimmte medizinische Maßnahmen nicht selbst durchführen, ist aber in der Lage, den Patienten kontinuierlich zu überwachen und **die Pflegekraft zu informieren**, wenn eine bestimmte Pflegemaßnahme angepasst werden muss. Außerdem entlastet er die Krankenschwester, indem er bei Handlungen wie Verbänden oder der Mobilisierung des Patienten assistiert, und gewährleistet gleichzeitig eine qualitativ hochwertige Betreuung.

Der Beitrag zur Autonomie des Patienten

Eine der wichtigsten Aufgaben des Pflegehelfers im multidisziplinären Team ist es, die Selbstständigkeit des Patienten zu fördern und zu erhalten. In Zusammenarbeit mit Physio- und Ergotherapeuten ist der Pflegehelfer an der **funktionellen Rehabilitation** beteiligt und begleitet die Patienten bei ihren täglichen Aktivitäten. Ob es darum geht, einen Patienten zum Aufstehen, Gehen oder zur Ausführung von Alltagshandlungen zu ermutigen, der Pflegehelfer spielt eine aktive Rolle auf dem Weg zu mehr Selbstständigkeit.

Die Unterstützung der Selbstständigkeit des Patienten beschränkt sich nicht nur auf körperliche Aspekte. Die Pflegekraft ermutigt den Patienten durch ihre regelmäßige Interaktion mit ihm auch dazu, seine Bedürfnisse zu äußern, Entscheidungen über seine Pflege zu treffen und eine gewisse psychologische Unabhängigkeit zu bewahren. Diese Begleitung trägt dazu bei, das Selbstvertrauen des Patienten wiederherzustellen, insbesondere in Situationen wie der Rehabilitation nach einer Operation oder dem Umgang mit chronischen Krankheiten.

Psychologische und emotionale Unterstützung

Die Rolle des Pflegehelfers in einem multidisziplinären Team beschränkt sich nicht auf die körperliche Pflege. Sie umfasst auch eine wesentliche **psychologische und emotionale Unterstützung**. Angesichts von Krankheit, Krankenhausaufenthalt oder Pflegebedürftigkeit durchleben Patienten oft Momente der Angst, Traurigkeit oder Verwirrung. Der Pflegehelfer ist durch seine ständige Präsenz oft derjenige, dem sich der Patient anvertraut. Ein beruhigendes Wort, ein aufmerksames Zuhören oder auch nur eine einfache Geste des Trostes können in der emotionalen Verfassung des Patienten einen großen Unterschied machen.

Diese emotionale Begleitung erfolgt in enger Zusammenarbeit mit anderen Berufsgruppen, wie Psychologen oder Sozialarbeitern. Wenn die Pflegekraft Anzeichen für emotionale Not oder Depressionen erkennt, kann sie den Patienten an diese Fachkräfte verweisen und gleichzeitig eine **wohlwollende Betreuung** im Alltag gewährleisten. Diese ganzheitliche Unterstützung ist ein integraler Bestandteil der Pflegequalität, da sie den Menschen in seiner Gesamtheit berücksichtigt und nicht nur die körperlichen Symptome, sondern auch das seelische Leiden behandelt.

Die Rolle bei der Risikoprävention

In Krankenhäusern oder Pflegeeinrichtungen ist die Risikoprävention eine entscheidende Herausforderung, um die Sicherheit der Patienten zu gewährleisten. Die Pflegekraft spielt bei dieser Prävention eine Schlüsselrolle, sei es, um Stürze zu vermeiden, nosokomialen Infektionen vorzubeugen oder das Risiko von Druckgeschwüren bei bettlägerigen Patienten zu überwachen. In Zusammenarbeit mit Krankenpflegern und Ärzten wendet er **Sicherheitsprotokolle** an und sorgt für die Umsetzung guter Hygiene- und Präventionspraktiken.

Indem er beispielsweise sicherstellt, dass die Patienten richtig mobilisiert werden, dass sie ausreichend Flüssigkeit erhalten und dass die medizinischen Geräte gemäß den Hygienestandards gewartet werden, trägt der Pflegehelfer dazu bei, das Risiko von Komplikationen zu verringern. Seine Rolle ist daher unerlässlich, um sicherzustellen, dass die Pflege in einem sicheren Rahmen und unter Einhaltung der Protokolle erfolgt.

      ◦   Bedeutung der Pflegekoordination

Die Koordinierung der Versorgung ist ein grundlegender Pfeiler für die Qualität und Kontinuität der Versorgung, insbesondere in komplexen Betreuungskontexten, in denen mehrere Gesundheitsfachkräfte involviert sind. Sie besteht darin, die Maßnahmen der verschiedenen Gesundheitsakteure rund um den Patienten zu organisieren und aufeinander abzustimmen, um einen integrierten, wirksamen und auf die individuellen Bedürfnisse ausgerichteten Ansatz zu gewährleisten. Die Koordinierung der Versorgung ist besonders wichtig bei der Behandlung chronischer Krankheiten, bei der Krankenhausversorgung, bei postoperativen Maßnahmen und in allen Situationen, in denen eine multidisziplinäre Zusammenarbeit erforderlich ist. Sie ist nicht nur für die Sicherheit der Patienten von entscheidender Bedeutung, sondern auch für ihr Wohlbefinden und ihre Gesamterfahrung mit der Pflege.

Die Kontinuität der Pflege: ein Schlüsselelement

Eines der Hauptziele der Koordinierung der Gesundheitsversorgung ist es, die **Kontinuität** der Versorgung während des gesamten Gesundheitswegs des Patienten zu gewährleisten, unabhängig davon, ob es sich um einen Krankenhausaufenthalt, häusliche Pflege oder ambulante Behandlungen handelt. Durch die Kontinuität der Versorgung werden Brüche zwischen den verschiedenen Phasen der Versorgung vermieden, wodurch sichergestellt wird, dass der Patient zu jedem Zeitpunkt seines Weges eine kohärente und seinem Zustand angepasste Versorgung erhält.

Wenn ein Patient beispielsweise für eine Operation ins Krankenhaus eingeliefert wird, werden im Rahmen der Pflegekoordination die verschiedenen Schritte geplant: vor der Operation, während des Eingriffs und nach der Entlassung aus dem Krankenhaus. Dazu gehören die präoperative Vorbereitung, die postoperative Versorgung auf der Intensivstation oder der Intensivstation und schließlich die Rehabilitation oder die häusliche Pflege. Jede dieser Phasen muss perfekt organisiert und vernetzt sein, um Abweichungen oder Versäumnisse zu vermeiden, die die Genesung des Patienten gefährden könnten.

Die Kontinuität der Versorgung ist besonders wichtig bei der Behandlung chronischer Krankheiten wie Diabetes oder Herzinsuffizienz. Die medizinische Betreuung dieser Patienten erfordert eine Koordination zwischen dem Hausarzt, Fachärzten, Pflegekräften und manchmal auch anderen Akteuren wie Ernährungsberatern oder Physiotherapeuten. Diese Synergie zwischen den verschiedenen Akteuren gewährleistet, dass der Patient eine nahtlose Versorgung erhält und dass es keine Widersprüche zwischen den von verschiedenen Fachleuten verschriebenen Behandlungen gibt.

Ein patientenzentrierter Ansatz

Die Koordinierung der Versorgung stellt den **Patienten in den Mittelpunkt des Versorgungsprozesses** und sorgt dafür, dass alle Akteure des Gesundheitswesens zusammenarbeiten, um den spezifischen Bedürfnissen **des Patienten** gerecht zu werden. Dieser Ansatz ermöglicht eine personalisierte Versorgung, bei der nicht nur medizinische Aspekte, sondern auch die Vorlieben, Erwartungen und Gegebenheiten des einzelnen Patienten berücksichtigt werden. Dazu gehört z. B. die Anpassung der Zeitpläne für die häusliche Pflege, die Berücksichtigung der Behandlungspräferenzen des Patienten oder das Management der psychologischen Betreuung bei schweren Krankheiten.

Die Koordinierung der Versorgung hilft auch, **Doppelarbeit** oder **Widersprüche** zwischen verschiedenen Behandlungen oder Eingriffen zu vermeiden. Ohne eine angemessene Koordination könnte ein Patient beispielsweise widersprüchliche Verschreibungen von zwei Fachärzten erhalten, was seiner Gesundheit schaden oder zu gefährlichen Nebenwirkungen führen könnte. Dank einer guten Koordination wird die Krankenakte gemeinsam genutzt und regelmäßig aktualisiert, sodass alle Beteiligten einen Überblick über den Behandlungsverlauf des Patienten haben. Dadurch können die Behandlungen an die Entwicklung des Gesundheitszustands des Patienten angepasst und Fehler vermieden werden.

Kommunikation: ein Hebel für die Koordination

Eine **reibungslose und effiziente Kommunikation** zwischen den Angehörigen der Gesundheitsberufe ist das Herzstück der Koordination der Gesundheitsversorgung. Diese Kommunikation muss schnell, präzise und auf die wichtigsten Informationen über den Zustand des Patienten, die laufenden Behandlungen und die bevorstehenden Eingriffe konzentriert sein. Für eine gute Koordination ist es unerlässlich, dass jedes Mitglied des Gesundheitsteams über medizinische Entscheidungen,

Untersuchungsergebnisse und Entwicklungen im Zustand des Patienten informiert ist.

In einem Krankenhausumfeld beispielsweise ist der regelmäßige Austausch zwischen Ärzten, Krankenpflegern, Pflegekräften und anderen Mitgliedern des multidisziplinären Teams von entscheidender Bedeutung, um sicherzustellen, dass die geleistete Pflege kohärent und auf die Situation des Patienten abgestimmt ist. Besprechungen oder Übertragungen zwischen den Teams, bei denen jeder Beteiligte seine Beobachtungen mitteilen und die Pflege entsprechend anpassen kann, sind Schlüsselmomente für die Organisation und Koordination der Maßnahmen.

Die **Kommunikation mit dem Patienten und seiner Familie** ist ebenfalls ein wesentlicher Aspekt der Koordinierung der Versorgung. Der Patient muss über die Entwicklung seines Gesundheitszustands, die vorgeschlagenen Behandlungen und die verschiedenen Phasen seiner Betreuung informiert werden. Diese Informationen ermöglichen es dem Patienten, informierte Entscheidungen über seine Gesundheit zu treffen und eine proaktive Haltung in seinem Behandlungsverlauf einzunehmen. Eine klare und einfühlsame Kommunikation mit den Angehörigen des Patienten kann auch das Pflegemanagement erleichtern, insbesondere wenn häusliche Pflegemaßnahmen erforderlich sind.

Das Management von Pflegeübergängen

Der **Übergang zwischen verschiedenen** Pflegediensten ist einer der kritischen Momente, in denen eine effektive Koordination unerlässlich ist. Sei es bei der Entlassung aus dem Krankenhaus nach Hause, bei der Verlegung zwischen verschiedenen Fachabteilungen oder beim Übergang in die Langzeitpflege - diese Zeiträume können zu Verwirrung oder Brüchen in der Versorgung führen, wenn sie nicht richtig organisiert werden.

Wenn ein Patient das Krankenhaus verlässt, um z. B. die häusliche Pflege fortzusetzen, ist es wichtig, dass die häusliche Pflegekraft alle relevanten Informationen über den Zustand des

Patienten, die zu erbringenden Pflegeleistungen, die ärztlichen Verordnungen und die zu befolgenden Empfehlungen erhält. Dadurch wird die **Kontinuität der Pflege** gewährleistet und Komplikationen nach der Entlassung vermieden. Dasselbe Prinzip gilt für abteilungsübergreifende Verlegungen: Wird ein Patient von der Intensivstation in eine Rehabilitationsabteilung verlegt, muss jedes Team die für die weitere Behandlung notwendigen Informationen weitergeben und erhalten.

Das Management von Pflegeübergängen beruht häufig auf der Verwendung **gemeinsamer** Patientenakten, die es jedem Fachmann ermöglichen, die Krankengeschichte des Patienten, Diagnosen, Untersuchungsergebnisse und laufende Behandlungen einzusehen. Diese Tools erleichtern die Koordination und helfen, Fehler zu vermeiden, die durch eine schlechte Informationsübermittlung entstehen.

Die Vermeidung von Fehlern und Komplikationen

Die **Koordination der Pflege** spielt auch eine grundlegende Rolle bei der Vermeidung von medizinischen Fehlern und Komplikationen. Indem sichergestellt wird, dass jeder Beteiligte über die laufende Pflege, die verabreichten Behandlungen und die spezifischen Risiken, die mit dem Zustand des Patienten verbunden sind, informiert ist, trägt die Koordination dazu bei, das Risiko von Medikationsfehlern, inadäquater Pflege oder postoperativen Komplikationen zu minimieren.

Ein häufiges Beispiel betrifft die Wechselwirkungen von Medikamenten. Wenn ein Patient von mehreren Fachärzten behandelt wird, kann es sein, dass ihm Medikamente verschrieben werden, die in schädlicher Weise miteinander interagieren könnten. Durch eine gute Koordinierung der Versorgung können die Ärzte Informationen über die laufenden Behandlungen austauschen und die Verschreibungen entsprechend anpassen, um gefährliche Wechselwirkungen zu vermeiden.

Ebenso können bei **Patienten mit hohem Sturzrisiko im** Rahmen der Pflegekoordination vorbeugende Strategien eingeführt werden, die von allen Pflegekräften geteilt werden. Dies kann die Umsetzung von Protokollen zur sicheren Mobilisierung, die Installation von Gehhilfen und eine verstärkte Überwachung beinhalten. Durch diese Maßnahmen, die in Absprache mit dem Pflegeteam getroffen werden, lässt sich das Risiko von Unfällen und Komplikationen verringern.

Verbesserung der Effizienz und der Patientenzufriedenheit

Die Koordination gewährleistet nicht nur eine bessere Qualität der **Pflege**, sondern **verbessert** auch **die Effizienz** der Pflege. Ein gut koordiniertes Pflegeteam ist in der Lage, reibungsloser zu arbeiten, die Zeit zwischen den einzelnen Maßnahmen zu verkürzen und die verfügbaren Ressourcen optimal zu nutzen. Dadurch werden die Wartezeiten für die Patienten verkürzt, redundante oder unnötige Behandlungen vermieden und die Kompetenzen der einzelnen Gesundheitsfachkräfte besser genutzt.

Die **Zufriedenheit der Patienten** steigt auch, wenn sie das Gefühl haben, dass ihre Pflege gut organisiert ist und dass die Angehörigen der Gesundheitsberufe reibungslos miteinander kommunizieren. Ein Patient, der sieht, dass seine Versorgung gut koordiniert ist, dass jede Fachkraft seine Unterlagen kennt und dass er eine kontinuierliche Versorgung erhält, ist eher bereit, dem Behandlungsteam zu vertrauen und sich sicher zu fühlen. Diese Zufriedenheit trägt auch zur **Therapietreue** bei, denn ein gut informierter und gut betreuter Patient hält sich mit größerer Wahrscheinlichkeit korrekt an die verordneten Behandlungen.

○ Konkrete Beispiele für eine effektive Zusammenarbeit

Eine effektive Zusammenarbeit zwischen den verschiedenen Gesundheitsfachkräften ist für eine hochwertige

Patientenversorgung und eine umfassende, kohärente und individuelle Betreuung von entscheidender Bedeutung. Im Folgenden finden Sie einige konkrete Beispiele dafür, wie eine erfolgreiche Zusammenarbeit zwischen Pflegehelfern, Krankenpflegern, Ärzten, Physiotherapeuten und anderen Mitgliedern eines multidisziplinären Teams die Qualität der Pflege und die Sicherheit der Patienten deutlich verbessern kann.

Beispiel 1: Betreuung eines Patienten in der Rehabilitation nach einem Knochenbruch

Stellen wir uns einen Patienten vor, der nach einem Hüftbruch ins Krankenhaus eingeliefert wird und einen chirurgischen Eingriff mit anschließender Rehabilitationsphase benötigt. In diesem Fall ist die Zusammenarbeit zwischen Pflegekräften, Krankenschwestern, Ärzten und Physiotherapeuten entscheidend, um eine optimale Genesung zu gewährleisten.

Rolle der Krankenpflegehelferin/des Krankenpflegehelfers : Im Alltag begleitet der Pflegehelfer den Patienten bei der Hygienepflege, beim Transfer zwischen Bett und Stuhl sowie bei der Fortbewegung im Zimmer oder auf den Krankenhausfluren. Er hilft beim Anlegen von Kompressionsstrümpfen zur Vermeidung von Thrombosen und achtet darauf, dass bei diesem Patienten mit eingeschränkter Mobilität kein Druckgeschwür entsteht. Der Pflegehelfer achtet auch auf Anzeichen von Unbehagen oder Schmerzen des Patienten während der Mobilisierung und teilt diese dem Team mit.

Rolle des Physiotherapeuten: Jeden Tag greift der Physiotherapeut ein, um dem Patienten durch geeignete Übungen zu helfen, seine Mobilität allmählich wiederzuerlangen. Er kann z. B. mit dem Patienten an der Gehschulung arbeiten und sicherstellen, dass der Patient lernt, Krücken oder einen Rollator richtig zu benutzen.

Zusammenarbeit: Die Zusammenarbeit zwischen dem Physiotherapeuten und dem Pflegehelfer ist von entscheidender

Bedeutung. Die Pflegekraft unterstützt den Physiotherapeuten, indem sie den Patienten vor oder nach den Rehabilitationssitzungen mobilisiert und bei der Vorbereitung der Mobilisationsübungen hilft. Durch diese tägliche Interaktion kann die Pflegekraft den Physiotherapeuten über Fortschritte oder Schwierigkeiten des Patienten, wie anhaltende Schmerzen oder ungewöhnliche Steifheit, informieren, um die Übungen und das Tempo der Rehabilitation anzupassen.

Rolle der Krankenschwester/des Krankenpflegers: Die der/Krankenschwester Krankenpfleger kümmert sich um die medizinischen Aspekte nach der Operation wie die Überwachung der Verbände, die Überwachung von Infektionsanzeichen und die Behandlung von postoperativen Schmerzen. Er passt die Schmerzmittelbehandlung an, indem er die Beobachtungen des Pflegers und die Rückmeldungen des Physiotherapeuten über die Fortschritte des Patienten berücksichtigt.

In diesem Fall gewährleistet die effektive Zusammenarbeit zwischen Pflegekraft, Physiotherapeut und Krankenpfleger eine reibungslose Rehabilitation, die auf die Bedürfnisse des Patienten zugeschnitten ist und gleichzeitig eine regelmäßige Überwachung der Fortschritte und der notwendigen Anpassungen ermöglicht.

Beispiel 2: Umgang mit einer hypoglykämischen Krise bei einem Diabetespatienten

Nehmen wir als Beispiel einen Diabetespatienten, der wegen einer anderen Erkrankung im Krankenhaus liegt. Eines Morgens stellt der Pfleger bei der Überprüfung der Vitalfunktionen fest, dass der Patient besonders schwach und verwirrt ist und übermäßig schwitzt. Er vermutet einen hypoglykämischen Anfall.

Rolle des Pflegehelfers : Die Pflegekraft, die darin geschult ist, die Anzeichen einer Hypoglykämie zu erkennen, misst sofort den Glukosespiegel des Patienten mithilfe eines Glukosemessgeräts. Das Ergebnis zeigt einen sehr niedrigen Blutzuckerspiegel an. Er alarmiert schnell die Pflegekraft und sorgt gleichzeitig dafür, dass der Patient bequem und sicher sitzt, um Stürze aufgrund von Verwirrung zu vermeiden.

Rolle der Krankenschwester/des Krankenpflegers: Sobald die Krankenschwester/der Krankenpfleger informiert ist, greift sie/er schnell ein und verabreicht eine geeignete Behandlung, um den Blutzuckerspiegel anzuheben (z. B. Zuckergel oder ggf. eine Glukagoninjektion). Anschließend überwacht er den Patienten, um sicherzustellen, dass sich sein Zustand stabilisiert.

Rolle des Arztes: Der Arzt wird von der Pflegekraft über den Vorfall informiert. Er überprüft die Behandlung des Patienten, um die Insulindosis anzupassen oder den Ernährungsplan zu ändern, um möglichen Rückfällen in eine Hypoglykämie vorzubeugen.

Zusammenarbeit: In diesem Beispiel ermöglichte die Zusammenarbeit zwischen der Pflegekraft, dem Krankenpfleger und dem Arzt, eine Risikosituation schnell zu erkennen, unverzüglich einzugreifen, um den Patienten zu stabilisieren, und die Pflege zu überprüfen, um weitere Komplikationen zu vermeiden. Die anfängliche Beobachtung des Pflegers, die an das Pflegepersonal und den Arzt weitergegeben wurde, veranschaulicht, wie eine gute Kommunikation und eine klare Rollenverteilung die Sicherheit des Patienten gewährleisten.

Beispiel 3: Begleitung eines Palliativpatienten

Ein anderes Beispiel betrifft einen Krebspatienten im Endstadium, der in eine Palliativstation aufgenommen wird, um seine Schmerzen zu lindern und seine Lebensqualität in der Endphase zu verbessern. Diese Art von Situation erfordert eine enge Zusammenarbeit zwischen den verschiedenen Mitgliedern des Behandlungsteams: Ärzten, Krankenschwestern, Pflegekräften, Psychologen und manchmal auch Seelsorgern oder Sozialarbeitern.

Rolle der Krankenpflegehelferin/des Krankenpflegehelfers : Die Pflegekraft übernimmt die Hygienepflege, sorgt für den

Komfort des Patienten, passt seine Position regelmäßig an, um Druckgeschwüre zu vermeiden, und achtet auf Anzeichen von Schmerzen oder Unbehagen. Er ist oft auch der Vertraute des Patienten, der in der Lage ist, sich dessen Ängste, Befürchtungen und Bedürfnisse anzuhören.

Rolle der Krankenschwester/des Krankenpflegers: Die der/Krankenschwester Krankenpfleger ist für die Durchführung der medizinischen Versorgung zuständig, z. B. für die Verwaltung von Infusionen, Schmerz- oder Beruhigungsmitteln. Er passt die Dosen entsprechend den Anweisungen des Arztes und den von der Pflegekraft übermittelten Beobachtungen an.

Rolle des Arztes: Der Arzt entscheidet über den Pflegeplan und die Behandlungen, die zur Schmerzlinderung verabreicht werden. Er arbeitet eng mit Krankenpflegern und Pflegekräften zusammen, um die Dosis der Schmerzmittel anzupassen und den sich ändernden Bedürfnissen des Patienten gerecht zu werden.

Rolle des Psychologen und des Seelsorgers: Der Psychologe greift ein, um den Patienten und seine Familie angesichts des emotionalen und psychologischen Leidens am Lebensende zu unterstützen. Der Seelsorger kann je nach Glaubensrichtung des Patienten auch spirituelle Unterstützung anbieten.

Zusammenarbeit: Das gesamte Team trifft sich regelmäßig, um die Entwicklung des Zustands des Patienten, seine emotionalen und körperlichen Bedürfnisse zu besprechen und den Pflegeplan anzupassen. Dank der wertvollen Informationen, die der Pfleger über den täglichen Zustand des Patienten liefert, können der Arzt und das Pflegepersonal die Behandlung entsprechend anpassen, während der Psychologe oder Seelsorger die notwendige psychologische und spirituelle Unterstützung leistet. Diese Zusammenarbeit ermöglicht es, dem Patienten am Lebensende eine umfassende und individuelle Betreuung in einer beruhigten und respektvollen Umgebung zu bieten.

Beispiel 4: Entlassung aus dem Krankenhaus und Nachbetreuung zu Hause

Bei der Entlassung aus dem Krankenhaus nach einem längeren Krankenhausaufenthalt wegen Herzinsuffizienz ist die Zusammenarbeit zwischen dem Krankenhaus und der häuslichen Pflege entscheidend, um eine kontinuierliche Pflege zu gewährleisten.

Rolle des Krankenhauspflegers: Vor der Entlassung des Patienten arbeitet der Krankenhauspfleger mit dem Team zusammen, um den Patienten auf die Rückkehr nach Hause vorzubereiten. Er stellt sicher, dass der Patient die Pflegeanweisungen versteht, mit alltäglichen Handlungen umgehen kann und sich der Warnzeichen bei Komplikationen bewusst ist.

Rolle der Krankenhauskrankenschwester: Die Krankenhauskrankenschwester stellt sicher, dass alle notwendigen medizinischen Informationen (Behandlungen, postoperative Pflege, Überwachung zu Hause) an den ambulanten Pflegedienst weitergeleitet werden.

Rolle der häuslichen Krankenpflegekraft: Sobald der Patient wieder zu Hause ist, übernimmt die häusliche Krankenpflegekraft die Überwachung des Gesundheitszustands des Patienten, die Verabreichung von Behandlungen und die Verwaltung der medizinischen Geräte (Infusionen, Sonden usw.).

Zusammenarbeit: Durch den Informationstransfer zwischen den Teams im Krankenhaus und den häuslichen Pflegekräften werden Unterbrechungen in der Kontinuität der Pflege vermieden und es wird sichergestellt, dass der Patient nach seiner Rückkehr nach Hause angemessen versorgt wird. Die häusliche Pflegekraft, die regelmäßig für die Grund- und Komfortpflege eingesetzt wird, kann bei Problemen mit der Pflegekraft kommunizieren und ihr helfen, die Pflege an die sich verändernde Situation anzupassen.

Diese konkreten Beispiele zeigen, wie eine **effektive Zusammenarbeit** zwischen den verschiedenen Fachkräften des Gesundheitswesens eine umfassende, sichere und bedarfsgerechte Versorgung der Patienten ermöglicht. Jedes Teammitglied bringt wertvolles Fachwissen und Beobachtungen ein. Dank dieser Ergänzung und der reibungslosen Kommunikation erhält der Patient eine qualitativ hochwertige Versorgung, sei es im Krankenhaus oder zu Hause. Durch die enge Zusammenarbeit können die Pflegekräfte Probleme vorhersehen, Behandlungen anpassen und den Patienten auf seinem Weg durch die Pflege unterstützen, während sie gleichzeitig für sein körperliches, emotionales und psychologisches Wohlbefinden sorgen.

Kommunikation mit Patienten und ihren Familien

> ∘ Techniken für eine an Herzpatienten angepasste Kommunikation

Die richtigen Kommunikationstechniken für Herzpatienten spielen eine grundlegende Rolle für die Qualität der Pflege und das Wohlbefinden der Patienten. Eine Herzerkrankung ist für Patienten und ihre Familien oft mit Angst, Unsicherheit und manchmal auch mit emotionaler Not verbunden. Eine klare, einfühlsame und auf die spezifischen Bedürfnisse der Patienten zugeschnittene Kommunikation reduziert nicht nur den Stress, sondern verbessert auch das Verständnis der Patienten für ihren Zustand, bindet sie aktiv in ihre Pflege ein und fördert ihre Therapietreue. In diesem Zusammenhang muss die Pflegekraft, die in direktem und regelmäßigem Kontakt mit den Patienten steht, Kommunikationstechniken entwickeln, die Kompetenz und Menschlichkeit miteinander verbinden.

Berücksichtigen Sie den emotionalen und psychologischen Zustand

Herzpatienten, insbesondere solche, die mit Ereignissen wie einem Herzinfarkt, einem chirurgischen Eingriff oder der Diagnose Herzinsuffizienz konfrontiert sind, können **emotional stark belastet** sein. Diese Herzerkrankungen lösen oft Gefühle der Verletzlichkeit, Zukunftsangst und manchmal sogar Todesangst aus. In diesem Zusammenhang sollte die Pflegekraft **aufmerksam zuhören** und Einfühlungsvermögen zeigen, indem sie sich die Zeit nimmt, sich für die Gefühle des Patienten zu interessieren.

Es ist wichtig, einen **sicheren Kommunikationsraum** zu schaffen, in dem sich der Patient frei fühlt, seine Bedenken ohne Bewertung zu äußern. Wenn ein Patient beispielsweise Angst vor einem bevorstehenden Eingriff äußert, sollte der Pflegende ihm aufmerksam zuhören, seine Gefühle bestätigen ("Ich verstehe, dass Sie sich Sorgen machen") und gleichzeitig beruhigende Antworten geben, die auf medizinischen Informationen beruhen. Oft ist es hilfreich, das Gesagte umzuformulieren, um dem Patienten zu zeigen, dass seine Worte verstanden wurden ("Sie haben Angst, dass die Operation riskant ist, nicht wahr?"). Dadurch fühlt sich der Patient angehört und ernst genommen.

Die Sprache an das Verständnis des Patienten anpassen

Einfachheit und Klarheit sind bei der Kommunikation mit Herzpatienten von entscheidender Bedeutung. Die oftmals komplexen medizinischen Fachbegriffe können das Gefühl der Verwirrung oder Hilflosigkeit der Patienten verstärken. Es ist daher von größter Bedeutung, das verwendete Vokabular so anzupassen, dass es für jeden verständlich ist, ohne den Patienten zu infantilisieren.

Anstatt z. B. von einer "Koronarangiographie" zu sprechen, kann der Pfleger einfach erklären, dass es sich dabei um eine Untersuchung handelt, bei der die Arterien des Herzens sichtbar gemacht werden, um festzustellen, ob sie blockiert sind. Wenn man Pflege oder Behandlungen in einfachen Worten erklärt, fühlen sich die Patienten sicherer und besser informiert, was ihnen hilft, sich aktiv an ihrer Behandlung zu beteiligen.

Auch die Verwendung von **Metaphern** oder konkreten Beispielen kann das Verständnis komplexer Konzepte erleichtern. Um beispielsweise das Einsetzen eines Stents zu erklären, kann die Pflegekraft die blockierte Arterie mit einem verstopften Rohr vergleichen und den Stent mit einer kleinen Feder, die das Rohr offen hält, damit das Blut normal fließen kann. Dieser Ansatz macht die Erklärungen für den Patienten zugänglicher und verbindlicher.

Ermutigen Sie den Patienten zur aktiven Teilnahme

Die **aktive Beteiligung des Patienten** an seiner Behandlung ist ein Schlüsselfaktor für den Erfolg der Herzversorgung. Ein gut informierter und engagierter Patient wird eher in der Lage sein, seine Behandlung korrekt durchzuführen, seinen Lebensstil gegebenenfalls zu ändern und die Warnzeichen eines Herzproblems zu erkennen.

Dazu muss die Pflegekraft den Patienten ermutigen, Fragen zu stellen, Zweifel zu äußern und sich an Entscheidungen zu beteiligen, die seine Gesundheit betreffen. Bei der Erklärung der Medikamente, die nach einer Herzoperation eingenommen werden müssen, ist es beispielsweise hilfreich, den Patienten zu fragen, ob er die Anweisungen verstanden hat und ob er Fragen hat. Indem der Pflegende den Patienten auffordert, sich zu äußern, ermutigt er ihn, eine aktive Rolle bei der Steuerung seiner Gesundheit zu übernehmen, anstatt die Pflege passiv über sich ergehen zu lassen.

In Fällen, in denen der Patient neue Lebensgewohnheiten annehmen muss (wie z. B. eine angepasste Ernährung oder regelmäßige körperliche Betätigung), kann die Pflegekraft **offene Fragen** verwenden, um eine Diskussion in Gang zu bringen: "Wie wollen Sie diese Veränderungen in Ihr tägliches Leben integrieren?" oder "Welche Schwierigkeiten erwarten Sie bei dieser Behandlung?". Durch diesen partizipativen Ansatz fühlt sich der Patient unabhängiger und versteht die Auswirkungen seiner Behandlung besser.

Ängste durch nonverbale Kommunikation abbauen

Die **nonverbale Kommunikation** ist ein entscheidender Faktor bei der Behandlung von Herzpatienten. Der Tonfall, die Mimik, die Körperhaltung und der Blickkontakt spielen eine grundlegende Rolle dabei, wie die Botschaft vom Patienten wahrgenommen wird. Ein Lächeln, ein beruhigender Blick oder eine offene Körperhaltung können dazu beitragen, die Angst des Patienten zu verringern, Vertrauen zu schaffen und den Austausch zu fördern.

Es ist wichtig, eine **aufmerksame Präsenz** zu zeigen. Indem der Pflegende dem Patienten aktiv zuhört, Blickkontakt hält und jede Form der Ablenkung (wie das Betrachten eines Bildschirms oder das Nachschlagen in Papieren) vermeidet, zeigt er dem Patienten, dass er für ihn voll und ganz verfügbar ist. Diese Aufmerksamkeit für den Patienten kann ihn beruhigen und ihm das Gefühl geben, dass seine Anliegen berücksichtigt werden.

Darüber hinaus verstärken **unterstützende Gesten**, wie eine Hand auf die Schulter des Patienten zu legen oder ein Kissen für seine Bequemlichkeit anzupassen, das Gefühl der Sicherheit und des Wohlwollens. Dadurch fühlt sich der Patient in einer oft angstbesetzten Zeit umgeben und unterstützt.

Die Kommunikation an Patienten in Notsituationen anpassen

Herzpatienten können sich manchmal in einer körperlichen oder emotionalen Notlage befinden, z. B. bei einem Herzinfarkt oder einer akuten Komplikation. In solchen kritischen Momenten ist es wichtig, eine klare und **rückversichernde** Kommunikation aufrechtzuerhalten und dabei einen festen und ruhigen Tonfall anzuschlagen.

Wenn der Patient in Not ist, sollte die erste Reaktion des Pflegers darin bestehen, dem Patienten zu versichern, dass für ihn gesorgt wird. Einfache, beruhigende Sätze wie "Wir sind hier, wir kümmern uns um Sie" können helfen, die Panik zu verringern. Entscheidend ist auch, kurze, präzise Informationen zu geben: "Ich werde jetzt Ihren Blutdruck messen" oder "Wir werden jetzt den Arzt rufen". Dies hilft, den Patienten über die Geschehnisse auf dem Laufenden zu halten, ohne ihn weiter zu ängstigen.

In solchen Momenten ist die Verwendung eines **ruhigen und besonnenen Tonfalls** von entscheidender Bedeutung, um den Patienten zu beruhigen, auch wenn die Situation ernst ist. Die Aufrechterhaltung einer gewissen Konstanz in Gestik und Tonfall hilft, eine Atmosphäre der Kontrolle und Sicherheit zu schaffen, die es dem Patienten ermöglicht, so ruhig wie möglich zu bleiben.

Angehörige in die Kommunikation einbeziehen

Herzerkrankungen betreffen nicht nur die Patienten, sondern auch ihre Familien und Angehörigen, die sich möglicherweise Sorgen über die Entwicklung des Gesundheitszustands des Patienten machen. Die Pflegekraft spielt auch eine Rolle bei der **Kommunikation mit den Angehörigen**, indem sie ihnen klare Informationen liefert, die ihrem Verständnisniveau entsprechen, und sie gleichzeitig emotional unterstützt.

Wenn Sie die Angehörigen in die Kommunikation einbeziehen, können Sie sie auf die häusliche Pflege, auf Veränderungen im Lebensstil des Patienten und auf das Erkennen von Warnzeichen vorbereiten. Wenn man den Angehörigen beispielsweise erklärt, was bei Brustschmerzen zu tun ist oder wie man den Patienten am besten zu einer gesünderen Ernährung ermutigt, ist dies eine Möglichkeit, sie in den Pflegeprozess einzubeziehen und ihnen die Sicherheit zu geben, dass der Patient insgesamt gut versorgt ist.

- Mit den Erwartungen und Emotionen der Familien umgehen

Der Umgang mit den Erwartungen und Emotionen von Familien ist ein entscheidender Bestandteil der Arbeit von Pflegekräften, insbesondere in komplexen oder heiklen medizinischen Kontexten, wie z. B. in kardiologischen Abteilungen. Familien durchleben, ebenso wie Patienten, oft Momente der Unsicherheit, Angst und manchmal auch der Hilflosigkeit angesichts der Krankheit oder des Krankenhausaufenthalts eines Angehörigen. Die Pflegekraft, die in direktem Kontakt mit dem Patienten und seiner Familie steht, spielt eine Schlüsselrolle bei der Steuerung der Erwartungen, der Beruhigung der Emotionen und der klaren und beruhigenden Vermittlung von Informationen. Eine einfühlsame und angemessene Kommunikation ist daher von entscheidender Bedeutung, um die Familien zu unterstützen und eine ruhige Umgebung zu fördern, die der Genesung des Patienten förderlich ist.

Die Emotionen von Familien verstehen

Die Familien von Patienten, insbesondere bei schweren Herzerkrankungen, erleben **intensive Emotionen**, die von Sorge über Frustration bis hin zu Angst, Wut oder Verzweiflung reichen können. Diese Emotionen werden häufig durch die Ungewissheit über den Krankheitsverlauf, die Angst, einen geliebten Menschen zu verlieren, oder die Schwierigkeit, komplexe medizinische Begriffe zu verstehen, noch verstärkt. Angesichts dessen ist es für die Pflegekraft entscheidend, **aufmerksam zuzuhören** und die Legitimität dieser Gefühle anzuerkennen.

Wenn eine Familie beispielsweise erfährt, dass der Gesundheitszustand ihres Angehörigen einen schweren chirurgischen Eingriff wie eine koronare Bypass-Operation erfordert, kann sie mit Angst oder sogar Furcht reagieren. In diesem Zusammenhang muss die Pflegekraft vor allem die Quelle dieser Emotionen verstehen: Angst vor der Operation, Stress durch den Krankenhausaufenthalt oder Unverständnis über die Risiken und den Nutzen des Eingriffs.

Aktives Zuhören und einfühlsame Kommunikation

Einer der ersten Schritte im Umgang mit den Emotionen von Familien ist das **aktive Zuhören**. Das bedeutet, ganz präsent zu sein, ohne zu unterbrechen oder zu bewerten, und gleichzeitig den Angehörigen die Möglichkeit zu geben, ihre Ängste, Zweifel oder Frustrationen mitzuteilen. Indem der Pflegende aufmerksam zuhört, zeigt er der Familie, dass sie in ihren Emotionen gehört und respektiert wird. Dieser Prozess des Zuhörens beruhigt die Angehörigen nicht nur, sondern hilft ihnen auch, die tatsächlichen Sorgen hinter ihren Emotionen zu erkennen.

Die Pflegekraft kann die Äußerungen der Familienmitglieder umformulieren, um sicherzustellen, dass sie sich verstanden fühlen: "Sie scheinen sehr besorgt zu sein, wenn Sie an die Operation denken. Ist es die Angst vor den Risiken, die Sie am meisten beschäftigt?". Diese Umformulierung ermöglicht einen konstruktiveren Dialog und hilft der Familie, ihre Erwartungen oder Bedenken zu klären.

Einfühlsame Kommunikation ist ebenfalls entscheidend, um die Familien zu beruhigen. Es geht darum, ihre Emotionen anzuerkennen und sie gleichzeitig zu beruhigen: "Ich verstehe, dass diese Situation für Sie schwierig ist. Ihre Sorge ist völlig normal und Sie sollen wissen, dass wir alles tun, um uns um Ihren Angehörigen zu kümmern". Durch einen ruhigen, wohlwollenden und aufrichtigen Ton kann die Pflegekraft die Angst der Familien verringern und ihnen das Gefühl geben, dass sie mit der Krankheit ihres Angehörigen nicht allein sind.

Klare und angemessene Informationen bereitstellen

Eine der größten Herausforderungen für Familien besteht oft darin, die medizinische Situation des Patienten zu **verstehen,** insbesondere bei komplexen Krankheiten wie Herzleiden. Medizinische Fachbegriffe, chirurgische Verfahren oder Prognosen können für Außenstehende schwer zu verstehen sein. Eine der wichtigsten Aufgaben der Pflegekraft ist es daher, diese Informationen in einfache und verständliche Begriffe zu **übersetzen** und dabei transparent über den Gesundheitszustand des Patienten zu **berichten**.

Es ist wichtig, die Art und Weise, wie die Informationen bereitgestellt werden, an die Fähigkeit der Familie anzupassen, sie zu verarbeiten. Manche Familien bevorzugen vielleicht präzise technische Informationen, während andere eher allgemeine Erklärungen benötigen. Wenn die Familie beispielsweise nach Einzelheiten einer medikamentösen Behandlung fragt, kann der Pfleger auf einfache Weise erklären: "Dieses Medikament hilft, die Arterien des Herzens zu entspannen, um den Blutfluss zu verbessern". Das Geben von klaren und zugänglichen Informationen hilft, Missverständnisse zu reduzieren und den Familien das Gefühl zu geben, die Situation besser unter Kontrolle zu haben.

Die Pflegekraft muss auch in der Lage sein, **transparent zu bleiben** und gleichzeitig beruhigend zu wirken. Das bedeutet, Risiken nicht herunterzuspielen oder falsche Versicherungen anzubieten, sondern vielmehr die Realität auf verständliche Weise darzustellen. Wenn der Patient eine kritische Phase durchläuft, ist es unerlässlich, dies der Familie ehrlich zu erklären und sie gleichzeitig über die Maßnahmen zu informieren, die ergriffen werden, um die bestmögliche Behandlung zu gewährleisten: "Es stimmt, dass die Situation im Moment heikel ist, aber wir überwachen seinen Zustand genau und die Ärzte ergreifen alle notwendigen Maßnahmen, um seine Situation zu stabilisieren".

Realistischer Umgang mit Erwartungen

Eine weitere Schlüsselkomponente des Familienmanagements ist das **Erwartungsmanagement.** Manche Familien erwarten vielleicht eine schnelle Heilung oder eine Rückkehr zur Normalität, selbst in Situationen, in denen die Prognose ungewiss ist oder die Genesung lange dauert. In diesen Fällen ist es wichtig, die verschiedenen Phasen der Behandlung und Genesung zu erklären und gleichzeitig dafür zu sorgen, dass die Erwartungen realistisch sind.

Bei einem Patienten, der sich beispielsweise einer größeren Herzoperation unterziehen musste, ist es entscheidend, die Familien daran zu erinnern, dass die Genesung langsam verlaufen kann und dass es Phasen der Erschöpfung, der Rehabilitation und der postoperativen Überwachung geben kann. Der Pfleger kann sagen: "Nach einem solchen Eingriff ist es normal, dass die Erholung mehrere Wochen dauert. Wir werden alles tun, um ihn in dieser Phase zu begleiten, aber es ist wichtig, nichts zu überstürzen".

In manchen Fällen kann es für die Familie schwierig sein, eine schlechtere Prognose zu akzeptieren, insbesondere wenn es um Palliativpflege oder das Lebensende geht. Hier spielt der Pfleger eine Schlüsselrolle dabei, **die Familie** auf diese Realität **vorzubereiten,** indem er mit dem medizinischen Team und den Psychologen zusammenarbeitet. Das Management der Erwartungen in diesen Momenten beruht auf einem **sensiblen Gleichgewicht** zwischen Mitgefühl und Klarheit, wobei das Recht der Familien auf Information respektiert und gleichzeitig emotional unterstützt werden muss.

Emotionale und praktische Unterstützung leisten

In Krisenzeiten oder angesichts der Sorge um einen kranken Angehörigen brauchen Familien **emotionale Unterstützung**. Dazu können einfache Gesten gehören, wie einen Platz zum Ausruhen oder ein heißes Getränk anzubieten oder einfach nur da zu sein, um zuzuhören, ohne zu urteilen. Die Pflegekraft kann als tägliche Vertrauensperson eine wichtige Rolle bei dieser Unterstützung spielen. Manchmal geht es nicht nur um das Reden, sondern auch darum, bei der Familie **präsent zu sein** und so in schwierigen Zeiten ein Gefühl der Sicherheit zu bieten.

Über die emotionale Unterstützung hinaus kann es auch notwendig sein, **praktische Unterstützung** anzubieten. Dies kann die Beantwortung logistischer Fragen (Besuchszeiten, Informationen über die häusliche Pflege nach der Entlassung) oder die Anleitung der Familie bei Behördengängen beinhalten. Durch die Beantwortung dieser praktischen Anliegen kann die Pflegekraft die psychische Belastung der Familien verringern, die oft mit der Bewältigung der praktischen Aspekte eines Krankenhausaufenthalts überfordert sind.

Die Familie in die Pflege einbeziehen

Wenn es möglich ist, **die Familie in die Pflege einzubeziehen**, kann dies nicht nur die Bindung zwischen dem Patienten und seinen Angehörigen stärken, sondern der Familie auch ein Gefühl der Sicherheit in Bezug auf die Qualität der Pflege vermitteln. Der Pflegende kann die Angehörigen ermutigen, sich an einfachen Handlungen zu beteiligen, z. B. dem Patienten beim Essen zu helfen oder ihn bei Mobilisierungsübungen zu begleiten. Dadurch können sich die Angehörigen nützlich fühlen und aktiv an der Genesung ihres Familienmitglieds mitwirken.

Die Familie in die Pflege einzubeziehen bedeutet auch, ihr das nötige Rüstzeug zu geben, um **nach der** Entlassung aus dem Krankenhaus **bestimmte** Verantwortlichkeiten **zu übernehmen**, insbesondere im Rahmen der häuslichen Pflege. Die Pflegekraft kann erklären, was zu tun ist, z. B. auf Anzeichen von Komplikationen zu achten, Medikamente einzunehmen oder Vorsichtsmaßnahmen zu befolgen. Dadurch können sich die Angehörigen auf den Übergang aus dem Krankenhaus vorbereiten und ihr Kompetenzgefühl stärken.

○ Erleichtern Sie die gemeinsame Entscheidungsfindung

Die Erleichterung der gemeinsamen Entscheidungsfindung ist ein wesentlicher Ansatz in der patientenzentrierten Pflege, insbesondere im medizinischen Bereich. Bei dieser Methode wird der Patient und manchmal auch seine Familie in den Entscheidungsprozess über Pflege, Behandlung und Therapieoptionen einbezogen. Sie beruht auf einem offenen und respektvollen Dialog zwischen Pflegekräften und Patienten, der es den Patienten ermöglicht, die Auswirkungen jeder Option vollständig zu verstehen und sich aktiv an der Wahl der Pflege zu beteiligen, die ihren Vorlieben, Werten und ihrer Lebenssituation entspricht. Der Pfleger spielt als bevorzugter und naher Gesprächspartner des Patienten eine Schlüsselrolle in dieser Dynamik.

Gemeinsame Entscheidungsfindung verstehen

Die **gemeinsame Entscheidungsfindung** ist ein kollaborativer Prozess, bei dem der Patient und das Pflegepersonal zusammenarbeiten, um die am besten geeignete Behandlung oder Pflege auszuwählen. Dieses Betreuungsmodell markiert eine wichtige Veränderung in der Beziehung zwischen Betreuer und Patient, da es einen eher **kollaborativen** als direktiven Ansatz bevorzugt. Anstatt Anweisungen von Ärzten oder Pflegekräften zu erhalten, wird der Patient aufgefordert, sich zu seinen Vorlieben zu äußern, Fragen zu stellen und gemeinsam mit dem Pflegeteam die ihn betreffenden Entscheidungen mitzugestalten.

Dieser Ansatz ist besonders wichtig bei **chronischen Erkrankungen** wie Herzerkrankungen, bei denen der Patient oft vor komplexen Entscheidungen steht, z. B. bezüglich langfristiger Behandlungen, Änderungen des Lebensstils oder chirurgischer Eingriffe. Indem sie den Patienten aktiv einbeziehen, helfen die Pflegekräfte ihm, die Herausforderungen besser zu verstehen und informierte Entscheidungen zu treffen, was die Therapietreue und die Zufriedenheit des Patienten mit seiner Behandlung verbessern kann.

Informationen klar und zugänglich machen

Eine der grundlegenden Aufgaben der Pflegekraft im gemeinsamen Entscheidungsprozess ist es, **das Verständnis der** verfügbaren Behandlungsoptionen zu **erleichtern**. Patienten können sich von komplexen medizinischen Begriffen oder der Menge an technischen Informationen, die ihnen gegeben werden, überwältigt fühlen. Der Pflegende muss diese Informationen in eine klare und verständliche Sprache übersetzen.

Wenn ein Herzpatient beispielsweise zwischen einer medikamentösen Behandlung und einem chirurgischen Eingriff wählen muss, kann die Pflegekraft die Vor- und Nachteile jeder Option in einfacher Sprache erklären: "Wenn Sie sich für Medikamente entscheiden, könnte das helfen, die Symptome ohne Operation zu verringern, aber es erfordert eine regelmäßige Überwachung und kann Nebenwirkungen haben. Eine Operation könnte das Problem dauerhafter lösen, ist aber mit den Risiken einer Operation verbunden".

Die Klärung der Optionen ermöglicht es dem Patienten, besser zu verstehen, was auf dem Spiel steht, Fragen zu stellen und seine Präferenzen zu diskutieren, ohne durch Unsicherheit oder die Angst vor einer falschen Entscheidung gelähmt zu werden. Diese Transparenz fördert einen offenen Dialog zwischen dem Patienten und dem Behandlungsteam.

Ermutigen Sie den Patienten, seine Vorlieben zu äußern

In einem Prozess der gemeinsamen Entscheidungsfindung ist es von entscheidender Bedeutung, dass der Patient sich **angehört** und ermutigt fühlt, seine Vorlieben, Bedenken und Erwartungen zu äußern. Der Pfleger, der häufig regelmäßig und über einen längeren Zeitraum mit dem Patienten in Kontakt steht, kann eine Schlüsselrolle bei der Förderung dieser Äußerungen spielen. Er kann z. B. offene Fragen stellen, die den Patienten dazu auffordern, seine Gedanken mitzuteilen: "Wie fühlen Sie sich in Bezug auf diese Optionen?", "Gibt es etwas, das Ihnen in Bezug auf die Behandlung Sorgen bereitet?" oder "Haben Sie Präferenzen, wie Sie gerne behandelt werden möchten?".

Indem die Pflegekraft dem Patienten ermöglicht, seine Vorlieben zu verbalisieren, trägt sie dazu bei, dass der Patient seine eigene Gesundheit aktiv mitgestalten kann. Dies kann auch dem medizinischen Team helfen, die Prioritäten des Patienten besser zu verstehen und den Pflegeplan entsprechend anzupassen. Beispielsweise kann ein Patient eine Präferenz für eine Behandlung äußern, die es ihm ermöglicht, eine gewisse Autonomie oder einen bestimmten Lebensstil aufrechtzuerhalten. Das Behandlungsteam kann diese Informationen dann berücksichtigen, um einen Ansatz vorzuschlagen, der diese Wünsche respektiert.

Unterstützung der Entscheidungsfindung in Zeiten des Zweifels

Manchen Patienten fällt es schwer, eine Entscheidung zu treffen, insbesondere wenn die Optionen mit Risiken oder Unsicherheiten verbunden sind. In solchen Fällen kann der Pfleger helfen, **die Herausforderungen zu klären**, indem er die Informationen in einfachere Schritte zerlegt und gleichzeitig emotionale Unterstützung anbietet. Ein unentschlossener Patient kann ermutigt werden, sich die nötige Zeit zum Nachdenken zu nehmen, zusätzliche Fragen zu stellen oder seine Bedenken mit seiner Familie zu besprechen.

Der Pflegende kann den Patienten auch daran erinnern, dass die Entscheidung nicht sofort getroffen werden muss, wenn die Zeit es zulässt, und dass es normal ist, mehr Informationen oder Zeit zum Nachdenken zu benötigen. Dies kann dazu beitragen, den Druck zu mindern, den der Patient angesichts einer schwierigen Wahl empfindet, indem er den Raum erhält, den er braucht, um eine fundierte und ruhige Entscheidung zu treffen.

Die Familie in die Entscheidungsfindung einbeziehen

In vielen Fällen, insbesondere wenn der Patient schutzbedürftig oder älter ist, spielt die **Familie** eine wichtige Rolle im Entscheidungsprozess. Der Pflegende kann die Kommunikation zwischen dem Patienten, der Familie und dem Behandlungsteam erleichtern, indem er sicherstellt, dass alle Beteiligten die Optionen und die Auswirkungen der zu treffenden Entscheidungen verstehen. Manchmal kann die Familie Werte und Vorlieben mitbringen, die der Patient nur ungern allein äußert, oder umgekehrt kann sie eine entscheidende Stütze sein, wenn es darum geht, dem Patienten bei der Klärung seiner Erwartungen zu helfen.

Der Pflegende kann konstruktive Diskussionen fördern, indem er einen respektvollen Dialog zwischen allen Parteien ermöglicht. Wenn ein Patient z. B. zwischen zwei Behandlungen schwankt, die Familie aber über die Risiken eines chirurgischen Eingriffs besorgt ist, kann der Pflegende ein **Beratungsgespräch** mit dem Arzt, dem Patienten und seinen Angehörigen vorschlagen, um gemeinsam die besten Optionen zu besprechen und dabei den Willen des Patienten zu respektieren. Dieser kollaborative Ansatz hilft, Spannungen oder Missverständnisse zu vermeiden, und stellt sicher, dass die endgültige Entscheidung von allen verstanden und akzeptiert wird.

Gewährleistung einer fundierten Entscheidungsfindung

Damit der Prozess der gemeinsamen Entscheidungsfindung wirklich effektiv ist, ist es von entscheidender Bedeutung, dass sichergestellt wird, dass der Patient eine **informierte** Entscheidung trifft, d. h. dass er die **Vorteile, Risiken und Alternativen** jeder vorgeschlagenen Option versteht. Die Pflegekraft muss in Verbindung mit dem medizinischen Team sicherstellen, dass der Patient über alle Informationen verfügt, die er benötigt, um eine informierte Wahl zu treffen.

Dies bedeutet, dass man sich vergewissert, dass der Patient die ihm gegebenen Informationen verstanden hat, und alle seine Fragen klar und transparent beantwortet. Wenn es noch Unklarheiten gibt, kann der Pfleger den Patienten an einen Arzt oder Spezialisten verweisen, der genauere Antworten geben kann. Auch wenn der Patient eine Entscheidung entgegen dem ärztlichen Rat treffen möchte, ist es wichtig, diese Entscheidung zu respektieren, solange sie auf einem vollständigen Verständnis der Auswirkungen beruht.

Förderung der Autonomie und der Achtung der Werte des Patienten

Schließlich bedeutet die Erleichterung einer gemeinsamen Entscheidungsfindung auch, die **Achtung der Werte und Prioritäten** des Patienten zu fördern. Jeder Mensch hat seine eigenen Überzeugungen, Vorlieben und Erwartungen in Bezug auf die Art und Weise, wie er behandelt werden möchte. Manche Patienten bevorzugen vielleicht einen proaktiveren Ansatz mit aggressiven Behandlungen, um ihre Heilungschancen zu maximieren, während andere vielleicht die **Lebensqualität** in den Vordergrund stellen und weniger invasive Behandlungen wählen, auch wenn dies ihre Überlebenschancen verringert.

Die Pflegekraft sollte auf diese Werte hören und dafür sorgen, dass sie im Pflegeprozess respektiert werden. Beispielsweise kann ein todkranker Patient eine palliativmedizinische Versorgung einer Intensivbehandlung vorziehen, und es ist von entscheidender Bedeutung, dass diese Präferenz nicht nur gehört, sondern auch vom gesamten Pflegeteam respektiert wird. Der Pfleger kann eine Vermittlerrolle einnehmen, indem er das Team an die vom Patienten geäußerten Wünsche erinnert und dafür sorgt, dass diese Wahl bei den Therapieentscheidungen berücksichtigt wird.

Umgang mit Konflikten und Stresssituationen innerhalb des Teams

◦ Konflikte am Arbeitsplatz erkennen und lösen

Konflikte am Arbeitsplatz zu erkennen und zu lösen ist eine wichtige Fähigkeit, um ein gesundes und produktives Arbeitsumfeld aufrechtzuerhalten, insbesondere in so anspruchsvollen Bereichen wie dem Gesundheitswesen. Konflikte können aus verschiedenen Gründen entstehen: Missverständnisse, unterschiedliche Ansichten, Kommunikationsprobleme oder Druck aufgrund der beruflichen Verantwortung. Wenn diese Konflikte nicht schnell erkannt und angegangen werden, können sie zu Spannungen innerhalb des Teams, einer Verschlechterung der Pflegequalität und einem geringeren Wohlbefinden am Arbeitsplatz führen. Die Pflegekraft, die täglich mit den anderen Teammitgliedern in Kontakt steht, spielt eine entscheidende Rolle bei der Vermeidung und Lösung von Konflikten.

Konfliktquellen erkennen

Bevor ein Konflikt gelöst werden kann, ist es wichtig, **die Quellen** des Konflikts **zu erkennen**. Konflikte am Arbeitsplatz können zwischenmenschlicher oder organisatorischer Natur sein oder mit unterschiedlichen Auffassungen darüber zusammenhängen, wie mit Verantwortlichkeiten umgegangen wird. Hier sind einige häufige Ursachen für Konflikte im Pflegebereich :

1. **Kommunikationsprobleme**: Missverständnisse oder eine schlechte Informationsweitergabe zwischen Kollegen können zu Fehlern, Frustration und einem Gefühl der Ungerechtigkeit führen. Wenn z. B. Pflegeanweisungen nicht klar erklärt oder falsch interpretiert werden, kann dies zu Spannungen zwischen den Pflegekräften führen.

2. **Ungleiche Arbeitsbelastung**: Das Gefühl, dass einige Teammitglieder eine größere Last zu tragen haben als andere, kann zu Frustration führen. Wenn die Aufgabenverteilung nicht als gerecht empfunden wird, kann es zu Konflikten um die Verantwortlichkeiten kommen.

3. **Unterschiede in der Persönlichkeit oder im Arbeitsstil**: Pflegekräfte kommen oft aus verschiedenen Bereichen und haben unterschiedliche Arbeits- und Reaktionsweisen. Manchmal können diese Unterschiede zu Meinungsverschiedenheiten oder Reibereien führen.

4. **Mangelnde Anerkennung**: Ein weiterer häufiger Konfliktfaktor ist **mangelnde Anerkennung**. Wenn Teammitglieder das Gefühl haben, dass ihre Arbeit oder ihre Bemühungen nicht anerkannt werden, kann dies zu Gefühlen von Frustration oder Ungerechtigkeit führen.

5. **Stress und Müdigkeit**: Das Krankenhausumfeld steht unter hohem Druck, und angesammelter Stress sowie Müdigkeit können kleinere Spannungen verstärken. Unter Stress kann sich eine geringfügige Meinungsverschiedenheit schnell zu einem offenen Konflikt ausweiten.

Erkennen Sie die Warnzeichen

Ein Konflikt äußert sich nicht immer sofort in offener Form. Oft beginnt er mit **subtilen Anzeichen**, wie eingeschränkter Kommunikation, Vermeidungsverhalten oder Veränderungen in den Beziehungen zwischen Kollegen (Verweigerung der Zusammenarbeit, latente Spannungen). Als enges Mitglied des Pflegeteams ist der Pflegehelfer in einer guten Position, um diese Signale zu beobachten. Es ist von entscheidender Bedeutung, auf diese Zeichen zu achten, um eine Eskalation des Konflikts zu verhindern.

Wenn ein Teammitglied z. B. distanzierter wird oder einen trockenen Ton in seinen Gesprächen anschlägt, kann dies auf ein Unbehagen hindeuten. Ebenso ist es ein Zeichen dafür, dass sich ein Konflikt entwickelt, wenn die Gespräche angespannter werden, mit defensiven Antworten oder indirekter Kritik. **Wenn Sie diese Anzeichen** frühzeitig **erkennen,** können Sie die Situation entschärfen, bevor sie eskaliert

ave.

Konflikte durch Kommunikation lösen

Eine **offene und wohlwollende Kommunikation** ist der Schlüssel zur Lösung von Konflikten. Wenn es zu einem Konflikt kommt, ist es entscheidend, einen Raum zu schaffen, in dem jede Person ihre Meinung äußern kann, ohne verurteilt zu werden. Dies erfordert eine **Haltung des aktiven Zuhörens**: Zuhören, was jede Person zu sagen hat, ohne zu unterbrechen, und das Gesagte umformulieren, um sicherzustellen, dass die Botschaft richtig verstanden wurde. Dieses Zuhören hilft, Missverständnisse zu klären und die Bedürfnisse oder Bedenken jeder Partei zu erkennen.

Der Pflegehelfer kann eine **Vermittlerrolle** einnehmen, indem er den Dialog zwischen den Konfliktparteien fördert. Wenn sich z. B. zwei Kollegen über die Aufgabenverteilung streiten, kann die

Pflegekraft eine offene Diskussion vorschlagen, in der jeder seine Empfindungen erläutern kann. In solchen Fällen ist es wichtig, neutral zu bleiben und nicht Partei zu ergreifen, sondern das Gespräch in Richtung konstruktiver Lösungen zu lenken.

Assertivität ist auch eine Schlüsselkompetenz bei der Lösung von Konflikten. Das bedeutet, dass man seine Bedürfnisse oder Meinungsverschiedenheiten auf klare, respektvolle und nicht aggressive Weise ausdrückt. Wenn eine Pflegekraft z. B. der Meinung ist, dass die Arbeitsbelastung ungerecht ist, kann sie sagen: "Ich fühle mich manchmal überlastet und würde gerne über die Aufgabenverteilung sprechen, um zu sehen, wie wir uns gemeinsam besser organisieren können". Dieser Ansatz ermöglicht es, Probleme konstruktiv zu formulieren, ohne den anderen zu beschuldigen oder zu tadeln.

Gemeinsame Lösungen finden

Nachdem jede Partei ihren Standpunkt dargelegt hat, besteht das Ziel darin, **gemeinsame Lösungen zu finden**, mit denen alle einverstanden **sind**. Dies beinhaltet oft **Kompromisse**, bei denen jede Partei bereit ist, einen Schritt auf die andere zuzugehen, um das Gleichgewicht wiederherzustellen. Wenn der Konflikt z. B. die Aufgabenverteilung betrifft, kann das Team die Arbeitsorganisation überprüfen und einen neuen Zeitplan erstellen, der die Einschränkungen aller Beteiligten berücksichtigt.

Die Pflegekraft kann **konkrete Lösungen** vorschlagen, die den Bedürfnissen aller Beteiligten gerecht werden. Wenn das Problem z. B. eine mangelnde Kommunikation zwischen den Teammitgliedern betrifft, kann vorgeschlagen werden, **regelmäßige Treffen** oder formelle Momente des Austauschs einzurichten, um die Informationsweitergabe zu verbessern. Durch solche Initiativen können die Quellen von Missverständnissen verringert und ein ruhigeres Arbeitsklima gefördert werden.

Es ist wichtig, dass die gefundenen Lösungen **realistisch und umsetzbar** sind. Manchmal lässt sich ein Konflikt schon durch kleine Anpassungen lösen, z. B. durch eine bessere Organisation der Pflege oder eine Klärung der Rollen aller Beteiligten. Die Nachverfolgung der getroffenen Entscheidungen ist ebenfalls von entscheidender Bedeutung, um sicherzustellen, dass die Spannungen in Zukunft nicht wieder auftreten.

Konflikten vorbeugen: eine Kultur des Respekts und der Zusammenarbeit schaffen

Der beste Weg, einen Konflikt zu lösen, besteht darin, ihn zu **vermeiden**, indem man ein Arbeitsumfeld schafft, in dem Respekt, Zusammenarbeit und Kommunikation zentrale Werte sind. Im Pflegebereich, wo oft Stress und Druck herrschen, ist es von entscheidender Bedeutung, eine **Kultur der** gegenseitigen **Unterstützung** und Anerkennung zu fördern.

Die Förderung eines regelmäßigen Austauschs innerhalb des Teams, sei es durch Teamsitzungen oder informelle Momente, hilft, **Frustrationen** vorwegzunehmen und Probleme anzusprechen, bevor sie zu Konfliktquellen werden. Darüber hinaus fördert das Hervorheben der Bemühungen jedes Einzelnen und die Wertschätzung der Teamarbeit ein positives Klima, in dem sich jeder in seiner Rolle anerkannt fühlt.

Schulungen zum Konfliktmanagement können auch eine proaktive Lösung sein, um Teams besser auf den Umgang mit Meinungsverschiedenheiten vorzubereiten. Wenn Sie lernen, die Anzeichen eines sich anbahnenden Konflikts zu erkennen, Techniken der assertiven Kommunikation anzuwenden und Situationen ruhig und rational zu bewältigen, können Sie Spannungen entschärfen, bevor sie eskalieren.

Mit Emotionen umgehen und gelassen reagieren

In einem Konflikt spielen **Emotionen** oft eine zentrale Rolle. Wut, Frustration oder das Gefühl der Ungerechtigkeit können die Spannungen verstärken. Daher ist es entscheidend zu lernen, wie man mit den eigenen Emotionen umgeht, aber auch, wie man die Emotionen anderer erkennt. Wenn ein Kollege wütend oder aufgebracht ist, sollte der Pflegehelfer **Ruhe und Geduld** zeigen und **es** vermeiden, im gleichen Ton zu antworten. Die Fähigkeit, **Emotionen** zu **deeskalieren**, indem man ruhig bleibt und einen Raum für einen beruhigten Dialog bietet, ist entscheidend, um zu verhindern, dass ein Konflikt eskaliert.

Wenn die Emotionen zu stark sind, um im Moment eine konstruktive Diskussion zu ermöglichen, kann es hilfreich sein, einen **Schritt zurückzutreten** und vorzuschlagen, das Gespräch wieder aufzunehmen, sobald sich alle wieder beruhigt haben. So lassen sich impulsive Worte oder Handlungen vermeiden, die den Konflikt noch verschärfen könnten.

  ◦ Strategien der gewaltfreien Kommunikation

Die **Gewaltfreie Kommunikation** (GFK) ist ein Kommunikationsansatz, der auf Einfühlungsvermögen, Wohlwollen und gegenseitigem Verständnis beruht. Sie zielt darauf ab, einen respektvollen und konstruktiven Dialog zu führen, selbst in Situationen, in denen Spannungen oder Meinungsverschiedenheiten herrschen. Diese von Marshall Rosenberg entwickelte Methode beruht auf der Idee, dass jede Person, indem sie ihre Bedürfnisse klar zum Ausdruck bringt und auf die Bedürfnisse anderer eingeht, Konflikte entschärfen und harmonischere Beziehungen fördern kann. Im Arbeitsumfeld, insbesondere im Gesundheitswesen, kann die Anwendung der gewaltfreien Kommunikation den Austausch zwischen Kollegen verbessern, die Zusammenarbeit in Teams stärken, Konflikten vorbeugen und gleichzeitig eine bessere Lebensqualität am Arbeitsplatz fördern.

Die Grundprinzipien der gewaltfreien Kommunikation

Die gewaltfreie Kommunikation beruht auf vier wesentlichen Prinzipien: **Beobachten, Gefühle ausdrücken, Bedürfnisse erkennen** und **klare Forderungen stellen.** Wenn diese Prinzipien fließend angewendet werden, können sie einen respektvollen und konstruktiven Dialog fördern.

1. **Beobachtung**: Der erste Schritt der NVC besteht darin, die Fakten objektiv zu beobachten, ohne zu urteilen oder zu interpretieren. Es geht darum, die Situation so zu beschreiben, wie sie ist, ohne Kritik oder Anschuldigungen zu äußern. Wenn z. B. ein Kollege zu spät zu einer Besprechung kommt, könnte man statt "Du kommst immer zu spät, das ist respektlos" sagen: "Heute bist du 20 Minuten nach Beginn der Besprechung gekommen.".

2. **Gefühle** : Im zweiten Schritt geht es darum, auszudrücken, wie man sich angesichts der beobachteten Situation fühlt, indem man präzise Begriffe verwendet, um seine Emotionen zu beschreiben. Es ist wichtig, nicht den anderen zu beschuldigen, diese Emotionen hervorgerufen zu haben, sondern sich auf das zu konzentrieren, was man selbst empfindet. Beispiel: "Ich fühle mich frustriert und gestresst, wenn das Meeting nicht zur vereinbarten Zeit beginnt.".

3. **Bedürfnisse**: Als Nächstes fordert die NVC dazu auf, die Bedürfnisse hinter diesen Gefühlen zu erkennen. Dies hilft zu verstehen, warum eine Situation uns auf diese Weise beeinflusst. Zum Beispiel: "Ich brauche, dass die Besprechungen pünktlich beginnen, damit wir unseren Zeitplan einhalten und effektiv arbeiten können.".

4. **Bitte**: Schließlich besteht der letzte Schritt darin, eine konkrete, positive und realistische Bitte zu formulieren,

um die Situation zu verbessern oder die geäußerten Bedürfnisse zu erfüllen. Dabei geht es nicht darum, Befehle zu erteilen, sondern den anderen zur Zusammenarbeit aufzufordern. Zum Beispiel: "Wäre es möglich, dass wir die nächsten Besprechungen pünktlich beginnen oder gemeinsam einen besseren Zeitplan vereinbaren?".

Diese vier Schritte, die in einer flüssigen und respektvollen Weise befolgt werden, ermöglichen es, **Spannungen** zu **entschärfen**, indem sie Empathie, Zuhören und Klarheit in den Gesprächen fördern. Sie bieten einen einfachen, aber wirkungsvollen Rahmen, um die Qualität der Interaktionen in manchmal stressigen oder angespannten Arbeitsumgebungen zu verbessern.

Empathie zur Förderung des gegenseitigen Verständnisses einsetzen

Eine der Säulen der gewaltfreien Kommunikation ist **die Empathie**, d. h. die Fähigkeit, sich in die Lage des anderen zu versetzen, um seine Gefühle und Bedürfnisse zu verstehen. Wenn wir diese Fähigkeit entwickeln, können wir besser verstehen, wie sich unser Gegenüber fühlt, und angemessener reagieren.

Wenn z. B. in einem Pflegekontext ein Kollege gereizt oder angespannt wirkt, kann man durch Einfühlungsvermögen wahrnehmen, dass sein Verhalten vielleicht mit Müdigkeit, Druck oder persönlichen Sorgen zusammenhängt und nicht mit der bewussten Absicht, Spannungen zu erzeugen. Wenn man dies erkennt, kann man eine wohlwollendere Haltung einnehmen und es vermeiden, aggressiv zu reagieren oder die Dinge persönlich zu nehmen.

Um Empathie zu fördern, ist es wichtig, **auf nonverbale Signale** (Gesichtsausdruck, Tonfall, Körperhaltung) zu **achten**, die oft Aufschluss darüber geben, was die andere Person fühlt, auch wenn sie ihre Gefühle nicht direkt ausdrückt. Aktives Zuhören ist ebenfalls von entscheidender Bedeutung: Das bedeutet, dass man dem, was der andere sagt, volle Aufmerksamkeit schenkt, ohne zu unterbrechen oder zu versuchen, sofort eine Antwort zu formulieren. Wenn man die Äußerungen des anderen umformuliert, um zu überprüfen, ob man ihn richtig verstanden hat ("Wenn ich dich richtig verstehe, fühlst du dich wegen der Arbeitsbelastung unter Druck gesetzt?"), zeigt man, dass man aufpasst und zu verstehen versucht, was den Dialog und die Offenheit stärkt.

Praktizieren Sie Selbstempathie, um besser mit Ihren Emotionen umgehen zu können.

In der gewaltfreien Kommunikation ist es auch wichtig, **Selbstempathie** zu kultivieren: Das bedeutet, die eigenen Gefühle zu erkennen und zu akzeptieren, ohne sie zu bewerten oder zu unterdrücken. Wenn wir besser auf unsere Bedürfnisse und Gefühle hören, sind wir besser dafür gerüstet, stressige oder konfliktreiche Situationen mit Ruhe und Klarheit zu bewältigen.

Wenn wir gestresst sind oder von unseren Gefühlen überwältigt werden, reagieren wir leicht impulsiv oder defensiv. Wenn wir uns einen Moment Zeit nehmen, um Selbstempathie zu üben, können wir erkennen, was wir fühlen, unsere unerfüllten Bedürfnisse identifizieren und eine konstruktivere Art wählen, mit der Situation umzugehen. Wenn uns z. B. die Bemerkung eines Kollegen verletzt, können wir uns einen Moment Zeit nehmen und uns sagen: "Ich fühle mich verletzt, weil ich bei meiner Arbeit Respekt und Anerkennung benötige. Wenn wir die Quelle unserer Emotionen identifizieren, sind wir anschließend besser in der Lage, unsere Gefühle auf gewaltfreie und respektvolle Weise zu kommunizieren.

Selbstempathie ist auch entscheidend, um emotionale Erschöpfung in anspruchsvollen Arbeitsumgebungen zu vermeiden. Wer sich regelmäßig Zeit nimmt, um sich mit seinen eigenen Gefühlen und Bedürfnissen zu verbinden, kann seinen Stress besser regulieren und ein gesünderes emotionales Gleichgewicht aufrechterhalten.

Meinungsverschiedenheiten ausdrücken, ohne anzugreifen

Im beruflichen Umfeld ist es ganz natürlich, dass es zu **Meinungsverschiedenheiten** kommt, sei es über Entscheidungen, Arbeitsmethoden oder Prioritäten. Die gewaltfreie Kommunikation ermöglicht es, eine Meinungsverschiedenheit auszudrücken, ohne den anderen anzugreifen oder zu verletzen, und dabei in einer Dynamik des Dialogs und der Zusammenarbeit zu bleiben.

Wenn man eine Meinungsverschiedenheit äußert, ist es wichtig, sich **auf die Fakten zu konzentrieren** und Anschuldigungen oder Verallgemeinerungen zu vermeiden. Statt zu sagen: "Du achtest nie auf andere", wäre es z. B. effektiver zu sagen: "Mir ist aufgefallen, dass du bei unserer letzten Besprechung die Vorschläge des Teams nicht berücksichtigt hast". Zweitens kann man durch das Ausdrücken der eigenen **Gefühle** und **Bedürfnisse** vermeiden, dass der andere in eine Verteidigungsposition gedrängt wird: "Ich war frustriert, weil ich das Bedürfnis hatte, dass meine Ideen angehört und berücksichtigt werden".

Schließlich ist es hilfreich, eine **konstruktive Bitte** zu formulieren, um die Situation in Zukunft zu verbessern: "Wäre es möglich, dass wir uns beim nächsten Treffen mehr Zeit nehmen, um die Vorschläge jedes Einzelnen zu besprechen?". Diese Vorgehensweise ermöglicht es, Meinungsverschiedenheiten auf respektvolle Weise zum Ausdruck zu bringen, und öffnet die Tür für Kooperation statt Konfrontation.

Mit Kritik wohlwollend umgehen

Im Arbeitsumfeld ist es nicht ungewöhnlich, **Kritik** zu erhalten, sei sie nun konstruktiv oder nicht. Die Gewaltfreie Kommunikation bietet einen Ansatz, um diese Kritik gelassener entgegenzunehmen und nicht mit Aggression oder Abwehr zu reagieren.

Wenn wir Kritik erhalten, ist es wichtig, sich daran zu erinnern, dass diese Kritik oft ein **unerfülltes Bedürfnis** oder ein Gefühl der anderen Person zum Ausdruck bringt. Anstatt sie als persönlichen Angriff zu empfinden, können wir versuchen zu verstehen, was hinter der Kritik steckt. Wenn ein Kollege z. B. sagt: "Du bist immer zu spät mit deinen Berichten", können wir versuchen, das Bedürfnis hinter dieser Bemerkung zu verstehen: "Du scheinst frustriert über die Verzögerungen bei den Berichten zu sein. Brauchst du vielleicht mehr Pünktlichkeit, um die Fristen einzuhalten?".

Diese offene Haltung hilft, Spannungen zu entschärfen und Kritik in eine Chance zur Verbesserung der Kommunikation und Zusammenarbeit zu verwandeln.

Klare und respektvolle Forderungen formulieren

Ein zentraler Aspekt der gewaltfreien Kommunikation ist die Fähigkeit, **klare**, realistische und respektvolle **Bitten zu formulieren**, um ein Problem zu lösen oder eine Situation zu verbessern. Die Bitten sollten präzise, positiv (formuliert in Bezug auf die zu erfüllenden Handlungen und nicht auf das, was der andere nicht mehr tun soll) und die Autonomie des anderen respektierend sein.

Anstatt **Forderungen** zu stellen, die Widerstand hervorrufen können, geht es darum, **kollaborative Lösungen** vorzuschlagen. Wenn ein Kollege z. B. dazu neigt, Besprechungen zu unterbrechen, kann man statt "Du musst aufhören zu unterbrechen" eine positive Bitte formulieren: "Wäre es möglich, eine Runde zu machen, damit jeder etwas sagen kann, ohne unterbrochen zu werden?". Dieser Ansatz ebnet den Weg für einen respektvollen Dialog und die Suche nach Kompromissen.

○ Bedeutung des aktiven Zuhörens und des konstruktiven Feedbacks

Aktives Zuhören und **konstruktives Feedback** sind zwei grundlegende Säulen für eine effektive und wohlwollende Kommunikation in jedem Arbeitsumfeld, vor allem aber in Umgebungen, in denen menschliche Interaktionen von zentraler Bedeutung sind, wie im Gesundheitssektor. Diese beiden Fähigkeiten verbessern die Qualität des Austauschs zwischen Kollegen, stärken den Teamzusammenhalt, fördern die persönliche und berufliche Entwicklung und sorgen für ein Klima des Vertrauens und des gegenseitigen Respekts. Aktives Zuhören und konstruktives Feedback sind nicht nur Kommunikationswerkzeuge, sondern Ansätze, die den Menschen wertschätzen, einen authentischen Dialog schaffen und zur Problemlösung und zum kollektiven Wachstum beitragen.

Die Bedeutung des aktiven Zuhörens

Aktives Zuhören ist viel mehr als nur zuhören. Es bedeutet, dass man voll präsent und aufmerksam ist, wenn der andere spricht, und versucht, nicht nur die Worte, sondern auch die Gefühle, Absichten und Bedürfnisse zu verstehen, die dem Gesagten zugrunde liegen. Sie erfordert volle Aufmerksamkeit, die frei von Beurteilungen oder Unterbrechungen ist, um einen Raum zu schaffen, in dem sich der Gesprächspartner gehört, verstanden und respektiert fühlt. In einem Arbeitsumfeld, vor allem im Gesundheitswesen, in dem menschliche Interaktionen häufig und entscheidend sind, kann aktives Zuhören Missverständnissen vorbeugen, die Qualität der Pflege verbessern und die Arbeitsbeziehungen stärken.

Aktives Zuhören beruht auf mehreren Schlüsselelementen:

1. **Volle Präsenz**: Wirklich für den anderen verfügbar sein, ohne Ablenkungen. Das bedeutet, Augenkontakt zu halten, eine offene Körperhaltung einzunehmen und zu vermeiden, das Telefon zu konsultieren oder an etwas anderes zu denken. In einem Krankenhaus, in dem das

Pflegepersonal oft überlastet ist, erfordert aktives Zuhören eine bewusste Anstrengung, um sich für jede Person Zeit zu nehmen, sei es ein Kollege oder ein Patient.

2. **Verbale und nonverbale Reaktionen**: Durch nonverbale (Kopfnicken, Lächeln, Gesichtsausdrücke) und verbale Signale ("Ich sehe", "Ich verstehe") kann man zeigen, dass man dem Gesagten aufmerksam folgt. Diese Zeichen, auch wenn sie subtil sind, signalisieren dem Gesprächspartner, dass seine Worte beachtet werden. Wenn beispielsweise ein Pfleger einem Patienten oder einem Kollegen zuhört, der ein Problem äußert, geben seine nonverbalen Reaktionen der Person das Gefühl, verstanden und beruhigt zu werden.

3. **Reformulierung und Klärung**: Um sicherzustellen, dass man verstanden hat, was der andere geäußert hat, ist es hilfreich, die Äußerungen des anderen umzuformulieren, z. B. indem man sagt: "Wenn ich es richtig verstanden habe, fühlst du dich diese Woche durch das Arbeitspensum gestresst, richtig?". Mit dieser Technik kann man nicht nur überprüfen, ob die Botschaft angekommen ist, sondern auch zeigen, dass man das Gesagte für wichtig hält.

4. **Empathie**: Zum aktiven Zuhören gehört auch, dass man versucht, sich in die Lage des anderen zu versetzen, indem man nicht nur seine Worte, sondern auch seine Gefühle versteht. Es geht darum, die Gefühle zu erkennen, die sich hinter den Worten verbergen, wodurch die Bindung zum Gesprächspartner gestärkt und der Dialog erleichtert wird. Wenn ein Kollege z. B. Ärger äußert, kann man durch aktives Zuhören verstehen, dass dieser Ärger vielleicht das Ergebnis von Müdigkeit oder Stress ist und nicht ein persönlicher Angriff.

Aktives Zuhören ist daher ein mächtiges Instrument, um **Spannungen** zu **entschärfen**, Arbeitsbeziehungen zu verbessern und ein besseres Verständnis der Erwartungen und Bedürfnisse zu gewährleisten. Es fördert ein Klima des Respekts und des Vertrauens, das für eine harmonische Zusammenarbeit unerlässlich ist.

Die Vorteile des aktiven Zuhörens im beruflichen Umfeld

Aktives Zuhören kostet zwar Zeit und Energie, bringt aber viele Vorteile mit sich, insbesondere in einem Arbeitsumfeld wie dem Gesundheitswesen, in dem Koordination und Kommunikation von entscheidender Bedeutung sind.

1. **Verringerung von Missverständnissen**: Durch aktives Zuhören stellen die Pflegekräfte sicher, dass die ausgetauschten Informationen richtig verstanden werden. Dadurch können Fehler bei der Betreuung von Patienten oder bei der Aufgabenverteilung vermieden werden. Indem die Pflegekraft beispielsweise umformuliert, was ein Arzt oder eine Pflegekraft gefragt hat, stellt sie sicher, dass die Anweisungen richtig umgesetzt werden.

2. **Verbesserung der Beziehungen** : Wenn sich eine Person angehört und verstanden fühlt, ist sie eher bereit, mit anderen zusammenzuarbeiten und sich in die Teamarbeit einzubringen. Aktives Zuhören stärkt somit den Zusammenhalt und das Verständnis innerhalb von Teams und schafft ein ruhigeres und kooperativeres Arbeitsumfeld.

3. **Vertrauensbildung**: Ein Mitarbeiter oder Patient, der sich angehört fühlt, ist eher bereit, seinem Gegenüber zu vertrauen. Dies ist besonders wichtig in der Beziehung zwischen Behandler und Patient, wo Vertrauen ein Schlüsselfaktor für den Heilungsprozess und die Einhaltung von Behandlungen ist.

4. **Schnelle Problemlösung**: Wer sich die Probleme oder Frustrationen seiner Kollegen aktiv anhört, ist eher in der

Lage, schnell und konstruktiv Lösungen zu finden. Zuhören hilft, die tatsächlichen Ursachen von Konflikten oder Schwierigkeiten zu erkennen und angemessen darauf zu reagieren.

Die Bedeutung von konstruktivem Feedback

Konstruktives Feedback ist der andere Teil einer effektiven Kommunikation. Es hilft, die Leistung zu verbessern, Fehler zu korrigieren und gute Praktiken zu fördern. Wenn konstruktives Feedback wohlwollend und präzise gegeben wird, bringt es nicht nur **den anderen weiter**, sondern stärkt auch die Arbeitsbeziehung, indem es einen Raum für Austausch und gegenseitiges Lernen schafft.

Effektives Feedback muss :

1. **Spezifisch**: Es ist wichtig, Verallgemeinerungen zu vermeiden ("Du machst das immer falsch") und sich auf konkrete, beobachtbare Fakten zu konzentrieren. Statt zu sagen: "Du bringst dich nicht genug ein", ist es z. B. effektiver zu sagen: "Bei der letzten Besprechung hast du geschwiegen, obwohl wir deine Meinung zur Organisation der Pflege brauchten".

2. **Zukunftsorientiert** : Konstruktives Feedback sollte nicht nur darauf hinweisen, was nicht funktioniert hat, sondern auch Lösungen für die Zukunft anbieten. Es ist wichtig, die Person zu konkreten Verbesserungen zu führen: "Beim nächsten Mal wäre es hilfreich, wenn du deine Ideen gleich zu Beginn des Treffens mitteilst, damit wir deine Vorschläge einbeziehen können".

3. **Respektvoll und wohlwollend** : Der Ton und die Art und Weise, wie das Feedback gegeben wird, sind genauso wichtig wie die Botschaft selbst. Es ist wichtig, respektvoll zu bleiben und nicht die Person zu beurteilen oder zu kritisieren, sondern vielmehr ihre Handlungen. Das Ziel ist es, den anderen zu ermutigen, Fortschritte zu machen, und nicht, ihn zu beschuldigen oder zu demütigen. Anstatt zu sagen "Du bist wirklich unorganisiert", kann man z. B. sagen "Mir ist aufgefallen, dass einige Aufgaben nicht priorisiert wurden, was zu Verzögerungen geführt hat. Ich denke, man könnte die Organisation verbessern, indem man die Aufgaben nach Prioritäten ordnet".

4. **Ausgewogen**: Ein gutes Feedback sollte nicht ausschließlich negativ sein. Ebenso wichtig ist es, **Positives anzuerkennen**, damit sich die Person wertgeschätzt und motiviert fühlt. Wenn man zunächst hervorhebt, was gut gemacht wurde, schafft man einen Vertrauensrahmen, bevor man Verbesserungsmöglichkeiten vorschlägt.

Die Vorteile von konstruktivem Feedback

Konstruktives Feedback bietet, wenn es richtig formuliert ist, viele Vorteile, sowohl für die individuelle Entwicklung als auch für die Verbesserung der kollektiven Leistung.

1. **Fördert die berufliche Entwicklung**: Indem die Person ein klares Feedback zu ihren Handlungen erhält, kann sie ihre Stärken und verbesserungswürdige Bereiche erkennen. Dies fördert ihr Lernen und ihre Weiterentwicklung und stärkt ihre Motivation, sich weiterzuentwickeln.

2. **Stärkt das Vertrauen und die Zusammenarbeit**: Ein auf respektvolle Weise gegebenes Feedback schafft ein Klima des Vertrauens und des offenen Dialogs. Wer sich angehört und auf seinem Weg begleitet fühlt, ist eher bereit, konstruktiv mit seinen Kollegen zusammenzuarbeiten.

3. **Fehler schnell korrigieren**: Durch konstruktives Feedback können Fehler oder unangemessenes Verhalten korrigiert werden, bevor sie sich verfestigen. Indem man ein Problem schnell und wohlwollend anspricht, kann man verhindern, dass es sich ausweitet.

4. **Fördert gute Praktiken**: Positives Feedback zu geben, verstärkt angemessenes Verhalten und ermutigt die Mitarbeiter, in die gleiche Richtung weiterzumachen. Dies trägt dazu bei, im Team eine Kultur der Anerkennung und Wertschätzung von Anstrengungen zu etablieren.

Aktives Zuhören und konstruktives Feedback verbinden

Die Wirksamkeit von Feedback beruht zu einem großen Teil auf aktivem Zuhören. Bevor man ein Feedback gibt, ist es wichtig, der Person zuzuhören, ihre Perspektive und ihre Gefühle zu verstehen. So kann man das Feedback kontextualisieren, Missverständnisse vermeiden und seine Botschaft an die Realität des anderen anpassen. Ebenso ist beim Erhalt von Feedback aktives Zuhören wichtig, um die angesprochenen Punkte richtig zu verstehen und Verbesserungsmöglichkeiten zu identifizieren.

Durch die Kombination dieser beiden Fähigkeiten wird ein Rahmen für einen respektvollen und produktiven Austausch geschaffen, in dem sich jeder Einzelne gehört, wertgeschätzt und in seiner persönlichen und beruflichen Entwicklung unterstützt fühlt.

Schlussfolgerung

- **Abschließende Überlegungen zur Rolle des Pflegehelfers in der Kardiologie**
  - ○ Bedeutung von Engagement und Leidenschaft für den Beruf

Engagement und Leidenschaft für den Beruf sind wesentliche Elemente, die über die bloße Ausführung der täglichen Aufgaben hinausgehen und der Arbeit echte Bedeutung und Tiefe verleihen. In Gesundheitsberufen wie dem der Krankenpflegehelfer sind Engagement und Leidenschaft nicht nur geschätzte Eigenschaften, sondern Werte, die für die Qualität der Pflege und das Wohlbefinden der Patienten unerlässlich sind. Diese beiden motivierenden Kräfte verleihen jeder beruflichen Handlung einen Sinn, indem sie manchmal repetitive oder anstrengende Aufgaben in Handlungen verwandeln, die von Mitgefühl, Hingabe und Verantwortung geprägt sind. Sie sind auch wichtige Triebfedern für die Resilienz gegenüber den Schwierigkeiten und Herausforderungen des Alltags.

Engagement: ein Grundpfeiler für die Qualität der Pflege

Engagement im Beruf bedeutet, eine persönliche Investition zu zeigen, die über die bloße Ausführung von Aufgaben hinausgeht. Es ist ein Engagement nicht nur für die eigene Rolle, sondern vor allem für die Patienten, die Kollegen und das gesamte Pflegesystem. Eine engagierte Pflegekraft ist jemand, der alles daran setzt, in jedem Moment sein Bestes zu geben und jeden Patienten als einzigartige Person mit besonderen Bedürfnissen zu betrachten.

Im Rahmen der Pflege zeigt sich das Engagement auf verschiedene Weise:

1. **Verantwortung übernehmen**: Ein engagierter Pflegehelfer nimmt sich seine Verantwortung zu Herzen. Er achtet darauf, die Pflegeprotokolle genau einzuhalten, aber auch die Bedürfnisse der Patienten zu antizipieren, selbst wenn sie nicht ausdrücklich geäußert werden.

Dieses Engagement garantiert eine umfassende und qualitativ hochwertige Pflege. Eine Pflegekraft, die sich beispielsweise um die Schmerzen eines Patienten sorgt, wird nicht nur die medizinischen Anweisungen befolgen, sondern auch dafür sorgen, dass sich der Patient angehört und verstanden fühlt, und aktiv auf Anzeichen einer Verschlechterung achten.

2. **Initiative ergreifen**: Engagement geht oft mit **Initiative** einher. Ein engagierter Pfleger wartet nicht nur darauf, dass ihm gesagt wird, was er tun soll, sondern trifft auch fundierte Entscheidungen im Interesse der Patienten. Wenn er beispielsweise eine mögliche Komplikation bei einem Patienten vorhersieht, kann er das Pflegeteam alarmieren, bevor sich die Situation verschlimmert.

3. **Sich in die Beziehung zu den Patienten einbringen** : Das Engagement im Pflegeberuf beschränkt sich nicht auf technische Handgriffe. Es geht auch darum, eine menschliche Beziehung zu den Patienten aufzubauen, auf ihre Emotionen und Ängste zu achten und sie mit Einfühlungsvermögen zu unterstützen. Ein engagierter Pfleger hört zu, beruhigt und begleitet den Patienten auf seinem Weg der Genesung, indem er ihm nicht nur Pflege, sondern auch eine tröstende Präsenz bietet.

4. **Effektiv zusammenarbeiten** : Engagement bedeutet auch, im Pflegeteam sein Bestes zu geben. Ein engagierter Pflegehelfer arbeitet mit den anderen Teammitgliedern zusammen, teilt seine Beobachtungen mit, hört anderen zu und bringt Ideen zur Verbesserung der Pflege ein. Diese Investition in den Teamgeist trägt zu einem harmonischeren Arbeitsumfeld bei, in dem sich jeder unterstützt fühlt.

Leidenschaft: eine treibende Kraft angesichts von Herausforderungen

Die **Leidenschaft** für den Beruf ist eine weitere wichtige Zutat, die das Engagement nährt. Sie ermöglicht es, die Schwierigkeiten des Alltags zu überwinden, Herausforderungen mit Entschlossenheit zu begegnen und in den Anstrengungen einen Sinn zu sehen. Die Leidenschaft für den Beruf des Krankenpflegehelfers ist vor allem eine tiefe Liebe zur Pflege anderer Menschen, ein aufrichtiger Wunsch zu helfen, zu lindern und einen Unterschied im Leben der Patienten zu machen.

1. **In jeder Geste einen Sinn finden**: Leidenschaft ermöglicht es, jede berufliche Geste nicht als bloße Pflicht, sondern als sinnstiftende Handlung zu sehen. Ob es darum geht, einem Patienten beim Aufstehen zu helfen, ihn hygienisch zu pflegen oder ihn nach einem Eingriff zu beruhigen, diese Handlungen erhalten eine neue Dimension, wenn die Leidenschaft den Pfleger antreibt. Sie verwandelt das Gewöhnliche in einen Akt des Wohlwollens und der Aufmerksamkeit. Dieser Sinn, der jeder Handlung verliehen wird, stärkt die Motivation und macht jeden Arbeitstag befriedigender.

2. **Der Erschöpfung widerstehen** : Berufe im Gesundheitswesen sind oft anstrengend, sowohl physisch als auch psychisch. Der Kontakt mit Krankheiten, Schmerzen und manchmal auch dem Tod kann auf die Moral drücken. Hier wird die Leidenschaft für den Beruf zu einer wesentlichen Triebfeder. Sie ermöglicht es, zusätzliche Energie zu schöpfen, um selbst in den schwierigsten Momenten weiterzumachen. Ein leidenschaftlicher Pfleger findet Trost in dem Gedanken, dass er Tag für Tag dazu beiträgt, das Leben anderer Menschen zu verbessern, was ihm die Kraft gibt, Momente der Müdigkeit oder Entmutigung zu überwinden.

3. **Innovativ sein und sich verbessern** : Leidenschaft führt auch dazu, dass man immer besser werden will. Ein leidenschaftlicher Pfleger gibt sich nicht mit dem Status quo zufrieden. Sie versucht, ihre Fähigkeiten zu erweitern, neue Techniken zu erlernen und mit den Entwicklungen im Pflegebereich Schritt zu halten. Dieses ständige Streben nach persönlicher und beruflicher Verbesserung wird von dem ehrlichen Wunsch angetrieben, das Beste für die Patienten zu erreichen. So kann ein passionierter Pflegehelfer beispielsweise an zusätzlichen Schulungen teilnehmen, um neue Fähigkeiten zu erwerben, oder Verbesserungen der Pflegeprotokolle vorschlagen.

4. **Andere inspirieren**: Leidenschaft ist ansteckend. Wenn eine Pflegekraft von ihrem Beruf begeistert ist, zeigt sich das in ihrer Einstellung, ihrem Enthusiasmus und ihrer Energie. Diese Dynamik kann seine Kollegen inspirieren und sie dazu bringen, sich mehr zu engagieren und die gleiche Leidenschaft für die Pflege zu teilen. Ein Team, in dem die Leidenschaft geteilt wird, ist ein stärker zusammengeschweißtes, motivierteres und damit leistungsfähigeres Team.

Die Auswirkungen von Engagement und Leidenschaft auf Patienten

Das Engagement und die Leidenschaft der Pflegenden haben einen direkten und tiefgreifenden Einfluss auf die von den Patienten wahrgenommene Qualität der Pflege. Ein Patient, der spürt, dass seine Pflegekraft investiert, fürsorglich und leidenschaftlich bei der Arbeit ist, wird sich selbstbewusster und sicherer fühlen und eher bereit sein, den ärztlichen Empfehlungen zu folgen.

1. **Schafft Vertrauen**: Ein Patient, der das Engagement und die Leidenschaft seiner Betreuerin oder seines Betreuers wahrnimmt, fühlt sich natürlich besser betreut. Er wird das Gefühl haben, dass seine Bedürfnisse an erster Stelle

stehen und er im Mittelpunkt steht. Dieses Vertrauen verbessert das Pflegeerlebnis und fördert eine ruhigere Genesung.

2. **Verstärkt die Einhaltung der** Pflege: Wenn ein Pfleger echtes Engagement und Leidenschaft für seine Arbeit zeigt, gelingt es ihm leichter, den Patienten davon zu überzeugen, wie wichtig es ist, die Behandlungen zu befolgen oder sich an die Empfehlungen zu halten. Die Authentizität und das Engagement des Pflegers schaffen Vertrauen, und der Patient fühlt sich motiviert, sich aktiv an seiner eigenen Genesung zu beteiligen.

3. **Verbessert das emotionale Wohlbefinden des Patienten** : Der Pflegeberuf beschränkt sich nicht auf die Behandlung körperlicher Symptome, sondern umfasst auch die Sorge um das emotionale Wohlbefinden der Patienten. Ein leidenschaftlicher und engagierter Pfleger ist in der Lage, die Ängste oder Sorgen der Patienten wahrzunehmen und sie durch seine Anwesenheit, sein Zuhören und seine wohlwollenden Worte zu beruhigen. Diese emotionale Begleitung ist genauso wichtig wie die medizinische Versorgung, denn sie hilft den Patienten, schwierige Zeiten mit mehr Gelassenheit zu überstehen.

○ Die Zukunft des Berufs: Herausforderungen und Chancen

Die Zukunft des Berufs des Krankenpflegehelfers und der Gesundheitsberufe im Allgemeinen zeichnet sich vor dem Hintergrund tiefgreifender Veränderungen im medizinischen Sektor ab. Zwischen technologischen Fortschritten, einer alternden Bevölkerung und veränderten gesellschaftlichen Erwartungen steht dieser Beruf am Scheideweg zahlreicher Herausforderungen und Chancen. Die Pflegekraft nimmt eine Schlüsselposition in der Organisation der Pflege ein, und die künftigen Entwicklungen führen nicht dazu, dass diese Rolle an den Rand gedrängt wird, sondern bereichern sie und eröffnen ihr neue Perspektiven. Die Anpassung an diese Veränderungen erfordert die Fähigkeit, sich neu zu erfinden und zusätzliche Kompetenzen zu integrieren, wobei die menschlichen Werte, auf denen der Kern des Berufs beruht, erhalten bleiben müssen.

Herausforderungen in der Zukunft

1. Die Alterung der Bevölkerung

Eine der größten Herausforderungen, vor denen der Pflegesektor steht, ist die **zunehmende Alterung der Bevölkerung**. Der medizinische Fortschritt, die steigende Lebenserwartung und das Altern der geburtenstarken Jahrgänge führen zu einer erheblichen Zunahme des Bedarfs an Langzeitpflege. Für Pflegekräfte bedeutet dies eine höhere Arbeitsbelastung und besondere Herausforderungen bei der Betreuung älterer Menschen, die häufig mehrfach behindert sind oder an chronischen Krankheiten leiden.

Diese Bevölkerungsgruppe benötigt eine komplexe Pflege, die häufig auf die Erhaltung der Selbstständigkeit, die Bewältigung chronischer Krankheiten und die Vermeidung altersbedingter Komplikationen (Stürze, Unterernährung, Druckgeschwüre) ausgerichtet ist. Angesichts dieser Situation müssen Pflegehilfskräfte nicht nur die Pflegetechniken beherrschen, sondern auch einen empathischen und den psychologischen Gegebenheiten des hohen Alters angepassten Ansatz entwickeln, indem sie ein wohlwollendes Zuhören anbieten und die soziale Dimension der Pflege berücksichtigen.

2. Die Entwicklung chronischer Krankheiten

Eine weitere große Herausforderung ist die **Veränderung des Patientenprofils**. Chronische Krankheiten wie Diabetes, Herzinsuffizienz, Atemwegserkrankungen und Fettleibigkeit nehmen stark zu. Diese Krankheiten erfordern eine spezielle, oft langfristige Betreuung mit regelmäßiger Nachsorge und täglichem Umgang mit der Behandlung.

Für Pflegehilfskräfte bedeutet dies neue Kompetenzen, insbesondere im Bereich der Therapieerziehung. Die Begleitung der Patienten beim täglichen Umgang mit ihrer Krankheit, die Unterstützung beim Verstehen und Befolgen ihrer Behandlungen und die Vermeidung von Komplikationen werden zu zentralen Aufgaben. Diese erzieherische Dimension der Rolle des **Pflegehelfers** stellt eine wichtige Veränderung dar, die den Pfleger nicht nur in die Rolle des Ausführenden, sondern auch in die des **Leiters und Begleiters** der Gesundheit des Patienten versetzt.

3. Personalmangel und Arbeitsbelastung

Im Pflegesektor herrscht in vielen Ländern seit mehreren Jahren ein **Personalmangel**, der durch die steigende Nachfrage aufgrund der Alterung und der Zunahme chronischer Krankheiten noch verschärft wird. Pflegekräfte sind häufig unterbesetzt, was zu einer **erhöhten Arbeitsbelastung**, einer Verschlechterung der Lebensqualität am Arbeitsplatz und zu erhöhter **Müdigkeit** bis hin zum Burnout führen kann.

Diese schwierigen Bedingungen stellen eine große Herausforderung für die Zukunft des Berufs dar. Die Pflegekräfte werden sich an diesen Druck anpassen müssen, indem sie Fähigkeiten zur Organisation, zum Zeitmanagement und zur Priorisierung der Pflege entwickeln. Die Gesundheitseinrichtungen werden auch ihre Personalpolitik überdenken müssen, um Fachkräfte anzuziehen und zu binden und gleichzeitig gerechtere Arbeitsbedingungen zu gewährleisten, die das Wohlbefinden der Pflegenden respektieren.

4. Die technologische Revolution

Der medizinische Sektor befindet sich, wie viele andere Sektoren auch, in einer **technologischen Revolution**. Die Einführung

neuer Technologien in die Pflege, wie z. B. telemedizinische Hilfsmittel, vernetzte Gegenstände (Blutdruckmessgeräte, Blutzuckermessgeräte), Software zur medizinischen Überwachung und Assistenzroboter, verändert die tägliche Praxis der Pflegekräfte.

Für Pflegekräfte bedeutet dies die Notwendigkeit, neue technologische Fähigkeiten zu erwerben. Die Integration dieser Werkzeuge in den Pflegealltag bietet zwar neue Möglichkeiten, kann aber auch eine Distanz zu den Patienten schaffen, wenn diese Technologien falsch verstanden oder falsch eingesetzt werden. Die Herausforderung besteht also darin, den Umgang mit diesen Technologien zu erlernen, ohne die **menschliche Dimension** der Pflege aus den Augen zu verlieren, die für die Beziehung zwischen Patient und Pflegekraft von entscheidender Bedeutung bleibt.

Chancen für die Zukunft des Berufs

1. Entwicklung von Fähigkeiten und Spezialisierungen

Die Zukunft des Berufs des Pflegehelfers bietet zahlreiche **Möglichkeiten zur Entwicklung** und **Bereicherung der Kompetenzen**. Die sich verändernden Bedürfnisse im Gesundheitsbereich, insbesondere der Umgang mit chronischen Krankheiten, die Betreuung älterer Menschen oder die Begleitung in der Palliativpflege, erfordern spezifische Kompetenzen. Zunehmend werden Pflegekräfte die Möglichkeit haben, sich in Bereichen wie Gerontologie, häusliche Pflege oder Rehabilitation zu **spezialisieren**, wodurch sie auf die neuen Bedürfnisse der Patienten reagieren und gleichzeitig ihr Fachwissen aufwerten können.

Durch **Weiterbildungsprogramme** werden Pflegekräfte in die Lage versetzt, mit den medizinischen und technologischen Fortschritten Schritt zu halten und sich Kenntnisse in verschiedenen Bereichen anzueignen, z. B. Infektionsprävention, psychologische Betreuung oder Therapieerziehung. Dieser

Kompetenzzuwachs ist eine Chance für Pflegehilfskräfte, eine aktivere und anerkanntere Rolle in den Pflegeteams zu spielen.

2. Größere Rolle bei der Begleitung von Patienten

Pflegekräfte werden nicht mehr nur als Ausführende der von Krankenpflegern oder Ärzten verordneten Pflege wahrgenommen. Zunehmend rückt ihre Rolle als **Begleiter** des Patienten in den Mittelpunkt. Denn mit der Alterung der Bevölkerung und der Zunahme chronischer Krankheiten beschränkt sich die Pflege nicht mehr nur auf technische Handgriffe, sondern umfasst auch eine umfassende Begleitung des Patienten in seinem Alltag, bei seinen Lebensentscheidungen und beim Umgang mit seiner Krankheit.

Diese Entwicklung stellt eine Chance für Pflegehilfskräfte dar, starke Beziehungskompetenzen zu entwickeln, eine Rolle als bevorzugter Ansprechpartner für Patienten und ihre Familien zu spielen und zu echten Akteuren der Gesundheitsförderung zu werden. Diese größere Rolle in der Gesundheitserziehung und Prävention macht die Pflegekraft zu einem Schlüsselelement im Behandlungsverlauf und nicht mehr nur zu einer einfachen Verbindung zwischen dem Patienten und der Pflegekraft oder dem Arzt.

3. Neue Technologien im Dienste der Pflege

Neue Technologien stellen zwar eine Herausforderung dar, sind aber auch eine **Chance**, die Qualität der Pflege zu verbessern und einige sich wiederholende Aufgaben zu erleichtern. So können beispielsweise Assistenzroboter eingesetzt werden, um Patienten bei der Fortbewegung oder bei bestimmten Aktivitäten des täglichen Lebens zu helfen, sodass sich die Pflegekräfte mehr auf die menschliche und beziehungsorientierte Pflege konzentrieren können.

Darüber hinaus ermöglichen **telemedizinische** Instrumente eine regelmäßigere und genauere Überwachung von Patienten zu

Hause, insbesondere von Patienten mit chronischen Krankheiten. Pflegekräfte können im Umgang mit diesen Technologien geschult werden, um die Vitalzeichen der Patienten besser zu überwachen, Komplikationen vorherzusehen und bei Bedarf schneller zu handeln. Dadurch wird die Qualität der häuslichen Pflege verbessert und die Kommunikation zwischen Patienten, Pflegekräften und medizinischen Teams erleichtert.

4. Entwicklung der Arbeitsbedingungen und mehr Anerkennung

Angesichts der Herausforderungen, die durch Personalmangel und Arbeitsüberlastung entstehen, werden viele Stimmen laut, **die** eine **Aufwertung der** Pflegeberufe, einschließlich des **Pflegeberufs**, fordern. Die Zukunft könnte eine Gesundheitspolitik bringen, die den Pflegenden mehr entgegenkommt, mit verbesserten Arbeitsbedingungen, höheren Gehältern und einer besseren Anerkennung ihrer wichtigen Rolle.

Pflegehilfskräfte könnten so einen **stärkeren beruflichen Status** mit besseren Aussichten auf eine Karriereentwicklung erhalten, sei es durch die Spezialisierung in einem bestimmten Bereich oder durch den Zugang zu Koordinierungsstellen in den Pflegeeinrichtungen. Diese höhere Anerkennung ist nicht nur eine Chance für die Pflegekräfte, ihre Arbeit aufgewertet zu sehen, sondern auch ein Hebel, um neue Generationen für diesen Beruf zu gewinnen.

- **Ermutigungen für angehende Pflegehelfer/innen**
  - Schlusswort: Die nachhaltige Wirkung der Pflegekraft auf die Gesundheit von Herzpatienten

Die Rolle des Pflegehelfers bei Herzpatienten geht weit über die tägliche Pflege hinaus. Sie ist Teil einer ganzheitlichen

Betreuungsdynamik, bei der jede Geste, jedes Wort und jede Zuwendung zur **ganzheitlichen Heilung** des Patienten beiträgt, sei es körperlich, emotional oder psychologisch. Die nachhaltige Wirkung des Betreuers zeigt sich auf mehreren Ebenen und beeinflusst langfristig die Gesundheit, das Wohlbefinden und sogar die Lebensqualität von Herzpatienten. Als Stütze des Pflegeteams spielt der Pflegehelfer eine unauffällige, aber grundlegende Rolle für den Erfolg der Pflege, indem er eine wesentliche Verbindung zwischen der medizinischen Technik und der Menschlichkeit der Pflege herstellt.

Tägliche Unterstützung in einem komplexen Pflegeverlauf

Herzpatienten, ob sie nun wegen eines akuten Anfalls ins Krankenhaus eingeliefert werden oder sich wegen einer chronischen Erkrankung in regelmäßiger Nachsorge befinden, sehen sich einem oft komplexen und manchmal beängstigenden Pflegeverlauf gegenüber. Der Pfleger ist in jeder Phase dieses Weges anwesend und bietet Tag für Tag eine **beruhigende Präsenz** und ständige Unterstützung. Er ist derjenige, der bei den täglichen Verrichtungen hilft, der auf die Lebenszeichen achtet, aber auch derjenige, der ein offenes Ohr für die Sorgen des Patienten hat. Indem er ein offenes Ohr für ihre Ängste oder Schmerzen hat, spielt er eine Schlüsselrolle in der Gesamtbetreuung des Herzpatienten.

Diese tägliche Präsenz ermöglicht es der Pflegekraft, **eine vertrauensvolle Beziehung** zum Patienten **aufzubauen**. Dieses Vertrauen ist von entscheidender Bedeutung, denn es ermutigt den Patienten, sich zu öffnen, seine Zweifel oder Symptome mitzuteilen, die manchmal von Maschinen oder medizinischen Untersuchungen nicht erkannt werden. Dies ermöglicht eine bessere Reaktion auf die Vorboten von Herzkomplikationen. So trägt die Pflegekraft durch ihre Beobachtungen und den ständigen Dialog mit dem Patienten aktiv zur Vorbeugung von Anfällen und zur Verringerung von Komplikationen bei.

Ein Schlüsselakteur in der postoperativen Betreuung

Die Wirkung der Pflegekraft endet nicht im Krankenhaus. Nach einer Herzoperation wie einer Bypass-Operation oder dem Einsetzen eines Stents hängt die Rehabilitation des Patienten nicht nur von der technischen Pflege, sondern auch von der moralischen und körperlichen Begleitung ab. Der Pfleger ist oft derjenige, der den Patienten ermutigt, **seine Selbstständigkeit allmählich wiederzuerlangen**, indem er ihm hilft, aufzustehen, zu gehen und nach einer Zeit der Verletzlichkeit wieder Vertrauen in sich selbst zu gewinnen. Diese Unterstützung ist von grundlegender Bedeutung, um die Genesung zu beschleunigen.

Darüber hinaus ist die von der Pflegekraft durchgeführte **postoperative Überwachung** von entscheidender Bedeutung, um Anzeichen von Komplikationen wie abnormale Schmerzen oder ungewöhnliche Reaktionen frühzeitig zu erkennen. Seine Wachsamkeit in Verbindung mit seiner genauen Kenntnis des Patienten ermöglicht eine **schnelle Reaktion**, wodurch eine bessere Genesung gewährleistet und das Risiko einer erneuten Aufnahme verringert wird.

Emotionale Begleitung unerlässlich

Neben der körperlichen Pflege spielt der Pfleger eine unersetzliche Rolle bei der **emotionalen Betreuung** von Herzpatienten. Diese Patienten, die angesichts ihrer Krankheit oft mit Angst, Furcht und manchmal auch Depressionen konfrontiert sind, brauchen mehr als eine medizinische Behandlung. Sie brauchen Mitgefühl, Trost und die Gewissheit, dass sich jemand wirklich um ihr Wohlergehen kümmert. Der Pflegehelfer ist durch seine Nähe zu den Patienten derjenige, der diese menschliche Dimension der Pflege bietet.

Dieses **Einfühlungsvermögen** ist ein wesentlicher Faktor für die Verbesserung der Lebensqualität von Herzpatienten. Indem sich der Pfleger die Zeit nimmt, sich ihre Ängste anzuhören, sie über den Heilungsprozess zu beruhigen und ihnen Ermutigung zu geben, trägt er dazu bei, **Stress abzubauen**, was bei der Behandlung von Herzerkrankungen von entscheidender Bedeutung ist. Studien zeigen, dass sich Stressbewältigung und psychologisches Wohlbefinden direkt auf die Herzgesundheit auswirken, indem sie insbesondere das Risiko neuer Anfälle verringern. Somit ist die Pflegekraft nicht nur an der unmittelbaren Heilung beteiligt, sondern auch an der **langfristigen Prävention** von Herzkomplikationen.

Ein Erzieher für die tägliche Verwaltung

Eine der bedeutendsten nachhaltigen Auswirkungen der Pflegekraft ist ihre Rolle als **Erzieherin**. Nach einem Krankenhausaufenthalt oder einer Operation müssen Herzpatienten häufig ihren Lebensstil anpassen, um Rückfälle zu vermeiden. Dies bedeutet, dass sie ihre Ernährung umstellen, ihren Blutdruck überwachen, eine angepasste körperliche Aktivität einbauen und regelmäßig Medikamente einnehmen müssen. Die Pflegekraft spielt in dieser Übergangsphase eine Schlüsselrolle, indem sie den Patienten erklärt, was sie tun und auf welche Anzeichen sie achten sollten, und ihnen praktische Tipps gibt, wie sie ihre Gesundheit im Alltag besser managen können.

Diese Begleitung ist entscheidend, um die **Therapietreue** der Patienten zu gewährleisten, d. h. ihre Fähigkeit, die verschriebenen Behandlungen korrekt zu befolgen. Indem die Pflegekraft darauf achtet, dass die Patienten verstehen, worauf es bei ihrer Behandlung ankommt, trägt sie dazu bei, **das Rückfallrisiko zu verringern** und eine bessere Betreuung **zu** Hause zu fördern. Durch diese edukativen Interaktionen wirkt der Pfleger weit über das Krankenhaus hinaus und beeinflusst nachhaltig die Art und Weise, wie Patienten langfristig mit ihrer Gesundheit umgehen.

Ein Eckpfeiler der Teamarbeit

Schließlich nimmt der Pflegehelfer eine zentrale Stellung innerhalb des Pflegeteams ein. Er fungiert als **wichtiges Bindeglied** zwischen Krankenpflegern, Ärzten und anderen Gesundheitsfachkräften. Seine Position ermöglicht es ihm, wertvolle Beobachtungen über den Zustand des Patienten auszutauschen, subtile Veränderungen des Gesundheitszustands schnell zu melden und **die Pflege** nahtlos zu **koordinieren**. Diese **interprofessionelle Zusammenarbeit** ist entscheidend für eine umfassende Pflege, bei der jedes Teammitglied sein Fachwissen einbringt, der Pflegehelfer jedoch eine tragende Säule für die Kontinuität der Pflege bleibt.

Durch die Teilnahme an dieser kollektiven Dynamik trägt die Pflegekraft nicht nur zur unmittelbaren Qualität der Pflege, sondern auch zu ihrer **langfristigen Wirksamkeit** bei, indem sie sicherstellt, dass jeder Patient eine kohärente und auf seine spezifischen Bedürfnisse zugeschnittene Pflege erhält.

www.ingramcontent.com/pod-product-compliance
Lightning Source LLC
Chambersburg PA
CBHW072134290526
45794CB00004B/1319